常见老年综合征的评估与干预技术

主　审　王建业　张存泰　于普林
主　编　吴锦晖
副主编　吴　方　吴剑卿　康　琳　杨　茗

人民卫生出版社
·北京·

图书在版编目（CIP）数据

常见老年综合征的评估与干预技术 / 吴锦晖主编
. —北京：人民卫生出版社，2023.12
ISBN 978-7-117-35867-5

Ⅰ.①常… Ⅱ.①吴… Ⅲ.①老年病 – 综合征 – 诊疗
Ⅳ.①R592

中国国家版本馆 CIP 数据核字（2023）第 244172 号

人卫智网	www.ipmph.com	医学教育、学术、考试、健康， 购书智慧智能综合服务平台
人卫官网	www.pmph.com	人卫官方资讯发布平台

常见老年综合征的评估与干预技术

Changjian Laonian Zonghezheng de Pinggu yu Ganyu Jishu

主　　编：吴锦晖
出版发行：人民卫生出版社（中继线 010-59780011）
地　　址：北京市朝阳区潘家园南里 19 号
邮　　编：100021
E - mail：pmph @ pmph.com
购书热线：010-59787592　010-59787584　010-65264830
印　　刷：天津科创新彩印刷有限公司
经　　销：新华书店
开　　本：787 × 1092　1/16　印张：16.5
字　　数：381 千字
版　　次：2023 年 12 月第 1 版
印　　次：2024 年 2 月第 1 次印刷
标准书号：ISBN 978-7-117-35867-5
定　　价：69.00 元

打击盗版举报电话：010-59787491　E-mail：WQ @ pmph.com
质量问题联系电话：010-59787234　E-mail：zhiliang @ pmph.com
数字融合服务电话：4001118166　E-mail：zengzhi @ pmph.com

编委（按照单位及编委首字笔画排序）

上海交通大学医学院附属瑞金医院

白婷婷　李菲卡　吴　方　赵雅洁　施咏梅　曹久妹　蒋倩雯

上海交通大学附属第一人民医院

安丽娜　吴亦影　桂　青　倪秀石　董晓慧

云南省第一人民医院

毛　琴　阮庆蓉　李　杨　李　燕　何　旭

中国人民解放军总医院第二医学中心

肖文凯　郑　瑾　崔　华

中国医学科学院北京协和医院

王秋梅　孙晓红　肖　滢　庞海玉　郭欣颖　康　琳　曾　平

中国医科大学附属盛京医院

王佳贺　冯婷婷　刘　颖　刘雪健　李乃静　穆白雪

内蒙古自治区人民医院

白盟盟　周艳慧　哈　斯　娜日松　袁海凤　高学文

北京老年医院

宋岳涛　陈　峥　金　哲　高茂龙

四川大学华西医院

田方圆　付宏君　代水平　刘　颖　刘龚翔　李思远　杨　茗
吴锦晖　宋　娟　张绍敏　莫　莉　彭　锦

华中科技大学同济医学院附属协和医院

王朝晖　方　欣　刘艾红　何　平　张艳玲　周　运

江苏省人民医院

牛　琦　吴剑卿　陈　波　赵卫红　郭　妍　黄琦清　廖若琦

青岛大学附属医院

于　瑶　毛拥军　冯文静　刘　佳　安妮娜　胡　松

陕西省人民医院

田应选　李　锐　高敬龙

首都医科大学附属北京同仁医院

叶　辉　刘　谦　张瑞华　赵　薇　侯银静　秦明照

首都医科大学附属复兴医院

王　青　王　鹏　张　哲　陈　雨　符琳琳

首都医科大学宣武医院

马丽娜　汤　哲　李　茵　张　丽　张亚欣

浙江大学医学院附属第一医院

孙文佳　张　霞　郦圣捷　郭密腊　董丽婷　潘慧云

绵阳市第三人民医院

马勋龙　肖亚军　黄乙欢

前　言

　　人口老龄化席卷全球，中国已进入老龄化社会。积极应对人口老龄化，是新时代的国家战略。老年综合征是影响老年人健康状态的一系列非特异性临床症候群，包括认知功能障碍、营养不良、功能受损、肌肉衰减、多重用药等。这些老年综合征难以通过常规临床诊疗手段识别，需要应用老年综合评估的技术进行筛查、诊断。通过老年综合评估技术识别并防控干预老年综合征，是维护老年人功能和实现主动健康的核心手段。

　　关于老年综合征评估与干预的研究和临床实践，发达国家相对成熟，中国尚处于起步阶段，缺乏适合中国老年人特点的筛查诊断工具，缺乏基于循证医学证据的标准、规范和指南/共识，老年综合征的诊断/干预措施有赖于新技术突破，亟待开发适用于中国国情的老年综合征评估与干预技术。

　　据此，由国家重点研发计划"主动健康和老龄化科技应对"专项支持，四川大学华西医院牵头，联合北京协和医院、上海交通大学医学院附属瑞金医院、南京医科大学附属医院（江苏省人民医院）、解放军总医院、首都医科大学宣武医院、华中科技大学同济医学院附属协和医院、浙江大学医学院附属第一医院等18家医院共同完成了"基于移动互联网的老年综合征交互式评估与干预技术的开发与应用"（项目编号：2018YFC2002100）。项目构建了认知障碍、功能受损、肌少症、营养不良、多重用药等常见老年综合征的"交互式"创新评估工具，建立了技术标准、工作流程、质控标准、培训考评方案；建立了适合中国国情的老年综合征综合干预措施。在全国范围内建立了近百个老年综合征评估与干预示范基地，建立全国两万老年人群的大数据队列，构建中国首个全国性老年综合征全息地图。由中华医学会老年医学分会发起，项目组专家共同完成了《老年人认知障碍评估中国专家共识（2022）》《老年人营养不良防控干预中国专家共识（2022）》《老年人躯体功能受损防控干预中国专家共识（2022）》和《老年人肌少症防控干预中国专家共识（2023）》等四部中国专家共识。

　　本书基于上述项目而编写，共分为三篇。第一篇详细介绍了常见老年综合征的评估技术，包括老年营养不良、肌少症、功能受损、认知障碍和多重用药等方面的评估技术。第二篇介绍了常见老年综合征的干预技术，包括老年营养不良、肌少症和功能受损等方面的干预技术。第三篇则介绍老年综合征评估及干预从业人员培训及考核方案，包括评估人员和干预从业人员的培训考核方案。本书旨在为老年综合征的评估和干预提供科学、规范、实用的指导，帮助从业人员更好地开展工作，提高老年人的健康水平。

　　最后，感谢编写团队的辛勤工作和积极支持，感谢读者的关注。希望本书能够对您有所帮助，谢谢！

四川大学华西医院　吴锦晖

2023 年 6 月

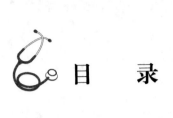

目　录

第二篇　常见老年综合征的干预

第三篇　老年综合征评估及干预从业人员培训及考核方案

附　录

绪　论

　　中国是世界上老年人口最多的国家，同时也是世界上人口老龄化速度最快的国家之一。我国自 2000 年迈入老龄化社会之后，人口老龄化程度持续加深。2021 年第七次全国人口普查结果公布，我国总人口数为 14.1 亿，其中 60 岁及以上人口超过 2.6 亿，比上年增加 992 万人，占全国总人口数的 18.7%，较 2010 年 60 岁及以上人口的比重增加了 5.33%，由此可见我国人口老龄化严重，一系列老龄化问题随之出现。我国人口老龄化有以下几个特点：绝对规模大，发展速度快，高龄化显著，人口老龄化区域发展不平衡，空巢和独居老年人比重增高，失能老年人比重大和人口老龄化超前于经济发展，未富先老。老龄人口的急剧增长也带来了诸多的经济社会问题，如老年人的赡养问题、社会医疗问题、老年人的护理问题等，这些都将对老年人的生理和心理健康产生重要影响。

　　老年人群是一个庞大而有特殊生理特点的群体，随着年龄增长，老年人各器官系统退化，慢性病发病增多。由于衰老、疾病、心理以及社会环境等多种因素叠加，引起老年人多个系统对应激表现出脆弱性，老年患者中有一些症状特别常见，如跌倒、痴呆、尿失禁、谵妄、抑郁、疼痛、睡眠障碍、便秘、营养不良、衰弱、肌少症、多重用药、吞咽困难等。这种由多种原因或多种疾病造成的非特异性的同一临床表现或问题，统称为老年综合征（geriatric syndrome），是躯体疾病、心理、社会及环境等多种因素叠加的结果。这些症状严重损害老年人的生活功能、影响老年人的生活质量和显著缩短预期寿命。2013 年亚太地区老年医学会发表相关共识，指出老年综合征包含痴呆、跌倒、抑郁、谵妄、感觉改变（听力和视力障碍）、肌肉减少症、衰弱、营养不良、慢性疼痛、压疮、尿失禁、多药同用等 12 种。它们与传统临床医学提到的综合征有着本质的区别。老年综合征强调的是一种临床表现，背后由多种原因导致，临床医学中的综合征则是指一种病因导致多种表现。而各种老年问题却可相互影响，形成恶性循环，引起患者功能和生活质量进行性下降，甚至致残或致死。例如营养不良、肌少症、尿失禁与跌倒有关，跌倒后发生骨折，继而卧床，出现压疮、感染、抑郁等影响康复。而这些老年问题如果能被及时筛查，及早干预，结局是可以改善的。所以，老年综合征的识别和老年综合征评估被认为是老年医学的核心内容和最重要的工作方法之一。

　　由于老年疾病绝大部分是无法治愈的，因此，在老年人的医疗照护实践中，怎样综合地、全面地评估老年人的功能状况，如何准确地对症干预，从而使老年人"老而不病或老而少病、病而不残、残而不废"才是至关重要的。老年综合评估（comprehensive geriatric assessment, CGA）：是以"人"为中心的一种诊疗模式，是对老年人生理、认知、心理情绪及社会适应情况，多学科团队合作进行多方面、多层次的评估及诊疗，以便有针对性地制订全面的预防、保健、治疗、康复和护理计划，更多关注的是老年人的全面功能状况和生活质量。通过老年综合评估，可为老年患者制订科学、合理和有效的预防、保健、治疗、康复和护理计划，促进老年患者各种功能状态的改善，从而提高老年患者的生活质量和健康期望寿命。传统的医学评估（病史、查体及辅助检查）仅局限于疾病评估，不能反映功能、心理及社会方面的问题。CGA 不同于传统的医学评估，还包括非医学方面的评估，例如社会服务评估、社会学演变而来的智能量表评估、康复医学演变而来的功能评估等。CGA 能够及时识别和发现老年人频繁出现的健康问题，并分析哪些干预措施有助于维持老年人的功能水平和独立生活能力，依据其医疗、心理和社会需求进行早期干预，目的在于维持功能水平和保证生活质量。

CGA 的适宜对象是病情复杂（有多种慢性疾病、老年综合征、伴有不同程度功能损害以及心理、社会问题）且有一定恢复潜力的虚弱老年人，因为他们从 CGA 中获益最多。评估要考虑到老年人的病情、功能障碍、家庭支持和交通工具等隐私。如病情加重而未影响到功能状态，可由社区医师来评估。一旦影响功能状态时，需到医院或其他养老机构进行老年综合评估。在人力和时间有限的情况下，为了有效地发现老年人的健康问题，问诊时可将老年综合征以问题为导向的方式，融入传统病史询问和查体之中，以筛查出老年人的健康问题，再做详细评估。有国外的学者建立了简易老年病学筛查评估表，对于筛查老年人一些常见老年综合征十分有用。

在 65 岁以上老年人群中，老年综合征的发病率超过 30%，在住院的老年患者中，这一比例更高。老年综合征受很多复杂因素的影响，其临床表现、病程及预后是很多潜在危险因素相互作用的结果。多个研究表明，家庭环境中的整洁程度、照明度、地面平坦度等与老年人跌倒的患病率呈显著相关，独居、家庭不和谐是老年人群痴呆、抑郁发生的重要危险因素。此外，某种危险因素可能与多种老年综合征的发生相关，如高龄和中枢功能退化是跌倒、痴呆、抑郁、营养不良等多种老年综合征的重要危险因素。一种老年综合征也会引起其他老年综合征的发生或加重其后果，如慢性疼痛导致睡眠障碍、谵妄、抑郁等。

老年综合评估作为老年医学的特色核心技术，为老年综合征的临床识别和多学科联合管理奠定了基础，将成为助推"健康老龄化"的重要实现路径之一。《健康中国行动（2019—2030）》中提出"重视老年综合征和老年综合评估"。2020 年国家卫生健康委发布的《关于开展建设老年友善医疗机构工作的通知》明确提出"二级以上综合性医院要在老年医学科或内科门诊开展老年综合评估服务，对老年患者高风险因素给予早期识别与干预，保障医疗安全。"从政策层面看，国家鼓励、支持开展 CGA。

虽然 CGA 在 20 世纪 30 年代已经开始应用，但在我国尚处于起步阶段。近年随着我国社会老龄化以及老年医学科的兴起，CGA 作为现代老年医学的核心概念和老年医学科医师的基本技能之一，逐渐受到关注和重视。我国各级医疗机构正在逐步开展 CGA，特别是在老年医学科门诊及病房，但总体而言，开展的实际情况较差，普遍面临理念不够、认识不足、缺少有资质的评估员，CGA 标准不统一、缺乏规范化、量表冗杂、无法收费及多学科协作开展困难等困境；仅为评估而评估，在指导干预、再评价、推动分级诊疗及连续性老年医疗服务、与医保付费的衔接等方面做得不够。基于以上我国老年综合评估及干预的现状，制定符合我国老年人特点的老年综合评估体系及干预措施变得十分有必要。本书就从营养不良、肌肉衰减、功能受损、认知障碍、多重用药这五个常见的老年综合征出发，制定老年综合评估的标准化操作流程。以期进一步推广与普及老年综合评估，全面提升老年人的健康水平，助推健康老龄化。

第一篇 常见老年综合征的评估

第一章 老年营养不良的评估

第一节 概 述

一、定义

目前，我国营养不良（malnutrition）的定义为由于摄入不足或利用障碍引起能量或营养素缺乏的状态，进而导致人体组成改变，生理和精神功能下降，有可能导致不良的临床结局。在临床实践中，营养不良是一种营养缺乏状态，而具体到住院的老年患者中，绝大多数患者是疾病相关性的营养不良。老年营养不良对老年住院患者具有显著的危害，并且与临床结局紧密相关。营养不良可致组织器官萎缩及功能下降、加重肌少症、诱导衰弱综合征的发生，使老年人生活质量下降，使感染率、病死率、住院天数、住院费用增加。许多临床研究均显示，营养不良是住院老年人死亡、感染并发症的独立相关因素。

目前，营养不良尚无统一的诊断标准。2015 年欧洲临床营养和代谢学会（The European Society for Clinical Nutrition and Metabolism，ESPEN）发表了一份关于营养不良的两种诊断标准。第一种：体重指数 <18.5kg/cm^2；第二种：不自主的体重减轻结合体重指数或者无脂肪质量指数确立营养不良诊断标准。体重减轻定义为 3 个月内的体重下降 5% 以上，或无时限体重下降 10% 以上；体重指数的评价标准为年龄 <70 岁，BMI<20kg/m^2 或年龄≥70 岁，BMI<22kg/m^2；无脂肪质量指数评价标准为女性 <15kg/m^2 和男性 <17kg/m^2。2019 年全球营养领导人（global leadership initiative on malnutrition，GLIM）发起的营养不良评定标准是综合既往的筛查及评定标准，而提出更加全面的营养不良的评定程序。这套标准包括 3 个表型标准（非自主体重下降，低体重指数，肌肉质量减少）和 2 病因标准（食物摄入或吸收减少，炎症 / 疾病负担），确立诊断至少要有一个表型标准和一个病因标准。营养不良的诊断需要在营养筛查［营养风险筛查 2002（NRS 2002）、微型营养评估短问卷（MNA-SF）］阳性基础上，满足至少一个表现型和一个病因型标准。

二、流行病学

由于目前尚无统一的营养不良诊断标准及评估工具，国内外营养不良的流行病学数据也有所差异。国外流行病学调查报道，欧洲约 1/4 的 65 岁及以上老年人存在营养不良高风险。此外，不同生活环境中老年人群营养不良患病率不同。一般以社区最低（8.5%），而医院或养老院患病率相对较高，分别为 28.0% 及 17.5%。

我国流行病学研究结果显示出类似的趋势：老年人群总体营养不良及营养风险的患病率均相对较高，全国范围内近半数老年人营养状况欠佳。大型队列研究结果显示，社区老年人营养不良患病率相对较低，但也在 10% 以上；而在住院患者中，多中心临床研究结果显示，14.67% 的老年患者存在营养不良，35.04% 存在营养不良风险。中华医学会肠内肠外营养学分会老年营养支持学组发起的覆盖全国 18 个大城市 34 家三甲医院的中国住院患者营养状态动态调查研究（MOMENT）显示，住院患者营养风险患病率超过 40%，而值得关注的是，58% 的营养风险患者未得到任何形式的营养支持，其中老年患者占据重要部分。此外，老年人营养不良患病率在出院时较入院时并未发生明显的改善，甚至略微增加，提示仍需加强对老年人营养不良的防控管理，改善老年人营养不良的患病现状。

三、危险因素

（一）年龄

老年厌食与年龄相关营养不良密切相关，老年厌食是指因年龄增加相关饮食摄入减少导致身体脂肪和体重下降的现象。老年厌食是老年人的常见病，尤其是住院老年人，其发病率可高达 31.5%。衰老过程伴随着身体、生理和心理的变化以及许多慢性疾病，影响食欲及进食量，如味觉、嗅觉等感官能力减弱、胃肠道动力减弱、食欲调节相关的激素水平变化（胰岛素、胰高血糖素样肽 -1、缩胆囊素、生长激素释放肽等）以及神经递质和饱腹中枢的变化。随着年龄增加，老年人群发生衰弱的风险增高，这也是老年人营养不良的一个重要决定性因素。衰弱的概念于 2001 年由 Fried 提出，其特征是生理功能储备减弱、多系统失调，使机体内环境稳定地保持和应激的能力下降，而对应激事件的易感性增加。另外，老年人常常多病共存，多药共用。药物可以从各个方面影响老年人的营养状态。其主要通过影响食欲以及营养素的吸收、代谢和排泄来影响营养素在体内的水平。老年厌食症、衰弱、多病多药等因素是老年相关营养不良的直接原因。

（二）炎症

炎症越来越被认为是营养不良的重要潜在因素，炎症介质作用于中枢神经系统，尤其是位于下丘脑的摄食中枢，是导致炎症性厌食症的关键。炎症状态可释放多种炎症因子，如肿瘤坏死因子 α、白细胞介素 -1，作用于黑素皮质素系统、神经肽 Y、5- 羟色胺能系统、生长激素释放肽等靶点，导致食欲下降及体重减轻。此外，肿瘤坏死因子 α 还可刺激其他细胞因子的分泌，导致机体基础代谢率增高，增加脂肪和蛋白质分解代谢，对肌肉代谢产生不利影响。有很多指标可以反映机体炎症状态,如 C 反应蛋白、中性粒细胞与淋巴细胞比例等。其中 C 反应蛋白是反映机体微炎症状态的主要标志物,高水平的 CRP 与食欲缺乏之间存在相关关系,研究观察到摄食量小于既往 75% 的患者血清 CRP 水平高出约两倍,但是轻度炎症对食欲影响有限。有证据表明 CRP 与肌肉分解代谢增加和蛋白质合成减少也相关,这种炎症活动状态下的负能量平衡导致身体成分改变、功能减弱,对营养干预的不良反应和死亡风险增加。此外,新近研究发现中性粒细胞与淋巴细胞比例也可反映全身炎症,是老年患者营养状况的预测因子,临床研究表明它是许多疾病的重要预后指标。

(三)慢性疾病

1. 肿瘤 营养不良是肿瘤恶病质的共同特征,影响患者抗肿瘤治疗方案、生存期和生活质量。在世界范围内的研究显示肿瘤患者营养不良发生率为 20%~70%,与患者年龄、肿瘤类型和肿瘤分期有关。肿瘤患者出现营养不良的风险是非肿瘤患者的 2 倍。肿瘤患者营养不良原因考虑与肿瘤所致炎症性厌食、肌肉质量下降相关。抗肿瘤药物、放疗等相关的副作用,可导致厌食、恶心、呕吐、腹泻、胃排空延迟、吸收不良等,导致营养摄入不足和味觉变化,研究表明 15%~20% 的肿瘤患者存在厌食症状。恶性肿瘤与营养不良间可产生恶性循环:营养不良导致患者机体调节能力下降而无法耐受化疗,使肿瘤进一步恶化而加重营养不良;肿瘤患者更易感染,机体消耗增加,也可进一步加重营养不良风险。在肿瘤类型方面,实体瘤患者营养不良的患病率高于血液系统恶性肿瘤患者,而实体肿瘤患者中,胃肠道肿瘤、头颈部肿瘤、肝癌和肺癌营养不良的发生率最高。

2. 消化系统疾病 肝硬化患者,尤其是合并胃底食管曲张破裂而出血的肝硬化患者,更易出现营养不良。肝硬化患者肝细胞纤维化,功能单位细胞数量减少,导致消化酶分泌及营养代谢障碍(如脂肪代谢、糖代谢及含氮物质代谢异常),肝脏合成功能下降,糖原产生和储存受损,肌肉中蛋白质分解;另外,肝硬化相关并发症如门静脉高压、感染、腹腔积液和肝性脑病,引起胃肠道淤血、营养物质吸收利用率下降,肾脏或胃肠道的蛋白质丢失,使营养不良风险增加。由于消化道出血初期需禁食,也增加了营养不良风险。

炎症性肠病及慢性胃炎也是老年人营养不良的主要原因,罗马尼亚一项研究表明,炎症性肠病中营养不良的患病率为 16%~75%。炎症性肠病患者营养不良与摄入量减少、药物副作用、肠道黏膜完整性及上皮运输受损、营养物质消化和吸收减少等因素有关。此外,相当一部分老年人患有慢性萎缩性胃炎,胃酸分泌不足影响微量元素吸收(如维生素 B_{12}),增加营养不良风险。

3. 呼吸系统疾病 慢性阻塞性肺疾病是慢性疾病的第四大死亡原因,也是肺部疾病中引起营养不良的常见原因。按欧洲临床营养与代谢学会诊断标准,慢性阻塞性肺疾病患者营养不良的患病率为 24%,因气流阻塞的严重程度不同,营养不良患病率也不同,重度或极重度阻塞患者可达 37.9%,慢性阻塞性肺疾病合并营养不良 2 年随访期内死亡率较营养正常患者增加了近 4 倍。慢性阻塞性肺疾病相关营养不良发生机制至今尚未完全明确,可能与代谢率的增加、全身性炎症反应、氧化应激、组织缺氧和药物等因素相关。慢性阻塞性肺疾病患者的血清生长激素释放肽水平较正常患者显著降低,可抑制胃的蠕动和分泌，引起食欲降低。摄入不足与消耗增加，加重营养不良风险。Ingadottir 等研究将无脂肪质量指数作为诊断慢性阻塞性肺疾病营养不良的独立标准，为我们早期尽快筛查营养不良提供了思路，但其临床实用性仍有待进一步验证。

4. 神经系统疾病　神经系统疾病如卒中、抑郁症等均是引起营养不良的重要原因。卒中是发达国家中继冠心病和癌症之后的第三大死亡原因，也是致残的主要原因。卒中患者营养不良的主要原因为长期能量和蛋白质摄入不足，导致身体成分改变和生物功能受损。卒中患者营养不良的患病率为 6.1%～62%，随着住院时间的延长和康复期间功能改善的减少而增加。一项研究结果显示：入院时营养不良的发生率为 16.3%，在住院的第 7 天上升到 26.4%，在第 14 天上升到 35%。研究表明吞咽困难是摄入不足、能量摄入失衡的主要因素。64% 的卒中患者存在吞咽困难，许多患者在患病 6 个月后仍有持续吞咽困难。长期营养摄入不足，特别是蛋白质及维生素摄入不足，肌肉蛋白质合成减少、肌力下降和认知障碍，增加营养不良风险。认知功能障碍患者往往不知饥饿、忘记进食或无法自理进食，从而加重营养摄入减少及营养素不均衡风险。老年抑郁与营养不良具有很强的相关性，抑郁使食欲下降、摄入不足、身体虚弱、失去自理兴趣，从而导致膳食中必要的维生素和矿物质的缺乏（如维生素 E、多不饱和脂肪酸等），增加营养不良风险。抑郁影响食物摄入的具体机制仍不清楚，可能与 5- 羟色胺这类神经递质相关。老年抑郁症营养不良发病率为 4.2%～10.6%，抑郁症患者发生营养不良风险是非抑郁患者的 2 倍。

5. 心血管系统疾病　慢性心力衰竭被认为是营养不良的重要原因之一，主要原因为右心功能不全胃肠道淤血使胃肠道运动障碍、厌食、吸收不良和肠道通透性增加，导致蛋白质丢失和内毒素移位，肝脏淤血导致白蛋白及凝血因子合成减少，患者贫血及低蛋白血症问题突出。其次，慢性心力衰竭时，各种炎症因子释放，如肿瘤坏死因子 α、激活素类、白细胞介素 6、脂联素、细胞黏附分子等都不同程度地参与心肌重构，还可增加肌肉蛋白质的分解代谢，使机体质量下降，加重营养不良。此外，右心功能障碍和肺动脉高压导致利钠肽释放，促进脂肪组织脂解，间接刺激脂联素分泌，进而促进葡萄糖和脂肪酸利用，也是营养不良的重要原因。尤其在心力衰竭终末阶段，患者活动耐量降低，使肌肉蛋白合成减少，肌力下降，导致营养不良甚至死亡风险增加。

6. 老年综合征　老年综合征是指在老年人中发生率较高，由多种因素造成的一组综合征，是衰老、疾病、心理以及社会环境等多种因素累加的结果，严重影响老年人生活质量。卢翠莲等研究我国排在前 5 位的老年综合征为睡眠障碍、听力下降、视力异常、多重用药、认知功能受损，与康琳等研究大体一致。营养不良风险与所患老年综合征数呈正相关，情绪低落、认知功能受损、功能依赖使患者营养不良风险显著增加。在临床上应注意加强多老年综合征的筛查，制定适当的治疗策略。

四、营养筛查

（一）传统营养筛查

传统营养筛查是在没有营养筛查量表的情况下，通过借助人体测量指标与实验室指标，对患者营养状态进行评估的方法。人体测量指标主要包括身高、体重、握力、上臂围、肱三头肌皮褶厚度和腓肠肌围等，对营养状况作出初步筛查。实验室指标主要包括蛋白质以及淋巴细胞测量，内脏蛋白质水平是机体蛋白质库的重要标志，常用于老年营养不良的评价。临床中可测得的蛋白质包括白蛋白、转铁蛋白、前白蛋白、C反应蛋白等。长期以来，血清白蛋白水平一直被认为是营养不良的主要评价指标，对老年住院患者死亡率有很高的预测作用。但近几年有研究认为白蛋白降低并不一定表明营养不良，考虑与机体免疫功能下降、炎症或疾病的状态相关。转铁蛋白测定是诊断缺铁性贫血的重要组成部分，长期以来一直被用作营养筛查指标，但是容易受铁状态、肝病和炎症状态等影响，其作为营养不良指标存在争议。前白蛋白不受外源性白蛋白的影响，半衰期短，可以灵敏反映营养状态的变化，是营养不良的重要预测因子，但其受炎症的强烈影响，临床应用价值需全面评估。C反应蛋白是机体微炎症状态的重要标志物，与食欲缺乏之间存在着密切的关系，是营养不良的良好指标。

此外，反映免疫状态的淋巴细胞总数也被认为是反映营养状况的有用指标。随着营养不良的进展而减少，并且是预后不良的指标，但是在免疫力受损和脓毒症并发症增加时淋巴细胞总数也降低，老年人营养不良与淋巴细胞总数的关系仍有争议。身高、体重、BMI是人体测量的重要组成部分，但其受脱水、水肿或卧床等影响，所获得的数据准确度下降。握力是临床上常用的肌肉功能评估工具，是老年人肌肉力量的反映，越来越多的证据表明，是营养不良风险的早期指标及死亡风险的良好指标。腓肠肌围是非常敏感的人体测量参数，与老年人的肌肉质量损失有关。当腓肠肌围数值为32cm时，对于营养不良的预测具有较好的灵敏度及特异度，小于31cm与身体功能和跌倒风险之间密切相关。上臂围和肱三头肌皮褶厚度是反映蛋白质储备的敏感指标，被认为是对脂肪储存和肌肉质量的粗略评估。每一种标志物都具有其优点和局限性，不能单一地用来评价营养不良，需在临床工作中结合其他相关指标进行评估。

（二）营养筛查量表

1. MNA 及 MNA-SF　微型营养评估（mini nutrition assessment，MNA）是1996由Guigoz等人开发的老年人营养筛查及评定工具。MNA由4个维度共18个问题组成问卷，即人体测量、综合评估、膳食调查及自我评价。通过分数评定分为3个等级，0～16分：营养不良；17～23.5分：潜在营养不良；24～30分：营养正常。具有较高灵敏度及特异度，主客观均衡性好，筛查结果准确可靠，无创等优点，但是量表共18项，不够简单方便。在2001年Rubenstein等进行修订，提出其简化版微型营养评估短问卷（mini nutrition assessment-short form，MNA-SF），围绕近3个月进食量改变、体重下降情况、BMI、有无应激或急性疾病、精神心理、活动能力有无下降等6项问题，作为可以独立运用的营养筛查工具。2009年Kaiser应用MNA-SF对12个国家的医院、社区、养老机构的4507名老年人营养状况进行分析，结果显示营养不良风险高达46.2%，营养不良率高达22.8%。MNA-SF满分为14分，根据评分MNA-SF分3个等级。12～14分：营养正常；8～11分：营养不良风险；0～7分：营养不良。MNA-SF与MNA具有较高的相关度，Rubenstein等研究提示两者相关系数达0.945，而且MNA-SF评估过程更加快速、易行。MNA-SF 具有较高的敏感性和特异性，预测营养不良的敏感性为 97.9%，特异性为 100%，诊断准确率为 98.7%。此外，对于发生不良临床结局的效果方面也具有较高价值，是一种适用于老年住院患者的营养筛查工具。

2. NRS 2002 营养风险筛查 2002（nutritional risk screening 2002，NRS 2002）是一种营养风险筛查工具，2003 年获得欧洲临床营养与代谢学会批准，主要目的是在医院环境中筛选出能从营养支持中获益的患者。NRS 2002 从营养状况、疾病评分以及年龄等三个维度进行评分，总评分≥3 分提示存在营养风险。NRS 2002 操作简便易行，可快速发现具有营养风险的患者并及时给予营养支持，更加适用于那些有急性疾病的患者。在临床实践和临床试验中均证实 NRS 2002 具有良好的信效度，不但能够筛查出营养不良患者，还能够筛查出发生与营养有关的不良临床结局的风险。NRS 2002 的缺点为在进行筛查时需要医师对疾病严重程度进行评分，然而却没有针对各种疾病严重程度的详细描述，可能造成主观偏见。

3. MUST 营养不良通用筛查工具（malnutrition universal screening tool，MUST）是适用于医疗保健机构中成人患者的营养筛查工具，从 BMI、3～6 个月内体重下降程度，急性疾病对膳食影响进行评分，总分为 6 分，可以分为 3 个等级。0 分为低营养风险；1 分为中等营养风险，需记录膳食并重新筛查；≥2 分提示患者具有高营养不良风险，需接受专业的营养干预。该方法操作相对简便，测量指标较少，仅需测定身高和体重。MUST 是一种有效的营养筛查工具，把急性疾病对饮食的影响纳入考虑范围，不仅能够体现短期内营养状况的急剧变化，而且还能够预测疾病死亡率和住院时间。研究发现，该筛查方法更加适用于社区保健机构，在确定营养不良的诊断时需要与其他营养评定工具一起使用。

4. GNRI 老年营养风险指数（geriatric nutrition risk index，GNRI）是一种适用于老年危重患者的营养风险筛查工具，于 2005 年由 Bouillanne 等人发表，可用于预测住院期间发病率和死亡率的风险。测量患者体重和白蛋白水平，根据计算公式 GNRI=1.489 × 血清白蛋白（g/L）+41.7 ×（体重 / 理想体重）进行评估。分数越低风险越大，GNRI<82 较大风险；82～91：中度风险；92～97：低风险；GNRI ≥98 无风险 4 个等级。但是老年患者随着年龄的增大，记忆力容易下降，而且大多数老年人不太关注体重变化，所以不容易获得平时体重的精确值。因此，针对这种老年患者特殊性 GNRI 专门提出用膝高度来估算身高，更加适用于老年患者的营养评估。但因其涉及血清白蛋白的检测，一般只适用于住院患者。

5. 其他 目前营养筛查工具多种多样，其中 MNA-SF、NRS 2002、MUST 是欧洲肠外肠内营养学会推荐的 3 种营养筛查工具，适用于不同的机构，都可以帮助医护人员了解老年患者的一般营养状况。此外，PG-SGA（patient generated-subjective global assessment）、SNAQ（simplified nutritional appetite questionnaire）和 NRE-2017（nutritional risk in emergency-2017）等也是常用营养筛查工具。PG-SGA 需要询问患者病史完成营养评定，可能存在一定的偏差，主观性较强，且老年患者记忆力减退，可能产生回忆偏倚，影响结果真实性。SNAQ 通过体重、食欲、营养剂补充等 3 个问题，快速对患者营养状况作出筛查，更加适用于门诊患者。NRE-2017 是一种新的、易于应用的老年营养筛查工具，在综合

MUST、SNAQ、NRS-2002 和 SGA 工具等问题，使用 6 个双分类特征来检测营养不良的风险，但其有效性仍需大量临床研究证实。

五、营养评定

（一）概述

美国肠外肠内营养学会（American Society for Parenteral and Enteral Nutrition，ASPEN）指南推荐的营养管理流程为：营养筛查、营养评定、营养干预、营养疗效评价。由此可见，营养筛查和营养评定是营养疗法的第一步。严重营养不良临床上常常显而易见，可能不需要借助任何营养筛查或评定工具即可获得诊断。但是，对那些潜在的或隐性的营养不良、营养不良前期、营养不良风险则需要借助营养筛查和 / 或评定工具才能发现。因此，有效的营养筛查与评定的工具就显得尤为重要。一个良好的营养筛查或评定工具既要求简便、快速，又要求高效、经济，从而使患者乐意接受、愿意配合，使医务人员易于掌握，方便操作，同时使营养不良易于发现、诊断准确。值得注意的是，营养筛查与评定的目的是一致的，其共同目的是发现具有营养风险和营养不良的患者，确定营养治疗的对象，从而实施营养治疗，以预防临床并发症，减少治疗失败率，降低医疗费用，从而最终改善临床结局。要进行合理的营养治疗，首先需要了解每个患者的营养状况，筛选出具有营养治疗适应证的患者。而且，在营养治疗过程中，要不断进行再评定，了解营养治疗效果，以便及时调整治疗方案。

尽管多年来的医学文献中常提及"营养风险"这个名词，但直到 2003 年，欧洲肠内肠外营养学会（European Society of Parenteral and Enteral Nutrition，ESPEN）以 Kondrup 为首的专家组才在 128 个随机对照研究的基础上，提出了"营养风险"的明确定义。ESPEN 将其定义为"现存的或潜在的与营养因素相关的导致患者出现不利临床结局的风险"。值得注意的是，营养风险强调的是指与营养因素有关的、出现临床并发症的风险，而不是指出现营养不良的风险。因此，营养风险概念与临床结局密切相关，通过及时发现患者的营养风险，来预测患者可能的临床结局及检测患者对临床营养支持的效果。这与营养不良风险的（risk of malnutrition）概念截然不同。美国营养师协会（American Dietetic Association，ADA）指出，"营养风险筛查是发现患者是否存在营养问题和是否需要进一步进行全面营养评定的过程"。ASPEN 的定义为"营养风险筛查是识别与营养问题相关特点的过程，目的是发现个体是否存在营养不足和有营养不足的危险"。ESPEN 认为，"营养风险筛查是一个快速而简单的过程，通过营养筛查如果发现患者存在营养风险，即可制订营养计划。如果患者存在营养风险但不能实施营养计划或不能确定患者是否存在营养风险时，需要进一步进行营养评定"。由此可见，欧美学会的营养风险筛查的定义尚存差异。

营养评定是在大量临床资料中收集相关资料，如一般状况、饮食情况、身体测量指标和生化指标，按营养状态对患者进行分类（营养良好或营养不良），并评估营养不良的程度，从而进行相应的营养治疗。因营养筛查与评定所涉及的部分评估项目存在重叠，营养评定涵盖的内容更为广泛、具体、细致，因而对营养评定做一简单的介绍。

营养评定（nutritional asessment）所涉及的内容目前全球尚未统一要求，但有一个相对统一的基本格式及流程，涉及内容包括如 A（人体测量）、B（生化指标）、C（临床评估）、D（膳食调查）、E（环境）。营养评定量表即是简化的评估工具。营养评定遵循结构化的评估路径，使卫生专业人员能够进行高质量的营养评定，以确定需要营养干预的人，并使用以人为主的方法改进临床决策。该过程促进了一致的实践质量，并允许对患者进行有效监测。结构化的评估途径不会消除自主性，能够在每个阶段进行专业判断和知情决策。上述过程为营养干预提供了基本原则，并允许随着个人情况随时间的变化而修改计划。

（二）人体测量（anthropometry）

人体测量用于测量随营养状况改变出现的人体解剖学变化，可作为急性疾病或损伤的指标，以及用于能量储备丢失（营养不足）相关慢性病程及肥胖（营养过剩）的长期指标。此外，人体测量也可被用来检测营养干预的适宜性和有效性。所以，为了获得有价值的信息。应确保测量实施的准确性和可靠性。

老年人使用人体测量的好处是它费用低廉以及无创。但其缺点亦十分明显：老年人常有的身体缺陷可能限制获得足够的资料和可重复的资料。伴随衰老而来的各种身体结构的改变使得使用这些数据来评价老年患者的营养状况的效能下降。另外，老年患者异质性较大，简单地与以年龄为基础的参考值比较可导致营养状况的分类错误。最后，在老年人群中，尤其是高龄老年人，目前以大样本人群数据为基础的各种维度值的参考范围相当缺乏，因此缺乏适当的评估标准。

可用于评估身体成分的人体测量指标包括：体重及体重百分数变化、BMI、上臂围、皮褶厚度，中臂肌围等。

1. 体重及体重百分数变化　体重百分数变化 =［（目前体重 – 既往体重）/ 目前体重］× 100%。如果患者有以下情况，则可能需要营养支持：

（1）体重指数 <18.5kg/m^2。

（2）在过去的 3～6 个月内非自主体重下降 >10%。

（3）BMI<20kg/m^2 且在过去 3～6 个月内非自主体重下降 >5%。

2. BMI　BMI= 体重（kg）/［身高（m）］^{2}

（1）如果 BMI<18.5kg/m^2 患者体重过低。

（2）如果 BMI 18.5～25kg/m^2 患者在正常 BMI 范围内。

（3）如果 BMI>25kg/m^2 患者超重。

3. 上臂围（MAC）　患者右臂放松，用软尺取肩峰与尺骨鹰嘴连线中点，绕臂一周所得数值即为上臂中点围（mid-arm circumference，MAC）。这一方法操作简便，误差小。尤其对不能测量体重的患者来说，是一个有效的替代方法。该数值测量值低下提示高死亡率和发病率，但同时也说明该患者对营养支持反应更佳。这一指标综合反映了软组织、骨、肌肉、体液与脂肪情况。采用 MAC 及三头肌皮褶厚度（TSF）测量值，我们可以计算出上臂肌围（mid-arm muscle circumference，MAMC）和上臂肌面积（mid-arm muscle area，MAMA）。公式为：MAMC（cm）=MAC（cm）– π［TSF/10（mm）］；MAMA（cm）=

（MAC-π×TSF）²/4π。该公式校正了脂肪和骨骼对上臂肌面积的影响，可用于估计人体肌肉重量，成年男性上臂肌面积平均为54cm²±11cm²，成年女性为30cm²±7cm²，低于此标准的35%表明肌肉耗竭。但我国尚缺乏老年人正常参考值。

4. 皮褶厚度 皮褶厚度由皮肤和皮下脂肪组成，可用于评估脂肪的储存情况。通过皮褶厚度计可以在多个部位如肩胛下、胸廓下、髂部及腹部等部位测量，但最常使用的是测量肱三头肌皮褶厚度（triceps skinfold，TSF）。测量的方法为以左手肩胛峰与尺骨鹰嘴连线的中点为测量点，测量时用左手拇指和其余四指将皮肤连同皮下组织捏起呈皱褶，用专用皮褶厚度计测量距拇指处的皮褶根部的宽度即为三头肌皮褶厚度。通常认为低于第5个百分位数的TSF值为体重过轻，而高于第95个百分位数的TSF值则被认为肥胖。但我国尚缺乏老年人正常参考值。

（三）生化指标（biochemistry）

营养缺乏在症状出现之前，往往先有生理和生化指标的改变。正确地选择相应的实验室指标并且对其结果进行合理的解释，有助于确定近期营养素摄入水平，估计体液及组织中营养素储备，获得营养充足或缺乏的功能性资料及确定营养风险。由于许多因素如医疗措施、急性疾病、水合状态等均可影响老年人的实验室指标结果，因此需对每个老年人评估实验室指标的适用性。另外，大多数实验室指标目前尚缺乏基于老年人群调查的参考标准。解释这些指标时需参考患者的临床状况、人体测量等其他营养相关结果。

蛋白质相关指标可反映膳食蛋白质摄入和机体蛋白质储存状况。这些检查有助于评估患者蛋白质 - 能量营养不良状况。血清白蛋白、前白蛋白、转铁蛋白、视黄醇结合蛋白、血红蛋白、总淋巴细胞计数、胆固醇和总铁结合率是广泛使用的评估蛋白质营养状况的有效指标。白蛋白半衰期较长（12～20天），因此它不是早期营养不良指标。而短半衰期蛋白质如前白蛋白（2天）和转铁蛋白（7天）可能是反映营养状况更好更有效的指标。

另外，血常规、肝功能、肌酐、尿素、叶酸、维生素 B$_{12}$ 等实验室检查也可反映机体的营养状况。

（四）临床评估（clinical）

临床评估内容主要包括病史、体格检查、功能评估以及药物。

详细的病史采集可获得相当多有关营养状况的线索。在采集病史时应该考虑所有导致营养不良的因素以及患者自身的情况，包括伴发疾病、近期体重变化情况、食欲、胃肠道症状、发热、某些治疗措施和药物等。其中近期体重下降是最重要的病史。近3个月内体重下降10%以上高度提示营养不良的可能。

体格检查有助于发现一些其他微量元素缺乏的证据，如维生素及矿物质。可能的症状如肌力下降、夜视障碍、抑郁、皮疹、紫癜等。

功能评估评价患者的自理能力及日常生活依赖程度。主要的评估方法有平衡试验、4m 步速测定、定时端坐起立试验、爬楼试验、握力等。

药物可以从各个方面影响老年人的营养状态。其主要通过影响食欲以及营养素的吸收、代谢和排泄来影响营养素在体内的水平。老年人多药共用更易导致营养不良的发生。

对老年人目前服用的药物进行回顾有助于减少药物对营养状况的不良影响。

（五）膳食调查（dietary）

膳食调查可以帮助了解患者营养不良的原因（摄入不足、吸收障碍、消耗增加等）及营养不良的类型（能量缺乏型、蛋白质缺乏型及混合型），预测疾病对临床结局的可能影响。应了解受试者每日总卡路里摄入量以及饮食的整体质量。询问患者（如患者无法回应则询问他们的家人或护理人员）日常饮食，摄入量将有助于了解饮食模式、分量、烹饪方法以及所采取的食物和饮料的类型。一般来说，考虑提出以下问题，以帮助更好地了解患者的整体饮食：

1. 患者一般食物和液体摄入量是多少？可以使用食物记录图表来记录。

2. 患者一天吃三顿饭吗？

3. 他们在两餐之间吃零食吗？

4. 他们目前饭量是否比以前身体状况感觉良好时减少？

5. 他们是否经常喝饮料，每天至少喝 6～8 杯液体？

6. 他们是否喝有营养的饮料，例如奶茶 / 咖啡、果汁、奶饮料？

7. 他们是否在每次进餐时都吃糖类食物（面包、马铃薯、意大利面、米饭、早餐麦片等）和蛋白质食物（肉、奶酪、豆类、鸡蛋、鱼、牛奶、酸奶、奶油）？分量大小应至少为患者拳头的大小，并在盘子上各占 1/3（糖类、蛋白质、蔬菜）。

8. 他们每天是否至少吃一份水果或蔬菜？

9. 他们能自己做饭吗？

10. 他们是否每天都能获得面包、牛奶等必需品？

11. 他们每天吃热食 / 熟食吗？

12. 他们是否服用任何营养补充剂？他们是否按照推荐的方式服用？他们喜欢这些吗？

（六）环境（environment）

环境评估一般包括社交能力和生理状况。

社交能力评估包括是否能够购物、做饭、协助下饮食、转移能力、有效的存储设施、用餐时间、家庭支持。

生理状况评估包括食欲、义齿、灵活度、餐具的使用、视力、味觉改变、恶心、呕吐、胃灼热、腹胀、早饱、腹泻、便秘、疼痛、呼吸困难、吞咽困难（吞咽问题）、食物不耐受、特殊饮食、口渴减少、口味偏好。

（七）临床常用营养评定量表操作方法

目前已有多种营养评定量表发表。2000 年 JonesJM 报告，1975—2000 年间文献报道的营养筛查与评估方法达 44 种之多，考虑到新增加的方法，目前可能已超过 50 种。但是，目前在临床上经常使用的量表不足 10 种。目前常用的工具包括：营养风险筛查 2002（NRS 2002）、主观整体评估（subjective global assessment，SGA）、患者主观整体评估（patient-generated subjective global assessment，PG-SGA）、微型营养评定（MNA）、营养不良通用筛查工具（MUST）及营养风险指数（nutrition risk index，NRI）等。上述方法中，有些量表仅具有筛查功能，如 NRS 2002；有些量表内容更为详细，具有营养评定功能，如 SGA、PG-SGA；有些则兼备筛查与评估功能，如 MNA。也有人认为 SGA 兼具筛查与评估功能。以下我们以 SGA 为例简单介绍一种临床常用的营养评定方法。

主观整体评估（SGA）　SGA 的文献报道最早可以追溯到 1982 年，它是加拿大多伦多大学 BakerJP 及 DetskyAS 等人于 20 世纪 80 年代初期建立的一种有效的临床营养评定工具。SGA 出现后迅速得到了美国、加拿大乃至世界其他国家与地区的广泛应用，得到美国肠外肠内营养学会专家的高度认可与专门推荐，是目前临床使用最为广泛的一种通用营养状况评价工具，广泛适用于门诊及住院、不同疾病及不同年龄患者的营养状况评估。其结果是发现营养不良，并对营养不良进行分类。

SGA 是 ASPEN 推荐的通用型临床营养状况评估工具，其评估内容包括病史与体格检查两个方面。病史主要包括 5 个方面的内容：体重变化、进食量变化、胃肠道症状、活动能力改变、疾病状态下的代谢需求。体格检查主要包括 3 个方面：皮下脂肪的丢失、肌肉的消耗、水肿（体液）情况。

以下对 SGA 的具体操作方法和流程做简单介绍。

（1）病史询问

1）体重：常见问题如下

☺您平常体重是多少？

☺您过去的 6 个月内体重下降了吗？

☺您的体重下降了多少？

☺对于不知道体重下降确切数值的患者，医生应当询问：您衣服尺寸有改变吗？皮带（裤腰带）调位置了吗？您周围的人说过你看起来瘦了吗？

☺过去 2 周内是否有体重下降？在过去的 2 周，您的体重是开始下降还是继续下降？

☺您的体重减轻已经稳定了吗？

☺最近体重恢复一些了吗？

2）饮食习惯，常用问题如下：

☺您的饮食习惯有什么变化吗？

☺您现在吃什么样的饭菜？

☺您吃固体食物还是液体食物？

☺您的饭量有多大？有变化吗？

☺您在节食吗？

☺如果饮食习惯有改变，发生有多久了？

3）胃肠道症状，常用问题如下：

☺吐过吗？每天都呕吐吗？如果是，这种情况持续多久了？

☺在近 15 天内是否有恶心的感觉？如果是，感觉恶心的频繁程度如何？

☺在近 15 天内是否有腹泻？每天排大便几次？您能否描述大便情况？这种情况持续多久了？

☺在近 15 天内是否有厌食（缺乏食欲）？或者是否容易饥饿？

4）活动能力，常用问题如下：

☉ 您每天正常工作吗？工作量有变化吗？您感觉累吗？

☉ 医生可以通过询问具体的活动情况来帮助患者比较活动能力是否发生变化：与原来相比，您现在能做多少家务？与原来相比，您现在能运动多长时间？如果停止工作，停止了多久？您现在每天卧床、坐沙发（或椅子）的时间大概有多久？

5）病情的影响：疾病导致的恶应激严重程度可以影响患者的营养状况，这些可以根据应激类型来举例说明：

☉ 轻度应激：单纯腹股沟疝而无其他合并症的患者；单纯乳腺纤维瘤的患者。

☉ 中度应激：如合并肺炎的糖尿病患者；无腹膜炎的急性阑尾炎患者；无腹膜炎的肠梗阻患者。

☉ 重度应激：任何原因造成的严重腹膜炎患者，大面积烧伤，严重多发伤患者。

（2）体格检查：主要包括以下 3 个方面。①皮下脂肪的丢失；②肌肉的消耗；③水肿（体液）情况。判定它们的变化及其程度，从而区分出轻、中、重。

1）皮下脂肪减少：主要评价胸部及面部脂肪。

2）脂肪质量减少：主要检查股四头肌及三角肌。

3）水肿情况：包括足踝部水肿、骶部水肿及腹腔积液。

综上即为 SGA 进行营养评价中需要关注和询问的内容。以下对 SGA 需要询问和评价内容做一总结，见表 1-1-1～表 1-1-3。

表 1-1-1　SGA 评价内容

	评价内容	评价结果
病史		
（1）体重	您目前的体重？ 与您 6 个月前相比有变化吗？ 近 2 周体重变化了吗？不变 - 增加 - 减少	kg A　B　C A　B　C
（2）进食	您的食欲？好 - 不好 - 正常 - 非常好 您的进食量有变化吗？不变 - 增加 - 减少 这种情况持续多长时间？ 您的食物类型有变化吗？ （无 - 半流食 - 全流食 - 无法进食）	摄食变化 A　B　C 摄食变化的时间 A　B　C
（3）胃肠道症状	近 2 周以来您经常出现下列问题吗？ ①没有食欲：从不 - 很少 - 每天 - 每周 1～2 次 - 每周 2～3 次 ②腹泻：从不 - 很少 - 每天 - 每周 1～2 次 - 每周 2～3 次 ③恶心：从不 - 很少 - 每天 - 每周 1～2 次 - 每周 2～3 次 ④呕吐：从不 - 很少 - 每天 - 每周 1～2 次 - 每周 2～3 次	A　B　C
（4）活动能力	您现在还能像往常那样做以下的事吗？ ①散步：没有 - 稍减少 - 明显减少 - 增多 ②工作：没有 - 稍减少 - 明显减少 - 增多 ③室内活动：没有 - 稍减少 - 明显减少 - 增多 ④在过去 2 周内有何变化：有所改善 - 无变化 - 恶化	A　B　C
（5）疾病和相关营养需求	疾病诊断 代谢应激：无 - 轻微 - 中等 - 高度	A　B　C

续表

	评价内容	评价结果
体检		
（1）皮下脂肪	良好　　轻 - 中度　　重度营养不良 下眼睑 二 / 三头肌	A　B　C
（2）肌肉消耗	良好　　轻 - 中度　　重度营养不良 颞部 锁骨 肩 肩胛骨 骨间肌 股四头肌 腓肠肌	A　B　C
（3）水肿	良好　　轻 - 中度　　重度营养不良	A　B　C
（4）腹腔积液	良好　　轻 - 中度　　重度营养不良	A　B　C

SGA 评分等级：ABC。

表 1-1-2　SGA 病史评价标准

（1）体重改变	6 个月内体重变化： A= 体重变化 <5%，或 5%～10% 但正在改善 B= 持续减少 5%～10%，或由 10% 升至 5%～10% C= 持续减少 >10% 2 周内体重变化： A= 无变化，正常体重或恢复到 <5% 内 B= 稳定，但低于理想或通常体重，部分恢复但不完全 C= 减少 / 降低
（2）进食	摄食变化： A= 好，无变化，轻度、短期变化 B= 正常下限，但在减少；差，但在增加；差，无变化（取决于初始状态） C= 差，并在减少；差，无变化 摄食变化的时间： A=<2 周，变化少或无变化 B=>2 周，轻 - 中度低于理想摄食量 C=>2 周，不能进食，饥饿
（3）胃肠道症状	A= 少有，间断 B= 部分症状，>2 周；严重、持续的症状，但在改善 C= 部分或所有症状，频繁或每天，>2 周
（4）活动能力	A= 无受损，力气 / 精力无改变；或轻至中度下降但在改善 B= 力气 / 精力中度下降但在改善；通常的活动部分减少；严重下降但在改善 C= 力气 / 精力严重下降，卧床
（5）疾病和相关营养需求	A= 无应激 B= 低水平应激 C= 中度 - 高度应激

表 1-1-3　SGA 体格检查标准

皮下脂肪	要旨	良好	轻 - 中度	重度营养不良
下眼睑		轻度凸出的脂肪垫		黑眼圈，眼窝凹陷，皮肤松弛
二 / 三头肌	臂弯曲，不要捏起肌肉	大量脂肪组织		两指间空隙很少，甚至紧贴
颞部	直接观察，让患者头转向一边	看不到明显的凹陷	轻度凹陷	凹陷
锁骨	看锁骨是否凸出	男性看不到，女性看到但不凸出	部分凸出	凸出
肩	看肩峰是否凸出，形状，手下垂	圆形	肩峰轻度凸出	肩锁关节方形，骨骼凸出
肩胛骨	患者双手前推，看骨是否凸出	不凸出，不凹陷	骨轻度凸出，肋、肩胛、肩、脊柱间轻度凹陷	骨凸出，肋、肩胛、肩、脊柱间凹陷
骨间肌	手背，前后活动拇指和示指	肌肉凸出，女性可平坦	轻度	平坦和凹陷
膝盖	患者坐着，腿支撑在矮板凳上	肌肉凸出，骨不凸出		骨凸出
股四头肌	不如上肢敏感	圆形，无凹陷	轻度凹陷，瘦	大腿内部凹陷，明显消瘦
腓肠肌		肌肉发达		瘦，无肌肉轮廓
水肿 / 腹腔积液	活动受限的患者检查骶部	无	轻 - 中度	明显

说明如下：

1. 脂肪变化

A= 大部分或所有部位无减少。

B= 大部分或所有部位轻 - 中度减少，或部分部位中 - 重度减少。

C= 大部分或所有部位中 - 重度减少。

2. 肌肉消耗

A= 大部分肌肉变少或无变化。

B= 大部分肌肉轻 - 中度减少，一些肌肉中 - 重度减少。

C= 大部分肌肉重度减少。

3. 水肿

A= 正常或轻微。

B= 轻 - 中度。

C= 重度。

4. 腹腔积液

A= 正常或轻微。

B= 轻 - 中度。

C= 重度。

5. SGA 评分等级

A= 营养良好（大部分是 A，或明显改善）。

B= 轻 - 中度营养不良。

C= 重度营养不良（大部分是 C，明显的躯体症状）。

SGA 的信度和效度已经通过验证，不同研究者间的一致性信度为 81%。研究显示，通过 SGA 评估发现的营养不足患者并发症的发生率是营养良好者的 3～4 倍。

尽管 SGA 是目前应用最为广泛的一种营养状况评定工具，但是它也有一定的局限性。该工具是一个主观的评估工具，操作复杂，使用者在使用该工具前需要良好培训后才能够保证该工具的敏感性和特异性。

（八）基于中国国情老年营养不良评估量表构建

目前临床常用的老年营养不良筛查及评估量表均来源于国外，尚未有针对中国国情和中国老年人群特征并经过汉族人群验证的营养评估体系。基于此，本书采用国家重点研发计划《主动健康和老龄化科技应对》的项目成果，总结了其根据德尔菲法构建的一套适用于我国老年人的营养评估量表。该量表将评估员主观与客观评估、老年人自评与接受客观测试结合，评估量表结果与客观实验室指标相结合，包含营养不良筛查量表及营养不良全面评估量表。本套量表不仅适合于社区和养老院的老年人，而且适合于二级医院和三级医院的住院老年人的营养状况评价。评估条目简单明了、可操作性强，具有鲜明的中国文化背景和生活特色。本书参考其制定使用相关的技术标准、质量控制标准和规范操作流程撰写成文。

第二节　老年营养不良评估通用技术

一、评估流程

评估流程包括环境确认、身份信息确认、知情同意书签署、一般信息采集、病史采集、体格检查、辅助检查、量表评估、诊断、干预、随访。评估流程图见图 1-1-1。

二、评估方案

（一）受试者纳入排除标准

纳入标准：

1. 年龄≥60 岁。

2. 受试者知情同意。

3. 一般要求受试者需听力良好。当受试者存在听力受损时，只要其无视力及理解力障碍，可由受试者自行阅读及完成评估。当受试者无法进行有效沟通时，如其家属或陪护能够准确描述受试者相关情况及变化，描述内容亦可被采纳为有效。

排除标准：

1. 年龄 <60 岁。

2. 不愿意配合完成临床数据采集、营养评估及相关检查随访。

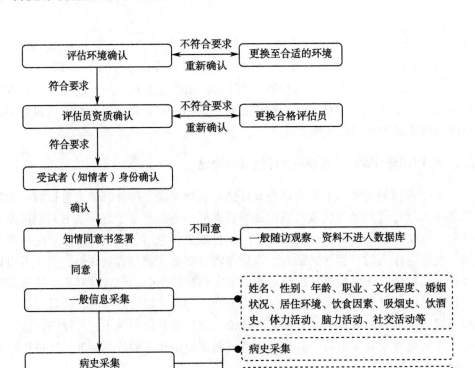

图 1-1-1　老年营养不良评估流程

3. 患者合并严重疾病死亡不可避免且近期（1 个月内）即可能出现死亡（如终末期器官功能衰竭、终末期肿瘤伴全身多处远处转移）的患者不适宜进行营养不良评估。

（二）建立健康档案

评估员应主动自我介绍，确认和核实受试者的身份或照料者的身份，记录联系方式，建立健康档案，以便随访跟踪。

（三）签署营养不良评估知情同意书

评估员应主动介绍营养不良评估的目的、意义、评估内容和注意事项，受试者的权益、潜在获益及风险。受试者自愿签署知情同意书。

（四）一般信息采集

1. 姓名、性别　如实记录受试者的姓名、性别。

2. 出生日期及年龄　记录受试者的出生日期（年/月/日），年龄的计算方法为访问当年年份减去受试者出生年份。

3. 职业状况　受试者从事时间最长的职业以及访问时的工作状态（全职、无业或退休）。

4. 文化程度　受试者已经取得的最高学历，可分为文盲、小学学历、初级中学学历、高级中学学历、大学学历及以上。

5. 婚姻状态　根据受试者实际婚姻状态，分为单身、在婚状态，单身包括未婚及失婚者。

6. 居住环境　以受试者长期居住状态分为独自居住，与家人和/或保姆共同居住或居住于养老院。

三、评估内容

本营养不良评估工具包括营养不良筛查量表及营养不良全面评估量表，营养不良筛查量表包括 6 个条目共计 13 分，当评估分数大于 2 分时建议完善营养不良全面评估量表。营养不良全面评估量表包括自评部分及他评部分，自评部分有 5 个条目共计 13 分，大于 1 分时建议完善他评量表评估。

（一）营养不良筛查量表

营养不良筛查量表共有 6 个条目，共计 13 分。涉及 BMI、摄食变化、体重变化和活动情况。具体问题见表 1-1-4。

表 1-1-4　营养不良筛查量表

条目	评分	
Q1：BMI=kg/m² （千克/平方米） 目前的体重：kg（千克） 目前的身高：m（米）	□ <18.5	2 分
	□ 18.5～20	1 分
	□ >20	0 分
Q2：在过去的 1 周内有摄食减少吗？	□有	1 分
	□没有	0 分
Q3：近 3 个月内是否有摄入减少？	□食量重度减少（减少大于 2/3）	3 分
	□食量中重减少（减少 1/3～2/3）	2 分
	□食量轻度减少（减少小于 1/3）	1 分
	□食量无减少	0 分

续表

条目	评分	
Q4：近3个月体重是否有下降? 3个月前的体重：kg（千克）	□下降 >3kg	3分
	□不清楚	2分
	□下降 1～3kg	1分
	□下降 <1kg 或无下降	0分
Q5：近6个月体重下降 6个月前的体重：kg（千克）	□>10%	2分
	□5%～10%	1分
	□<5% 或无下降	0分
Q6：活动情况	□卧床或长期坐位	2分
	□能离床或椅子，但不能外出	1分
	□能独立外出	0分

说明如下：

1. 得分　本表总分共计13分，≥3分时建议完善营养不良全面评估量表自评与他评部分。

2. BMI 测量　BMI= 体重（kg）/[身高（m）]^2

（1）身高测量需精确至 0.1cm，体重测量精确至 0.1kg，注意空腹、赤足测量。

（2）替代的身高计算方法：膝盖弯曲 90°，足底置于平面（如床的底板），测量足底到膝上方距离（kneeheight，以 cm 为单位），计算方法为（年龄以实足周岁为准）：

男性身高（cm）=（2.02×kneeheight）-（0.04×年龄）+64.19

女性身高（cm）=（1.83×kneeheight）-（0.24×年龄）+84.88

（3）对于截肢患者，体重计算按以下百分比予以扣除后再计算 BMI：单侧下肢膝盖以下占总体重 6%，齐膝占 9%，膝盖以上 15%。单侧上肢占 6.5%，单侧上肢肘部以下占 3.6%。以截取单侧下肢膝盖以下的患者为例，BMI 计算方法为：BMI= 体重（kg）÷（1%～6%）/ 身高（m）^{2}。

（4）记分

——BMI<18.5kg/m^2 计 2 分。

——BMI 处于 18.5～20kg/m^2 计 1 分。

——BMI>20kg/m^2 计 0 分。

3. 摄食情况变化

（1）过去 1 周内摄入情况评估：

1）评估方法：评估受试者在过去的 1 周里的进食情况与平时相比的变化。

2）评分标准

——进食量有减少计 1 分。

——进食量无减少计 0 分。

（2）过去 3 个月内摄入情况评估：

1）评估方法：需要询问受试者"最近 3 个月内食量有减少吗?"如有减少则需要进一步询问"是因为食欲缺乏、消化不良、无法咀嚼或吞咽困难等消化问题吗?"如回答"是"，则继续询问食量减少的程度。

2）评分标准

——无减少计 0 分。

——减少的程度，如重度减少（减少大于 2/3）计 3 分。

——中度减少（减少 1/3～2/3）计 2 分。

——轻度减少（减少小于 1/3）计 1 分。

——如果食量减少不是因为消化问题引起的，计 0 分。

4. 体重情况变化

（1）过去 3 个月内体重下降情况评估

1）评估方法：评估受试者在过去的 3 个月内体重是否下降及下降数量。

2）评分标准

——下降 >3kg 计 3 分。

——不清楚下降多少计 2 分。

——下降 1～3kg 计 1 分。

——下降 <1kg 或无下降计 0 分。

（2）过去 6 个月内体重下降情况评估

1）评估方法：评估受试者在过去 6 个月内的体重下降率。体重下降率是指下降体重占原体重的百分率。比如体重由原本的 50kg 降至目前的 46kg，下降 4kg，体重下降率则为（50-46）kg/50kg=8%。

2）评分标准

——近 6 个月内体重下降比例 >10% 者计 2 分。

——体重下降比例处于 5%～10% 之间者计 1 分。

——体重下降比例 <5% 者计 0 分。

5. 活动情况　目前活动情况评估。

（1）评估方法：是指受试者日常活动方式的现况评估。

（2）评分标准：如受试者只能卧床或长期坐位者计 2 分；如能离床或椅子但不能外出者计 1 分；如能独立外出者计 0 分。

（二）营养不良全面评估量表

营养不良全面评估量表包括自评部分及他评部分。自评部分共计 5 个条目，总分 13 分，涉及体重情况、进食情况、营养状况自我评价及近 1 个月活动情况。他评部分共计 5 个条目，总分 10 分，涉及 BMI、体重变化、蛋白质摄入、皮下脂肪丢失及腰围。具体表及说明详见表 1-1-5 及表 1-1-6。

表 1-1-5　营养不良全面评估量表（自评部分）

条目	评分	
Q1：近 1 个月体重减轻程度（如无相关资料则评估 6 个月情况；如无相关资料则按无法确定时的情况）	您现在的体重：kg（千克） 您 1 个月前的体重：kg（千克） 近 1 个月减轻标准： □≥10% □5%～9.9% □3%～4.9% □2%～2.9% □0～1.9% 或无下降 您 6 个月前的体重：kg（千克） 近 6 个月减轻标准： □≥20% □10%～19.9% □6%～9.9% □2%～5.9% □0～1.9% 或无下降 无法确定时的标准： □极重度下降 □重度下降 □中度下降 □轻度下降 □无下降	 4 分 3 分 2 分 1 分 0 分 4 分 3 分 2 分 1 分 0 分 4 分 3 分 2 分 1 分 0 分
Q2：近 1 个月进食变化情况	□没变化 / 增加 □减少	0 分 1 分

续表

条目	评分	
Q3：目前的进食情况	□正常饮食 / 管饲进食 / 静脉营养	0 分
	□较正常情况有减少	1 分
	□软食	2 分
	□流食 / 营养制剂	3 分
	□几乎不吃	4 分
Q4：对营养状况的自我评价	□不好 / 不确定	1 分
	□好	0 分
Q5：近 1 个月活动是否正常	□正常	0 分
	□不比往常但能轻微活动	1 分
	□不想起床但卧床或坐椅不超过半天	2 分
	□大多数时间卧床或坐椅 / 完全卧床	3 分

说明如下：

1. 得分 本表总分共计 13 分，≥2 分时建议完善营养不良全面评估量表他评部分。

2. 体重情况变化

（1）体重测量：测量精确至 0.1kg。

（2）体重下降情况评估

1）评估方法：评估受试者在过去一段时间内体重是否下降情况，用体重下降率或程度来衡量。首选评估 1 个月的体重下降率；如没有 1 个月体重变化资料时，则评估 6 个月的体重下降率；没有 6 个月体重变化资料、无法准确了解具体体重时，则根据体重下降情况分为以下"无下降 / 轻度下降 / 中度下降 / 重度下降 / 极重度下降"5 个等级的程度进行评估。

2）评分标准

——1 个月内体重无下降或下降率为 0～1.9%，计 0 分。

体重下降率为 2%～2.9%，计 1 分。

体重下降率为 3%～4.9%，计 2 分。

体重下降率为 5%～9.9%，计 3 分。

体重下降率≥10%，计 4 分。

——6 个月内体重无下降或下降率为 0～1.9%，计 0 分。

体重下降率为 2%～5.9%，计 1 分。

体重下降率为 6%～9.9%，计 2 分。

体重下降率为 10%～19.9%，计 3 分。

体重下降率≥20%，计 4 分。

——对应"无下降 / 轻度下降 / 中度下降 / 重度下降 / 极重度下降"5 个等级的体重下降，评分分别计为"0 分 / 1 分 /2 分 /3 分 /4 分"。

3. 进食情况变化

（1）目前摄入情况评估

1）评估方法：评估受试者日常摄入方式及数量。

2）评分标准——正常饮食者、只能通过管饲进食或静脉营养者计 0 分。

——正常饮食、但量比正常情况少者计 1 分；进食少量固体食物、以软食为主者计 2 分。

——只能进食流食或口服营养制剂者计 3 分。

——几乎不进食者计 4 分。

——本条目可多选，但计分不累加，以最高分选项为本条目得分。

（2）过去 1 个月内摄入情况评估

1）评估方法：评估受试者在过去的 1 个月里的进食与平时相比的变化。

2）评分标准——进食量无变化或增加计 0 分。

——进食量减少计 1分。

4. 营养状况自我评价

（1）评估方法：是指受试者对自身营养状况的评估结果。

（2）评分标准

——如受试者对自己的营养状况评价为"营养良好"者计 0 分。

——如评价为"营养不良"或"不能确定"者计 1 分。

5. 近 1 个月活动是否正常

（1）评估方法：是指受试者近 1 个月活动状态的评估。

（2）评分标准

——如活动正常无限制者计 0 分。

——如不比往常、但能起床进行轻微的活动者计 1 分。

——如多数时候不想起床活动，但卧床或坐椅时间不超过半天者计 2 分。

——如几乎干不了什么、一天大多数时间都卧床或在椅子上或者几乎完全卧床、无法起床者计 3 分。

表 1-1-6 营养不良全面评估量表（他评部分）

条目	评分	
Q1：BMI：kg/m^2（千克每平方米） 目前的体重：kg（千克） 目前的身高：m（米）	□ <18.5 □ 18.5～20 □ >20	2 分 1 分 0 分
Q2：近 6 个月体重有无下降 6 个月前的体重：kg（千克）	□下降≥10% □下降 <10% □无下降	2 分 1 分 0 分
Q3：蛋白质摄入量：①每日至少 1 份奶制品（300g）；②每周 2～3 份豆制品或鸡蛋；③每日吃肉、鱼或家禽	□ 0～1 个是 □ 2 个是 □ 3 个是	2 分 1 分 0 分
Q4：皮下脂肪丢失程度	□重度 □中度 □轻度 □无丢失	3 分 2 分 1 分 0 分
Q5：腰围：cm（厘米）	□男 <85cm/ 女 <80cm □男≥85cm/ 女≥80cm	1 分 0 分

说明如下：

1. 得分 本表总分共计 10 分，≥9 分时建议老年病科进一步诊治。

2. BMI 测量 BMI= 体重（kg）/［身高（m）］^{2}，详见表 1-1-4。

3. 过去 6 个月内体重下降情况评估 详见表 1-1-4。

4. 蛋白质摄入

（1）评估方法：询问受试者

1）是否"每日进食至少 1 份奶制品"。

2）是否"每周进食 2～3 份豆制品或鸡蛋"。

3）是否"每日进食肉或鱼或家禽"。

（按照中国居民均衡膳食宝塔要求推算，每份奶制品定义为300g 左右、每份豆制品 100g）。

（2）评分标准

——如上述三个问题均回答"否"或者仅一个问题回答"是"计 2 分。

——如果两个问题回答"是"计 1 分。

——如果三个问题均回答"是"计 0 分。

5. 皮下脂肪丢失

（1）评估方法：评估肱三头肌皮褶厚度情况。前臂弯曲，评估员用拇指和示指捏起肱三头肌皮褶，注意不要捏起肌肉。具体操作见图 1-1-2。

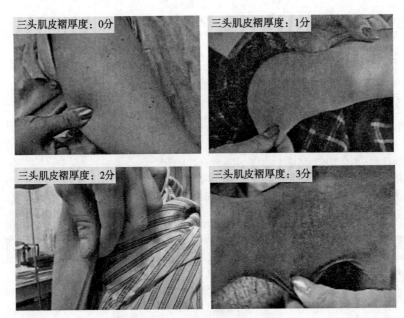

图 1-1-2   皮下脂肪情况评估

（2）评分标准

——两指间空隙很少，甚至紧贴计 3 分。

——与正常同龄人比较少但相差无几计 1 分。

——介于两者之间计 2 分；大量脂肪组织计 0 分。

6. 腰围评估

（1）评估方法：评估腰围周径。具体测量方法：受试者自然站立，平视前方，保持自然呼吸状态，以肋下缘最低点与髂前上棘最高点的连线中点水平线为准，将卷尺水平绕此水平线一周，吸气末开始时读数。具体测量方法见图 1-1-3。

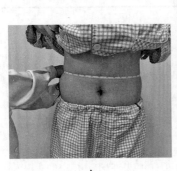 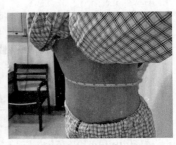

A   B   C

图 1-1-3   腰围测量方法

A. 正前视图；B. 左前视图；C. 左侧视图。

（2）评分标准

——男性≥85cm（厘米），女性≥80cm（厘米），计 0 分。

——男性 <85cm，女性 <80cm，计 1 分。

推荐阅读

1. 中华医学会肠外肠内营养学分会老年营养支持学组. 老年患者肠外肠内营养支持中国专家共识. 中华老年医学杂志，2013，32（9）：913-929.

2. CEREDA E, PEDROLLI C, KLERSY C, et al. Nutritional status in older persons according to healthcare setting: A systematic review and meta-analysis of prevalence data using MNA®. Clinical Nutrition, 2016, 35(6): 1282-1290.

3. CEDERHOLM T, BARAZZONI R, AUSTIN P, et al. ESPEN guidelines on definitions and terminology of clinical nutrition. Clinical Nutrition, 2017, 36(1): 49-64.

4. CEDERHOLM T, BOSAEUS I, BARAZZONI R, et al. Diagnostic criteria for malnutrition-An ESPEN Consensus Statement. Clinical Nutrition, 2015, 34(3): 335-340.

5. JENSEN G L, CEDERHOLM T, CORREIA M I T D, et al. GLIM Criteria for the Diagnosis of Malnutrition: A Consensus Report From the Global Clinical Nutrition Community. Journal of Parenteral and Enteral Nutrition, 2019, 43(1): 32-40.

6. KAISER M J, BAUER J M, RAMSCH C, et al. Frequency of malnutrition in older adults: a multinational perspective using the mini nutritional assessment. The American Geriatrics Society, 2010, 58(9): 1734-1738.

7. KELLER U. Nutritional Laboratory Markers in Malnutrition. Journal of Clinical Medicine, 2019, 8(6): 775.

8. KONDRUP J, RASMUSSEN H H, HAMBERG O, et al. Nutritional risk screening (NRS 2002): a new method based on an analysis of controlled clinical trials. Clinical Nutrition, 2003, 22(3): 321-336.

9. MEGAN CRICHTON，DANA CRAVEN，HANNAH MACKAY, at al.a systematic review, meta-analysis and meta-regression of the prevalence of protein-energy malnutrition: associations with geographical region and sex. Age Ageing, 2019, 48(1): 38-48.

10. CASCIO B L, LOGOMARSINO J V. Evaluating the effectiveness of five screening tools used to identify malnutrition risk in hospitalized elderly: A systematic review. Geriatric Nursing, 2018, 39(1): 95-102.

11. SEALY M J, OTTERY F D, VAN DER SCHANS C P, et al. Evaluation of change in dietitians perceived comprehensibility and difficulty of the Patient-Generated Subjective Global Assessment (PG-SGA) after a single training in the use of the instrument. Journal of Human Nutrition and Dietetics, 2018, 31(1): 58-66.

12. KAYA T, AÇıKGÖZ S B, YıLDıRıM M, et al. Association between neutrophil-to-lymphocyte ratio and nutritional status in geriatric patients. Journal of Clinical Laboratory Analysis, 2019, 33(1): e22636.

13. CASTILLO-MARTINEZ L, CASTRO-EGUILUZ D, COPCA-MENDOZA E T, et al. Nutritional Assessment Tools for the Identification of Malnutrition and Nutritional Risk Associated with Cancer Treatment. Revista de InvestigacionClinica, 2018, 70(3): 121-125.

14. ARENDS J, BARACOS V, BERTZ H, et al. ESPEN expert group recommendations for action against cancer-related malnutrition. Clinical Nutrition, 2017, 36(5): 1187-1196.

15. DETSKY A S, MCLAUGHLIN, BAKER J P, et al. What is subjective globalassessment of nutritional status? Journal of Parenteral and Enteral Nutrition, 1987, 11(1): 8-13.

16. MUSCARITOLI M, ANKER S D, ARGILÉS J, et al. Consensus definition ofsarcopenia, cachexia and pre-cachexia: Joint document elaborated by Special Interest Groups (SIG) "cachexia-anorexia in chronic wasting diseases" and "nutrition in geriatrics". Clinical Nutrition, 2010, 29(2): 154-159.

17. CIOCÎRLAN M, CIOCÎRLAN M, ⅠACOB R, et al. Malnutrition Prevalence in Newly Diagnosed Patients with Inflammatory Bowel Disease-Data from the National Romanian Database. Journal of Gastrointestinal

and Liver Diseases, 2019, 28: 163-168.

18. BAIJENS L W, CLAVÉ P, CRAS P, et al. European Society for Swallowing Disorders-European Union Geriatric Medicine Society white paper: oropharyngeal dysphagia as a geriatric syndrome. Clin Interv Aging, 2016, 11: 1403-1428.

19. SURA L, MADHAVAN A, CARNABY G, et al. Dysphagia in the elderly: management and nutritional considerations. Clinical Interventions in Aging, 2012, 7: 287-298.

20. DE BOER A, TER HORST G J, LORIST M M. Physiological and psychosocial age-related changes associated with reduced food intake in older persons. Ageing Research Reviews, 2013, 12(1): 316-328.

21. 卢翠莲，张慧，符雪彩，等. 老年住院患者慢性疾病和老年综合征患病情况分析. 中华老年医学杂志，2019，38（8）：913-916.

22. 康琳. 老年人营养不良与失能. 中华老年医学杂志，2019，38（10）：1088-1090.

23. VOLKERT D, BECK A M, CEDERHOLM T, et al. ESPEN guideline on clinical nutrition and hydration in geriatrics. Clinical Nutrition, 2019, 38(1): 10-47.

24. GOMES F, SCHUETZ P, BOUNOURE L, et al. ESPEN guidelines on nutritional support for polymorbid internal medicine patients. Clinical Nutrition, 2018, 37(1): 336-353.

25. BALLY M R, BLASER Y P, BOUNOURE L, et al. Nutritional Support and Outcomes in Malnourished Medical Inpatients: A Systematic Review and Meta-analysis. JAMA Internal Medicine, 2016, 176(1): 43-53.

26. GOMES F, BAUMGARTNER A, BOUNOURE L, et al. Association of Nutritional Support With Clinical Outcomes Among Medical Inpatients Who Are Malnourished or at Nutritional Risk: An Updated Systematic Review and Meta-analysis. JAMA Network Open, 2019, 2(11): e1915138.

27. DEUTZ N E, MATHESON E M, MATARESE L E, et al. Readmission and mortality in malnourished, older, hospitalized adults treated with a specialized oral nutritional supplement: A randomized clinical trial. Clinical Nutrition, 2016, 35(1): 18-26.

28. SCHUETZ P, FEHR R, BAECHLI V, et al. Individualised nutritional support in medical inpatients at nutritional risk: a randomised clinical trial. Lancet, 2019, 393(10188): 2312-2321.

29. 崔红元，朱明炜，陈伟，等. 中国老年住院患者营养状态的多中心调查研究. 中华老年医学杂志，2021，40（3）：364-369.

30. 潘洁，崔红元，朱明炜，等. 老年患者住院和出院时营养风险和应用量表的营养不良检出率多中心对比调查研究. 中华临床营养杂志，2019，27（2）：65-69.

31. MAEDA K, ISHIDA Y, NONOGAKI T, et al. Reference body mass index values and the prevalence of malnutrition according to the Global Leadership Initiative on Malnutrition criteria. Clinical Nutrition, 2020, 39(1): 180-184.

32. VOLKERT D, KIESSWETTER E, CEDERHOLM T, et al. Development of a Model on Determinants of Malnutrition in Aged Persons: A MaNuEL Project. Gerontol Geriatr Med, 2019, 5: 1-8.

33. 毛拥军，吴剑卿，刘龚翔，等. 老年人营养不良防控干预中国专家共识（2022）. 中华老年医学杂志，2022，41（7）：749-759.

第二章　肌少症的评估

第一节　概　　述

一、定义

肌少症（sarcopenia）是指与年龄相关的骨骼肌质量和肌肉力量或躯体功能下降，多见于老年人，又称肌肉衰减综合征、骨骼肌减少症、肌肉减少症、少肌症。最早于20世纪80年代由美国教授lrwinrosenberg提出。2010年欧洲老年人肌少症工作组（EWGSOP）发表了肌少症共识。其后，国际肌少症工作组、中华医学会骨质疏松和骨矿盐疾病分会分别发表了肌少症专家共识。自2016年以来世界卫生组织将肌少症认定为一种疾病，已将其列入《国际疾病与相关健康问题统计分类》第9版和第10版，编码为M62.84。2018年，EWGSOP更新了肌少症的定义为，一种进行性、广泛性、与跌倒、骨折、身体残疾和死亡等不良后果发生可能性增加有关的骨骼肌疾病，主要表现为低肌肉力量，骨骼肌质量和数量下降，躯体活动能力下降。

二、流行病学

既往肌少症的定义、诊断标准以及测量技术不统一，研究人群背景具有差异性，导致不同研究中肌少症的患病率差异很大。美国60～70岁老年人肌少症患病率为5%～13%，>80岁为11%～50%。亚洲国家使用亚洲肌少症工作组（AWGS）2014标准的流行病学研究结果显示，肌少症的患病率为5.5%～25.7%，男性高于女性（男性5.1%～21.0%比女性4.1%～16.3%）。在4项超过1000例参与者的研究中，肌少症患病率为7.3%～12.0%。近年来，中国人群肌少症的流行病学调查结果显示，60岁及以上的老年人肌少症患病率为5.67%～23.9%，不同地区、不同性别老年人群患病率存在明显差异，东部地区患病率显著高于西部地区，且随增龄患病率显著增加，社区人群患病率低于医院、养老院，农村显著高于城镇。

三、危险因素与发病机制

肌少症的危险因素较多。首先与增龄密切相关，随增龄老年人各器官功能减退、激素水平改变，均可导致运动能力下降、肌肉质量和肌肉力量丢失。其次，长期卧床、久坐、长期酗酒吸烟、膳食摄入能量、蛋白质及维生素不足、原有的慢性疾病、手术、恶性肿瘤、内分泌疾病、多器官衰竭、某些药物治疗等因素均可导致肌少症的发生。其中，原发性肌少症只与年龄相关，继发性肌少症多与运动、营养、疾病相关。

随着对肌少症病因的研究不断深入，目前对于以下发病机制的观点较为认可：进行性 α 运动神经元及运动单位减少，去神经支配肌纤维和健存运动神经元联系，导致一个 α 运动神经元支配更多肌纤维；骨骼肌蛋白合成和 / 或代谢失衡，主要原因可能是由于泛素 - 蛋白酶水解系统异常所致；线粒体功能异常导致骨骼肌细胞内一系列细胞信号传导通路异常，从而引起骨骼肌萎缩和减少；骨骼肌细胞凋亡增加和卫星细胞数量减少及功能下降、炎性细胞因子增加等。

四、常用评估方法

（一）筛查病例

肌少症的筛查方法主要有肌少症五项评分问卷（SARC-F）、肌少症五项评分联合小腿围问卷（SARC-CalF）、Ishii 问卷、MSRA 问卷等，欧洲肌少症工作组推荐将 SARC-F 作为常规肌少症筛查问卷。建议使用 SARC-F 或 SARC-CalF 先进行筛查。建议肌少症筛查小腿围界值为男性 <34cm，女性 <33cm；SARC-F 评分≥4 分为筛查阳性，SARC-CalF 评分≥11 分为筛查阳性。

（二）肌肉质量评估

肌肉质量评估目前主要依靠双能 X 射线吸收测定法（DXA）、生物电阻抗分析（BIA）、超声技术、计算机断层扫描（CT）和磁共振成像（MRI）。

DXA 是目前最广泛用于测定肌量的方法，主要原理是根据 X 射线衰减率的不同来区分骨组织、脂肪、瘦软组织等，其中瘦软组织主要由肌肉组织构成。短时间内出具可重复测定的四肢骨骼肌量（ASM）数据。DXA 在不同年龄、性别、身体活动能力、种族群体中测得的肌肉质量偏差很小，但 DXA 不能分辨肌纤维间的脂肪组织，且将皮肤等其他瘦软组织的质量忽略不计，因此容易高估肌肉质量。DXA 设备非便携式，不能在社区中广泛使用，不同 DXA 设备的测量结果差异较大。DXA法测出的男性肌肉质量 <7.0kg/m^2、女性 <5.4kg/m^2 被认为肌肉质量减少。

生物电阻抗分析（BIA）技术无创、廉价、操作简单、便携、功能信息丰富，近年来常用于大规模人群筛查。BIA 主要通过生物电传感器采集和测量组织细胞的电阻抗变化，推算出个体的脂肪体积与全身肌肉质量，但其结果的精确性严重依赖于算法。BIA法测出男性肌肉质量 <7.0kg/m^2、女性 <5.7kg/m^2 被认为肌肉质量减少。

超声技术可测量不同部位的肌肉厚度，并根据肌肉厚度与肌容量的线性关系得到肌肉质量，测量过程仅需受检者保持站立体位，可广泛用于社区筛查。但因超声检查暂缺

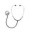

乏测量操作的统一指南，无法避免标定肌肉厚度时的主观因素而受到制约。

此外，CT 和 MRI 是常见的肌肉质量评估影像学手段，实现了活体骨骼肌组织和去脂骨骼肌的精确测量，是骨骼肌质量研究中的"金标准"，但设备庞大，不能移动，费用高昂，缺乏低肌量的测量界值，以及 CT 的放射性等因素，在实际应用中有一定的局限性，限制了其在肌少症社区筛查中的广泛应用。

（三）肌肉力量评估

肌肉力量评估方法包括握力测量、膝关节屈伸肌力矩。推荐使用握力计测定上肢握力作为肌少症评估诊断的首选指标。测量时左右手分别测量 3 次，取最大值，男性 <28kg、女性 <18kg 通常为肌肉力量下降的截点值。由于受人群和种族的影响，建议截点值应该根据特定的人群具体制定。使用优势手的握力来代表肌力水平，其优点是简便易行，便于在社区等基层单位实施肌少症的诊断和评估。

因手部外伤、残疾、指关节炎等无法测握力时，可使用 5 次起 - 坐试验，记录从坐姿到起立 5 次所需的时间，作为测定肌肉力量的替代方法。

（四）躯体功能评估

躯体功能的测定方法包括步速、6 分钟行走试验、简易体能状况量表（SPPB）等。步速测试是指个体从移动开始以正常步速行走 4m 或 6m 所需时间，能反映个体的体力水平，速度越快者体能水平越高。由于老年人短距离步速的测量影响因素较多，推荐使用 6m 步速测量方法，诊断界值为 <1.0m/s。

由此可见，目前肌少症尚无综合性的全面评估量表。正是基于以上状况，本文旨在构建一套适合中国老年人的肌少症评估工具，有较好的适用性，适合于社区、养老院、住院的三类老年人；既能快速筛查，又能全面评估；既有受试者的自我评估，又有研究者的客观他评。通过检索文献、专家咨询，最后经统计分析和临床预试验验证后，形成了一套适合于中国国情和中国老年人群特点的肌少症评估工具。本套评估工具受试者主观评估和研究者客观评估相结合，评估量表结果与客观实验室指标相结合，适用于我国社区、养老院、住院的三类老年人的肌少症快速筛查、全面评估。

第二节　肌少症评估通用技术

一、评估流程

评估流程包括环境确认、身份信息确认、知情同意书签署、一般信息采集、病史采集、体格检查、辅助检查、量表评估、诊断、干预、随访（图 1-2-1）。

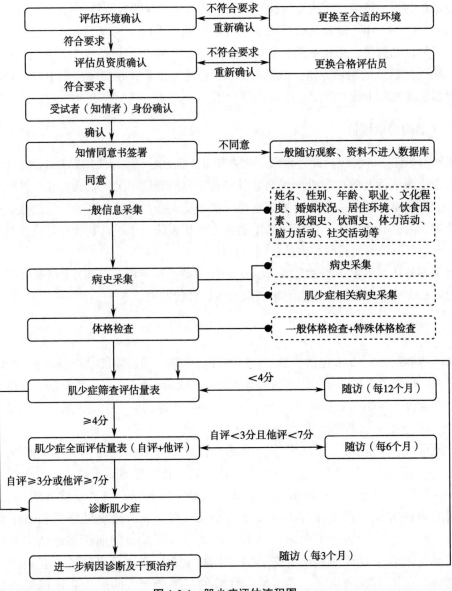

图 1-2-1 肌少症评估流程图

二、评估方案

(一)受试者纳入排除标准

1. 纳入标准 取得知情同意,自愿配合,年龄≥60 的老年人。

2. 排除标准 不愿意参与量表评估或者由于语言障碍、听力障碍、视力障碍、意识障碍、疾病急性期等身体或精神原因无法配合完成量表评估的老年人。

(二)建立健康档案

评估员应主动自我介绍,确认和核实受试者的身份或照料者的身份,记录联系方式,

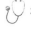

建立健康档案，以便随访跟踪。

（三）签署知情同意书

评估员应主动介绍肌少症全面评估的目的、意义、评估内容和注意事项，受试者的权益、潜在获益及风险。

（四）一般信息采集

如实记录受试者的姓名、性别、年龄、职业状况、文化程度、婚姻状态、居住环境、饮食习惯、吸烟史、饮酒史、体力活动、脑力活动和社交活动。

（五）病史采集

1. 一般病史采集 根据受试者或知情者提供的病史资料，记录受试者目前及既往患病情况、起病时间（年/月）和转归。所患疾病均应经过专科医师诊断并符合相应的诊断标准。具体包括原发性高血压、直立性低血压、冠状动脉粥样硬化性心脏病、动脉粥样硬化、心力衰竭、心房颤动、衰弱表型、糖尿病、血脂异常、代谢综合征、慢性肾功能不全、肝功能不全、睡眠呼吸暂停综合征、慢性阻塞性肺疾病、甲状腺功能减退、抑郁症、焦虑症及其他精神疾病、睡眠障碍等。

2. 与肌少症相关的病史采集 采集肌少症相关症状的起病时间、起病形式、具体表现和进展方式、诊治经过及转归。

通过访问患者及知情者了解肌少症对患者社会功能、日常能力、自理能力的影响。

通过访问患者及知情者了解是否存在其他引起肌力低下的疾病，如消沉、卒中、重症肌无力、平衡障碍、外周血管病变，以鉴别诊断。

采集受试者既往是否有其他导致肌少症的病因，分为原发性肌少症及继发性肌少症。原发性肌少症是指无其他具体的致病原因，而主要与年龄有关；继发性肌少症指除老化以外具有其他明显的致病原因。肌少症可继发于全身疾病，特别是可能引发炎症过程的疾病，如恶性肿瘤或器官衰竭。久坐不动、疾病需要制动或造成残疾、身体活动少也会导致肌少症。此外，能量或蛋白质摄入不足也会导致肌少症，如厌食症、吸收不良、健康食品缺乏、进食能力受限。

采集受试者家族中具有直接血缘关系的亲属，如父母、子女、祖父母、外祖父母等有无肌少症病史。

（六）体格检查

1. 一般体格检查 一般查体包括心率、呼吸、血压、面容、皮肤黏膜、头颅、颈部、心脏、肺脏、肝脏、脾脏、四肢及关节等。

按照相关规范测量受试者身高、体重，计算体重指数（BMI），BMI= 体重（kg）/ 身高（m）^{2}，中国人 BMI 正常范围为 18.5～23.9kg/m^2，BMI ≥24kg/m^2 为超重，BMI<18.5kg/m^2 为低体重。按照相关规范由专业医师测量 4m 直线行走步速（s）并进行步态分析，直线行走完成时间≥5 秒判断为步速缓慢。

2. 特殊体格检查

（1）测量小腿围

（2）上肢肌力的检查

（3）下肢肌力的检查

（4）平衡能力的检查

（七）辅助检查

1. 一般辅助检查　一般辅助检查可以揭示肌少症疾病的病因，发现潜在的危险因素、伴随疾病或并发症。受试者需进行以下检测：全血细胞计数、谷丙转氨酶（ALT）、谷草转氨酶（AST）、血清白蛋白（ALB）、总胆固醇（TC）、甘油三酯（TG）、高密度脂蛋白胆固醇（HDL-C）、低密度脂蛋白胆固醇（LDL-C）、血肌酐（SCr）、估算肾小球滤过率（eGFR）、甲状腺功能、甲状旁腺功能、电解质浓度、空腹及餐后 2 小时血糖、叶酸、维生素 B_{12}、尿素氮（BUN）、血尿酸（BUA）、同型半胱氨酸（HCY）、氨基酸、C 反应蛋白（CRP）、抗胰凝乳蛋白酶、巨球蛋白、白介素（IL）、红细胞沉降率（ESR）。

2. 特殊辅助检查　生物阻抗分析（BIA）：本研究根据 AWGS 和 EWGSOP2 共识，推荐使用 BIA 测量肌肉，确定肌量。该检查无创、执行速度快、便于床旁应用、没有射线辐射、花费小、操作简单，可于社区广泛推广。应用生物电阻测量法（BIA）测定时男性和女性的截断值分别为 $7.0kg/m^2$ 和 $5.7kg/m^2$（图 1-2-2）。

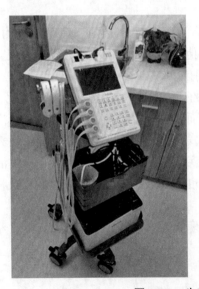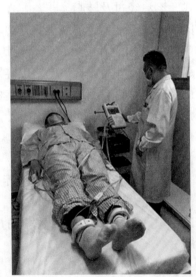

图 1-2-2　生物阻抗分析法

三、评估方法及评分标准

（一）肌少症筛查量表

1. Q1 小腿围测量值

（1）准备工具：卷尺。

（2）评估方法：受试者呈站立位或者坐位，保持两腿开立同肩宽，评估员将卷尺在小腿最粗壮处以水平位绕其一周计量，测量单位为厘米（cm），双腿分别测量，记录数值，取均值（图1-2-3）。

（3）评分标准：男性≥34cm/女性≥33cm，计0分；男性<34cm/女性<33cm，计1分。

2. Q2 测量握力

（1）准备工具：液压式握力器或弹簧式握力计。

（2）评估方法：使用液压式握力器，取坐位，90°屈肘测量握力；弹簧式握力器，取站立位，伸肘测量握力，如果受试者不能独立站立，则选用坐位测量。用优势手或两只手分别最大力量等距收缩，至少2次测试，测量单位为kg（千克），记录最大读数（图1-2-4）。

（3）评分标准：男性≥28kg，女性≥18kg，计0分；男性<28kg，女性<18kg，计1分。

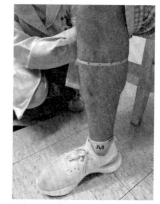

图1-2-3　小腿围测量

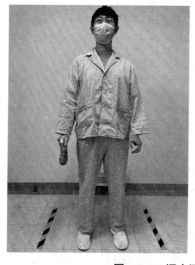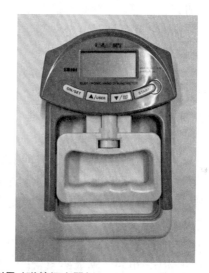

图1-2-4　握力测量（弹簧握力器）

3. Q3 提起并平移 5kg（千克）重物是否困难？

（1）评估方法：提起并平移约5kg（千克）重物是否困难，搬运距离不作要求。

（2）评分标准：完全不需要他人或物体辅助者视为"无困难"，计0分。偶尔（较少次数）需要他人或物体辅助者视为"有一些困难"，计1分。大多数时间或必须得到他人或物体辅助者视为"有很大困难"，或完全不能完成者，计2分。

4. Q4 步行走过房间是否困难

（1）评估方法：指步行走过距离约20m的房间是否有困难，无论步行速度快慢。

（2）评分标准：能独立行走，不需要他人或行走工具辅助者视为"无困难"，计0分。偶尔（较少次数）需要他人或行走工具辅助者视为"有一些困难"，计1分。大多数时间或必须得到他人或者行走工具辅助者视为"有很大困难"，或完全不能完成者，计2分。

5. Q5 从床上或椅子上起身是否困难

（1）评估方法：指从床上或从无扶手的椅子上起身是否有困难。

（2）评分标准：不需要他人或物体辅助，可自主改变体位者视为"无困难"，计0分。偶尔（较少次数）需要他人或者物体辅助可完成改变体位者视为"有一些困难"，计1分。大多数时候必须得到他人或物体辅助才能完成改变体位者视为"有很大困难"，或完全不能完成者，计2分。

6. Q6 上 10 级台阶是否困难

（1）评估方法：指上 10 级台阶是否存在困难。

（2）评分标准：能独立完成，不需要他人或工具辅助者视为"无困难"，计0分。偶尔（较少次数）需要他人或工具辅助完成者视为"有一些困难"，计1分。大多数时间或必须得到他人或者工具辅助者视为"有很大困难"，或完全不能完成者，计2分。

（二）肌少症全面评估量表自评部分

1. Q1 上楼是否需要拐杖

（1）评估方法：指上楼梯是否需要拐杖或其他辅助工具。

（2）评分标准：不需要计0分，需要或者不能上下楼梯计1分。

2. Q2 是否害怕跌倒

（1）评估方法：指独立行走、站立或坐位时，是否会害怕跌倒。

（2）评分标准：不害怕计0分，有害怕计1分。

3. Q3 从床上或椅子上起身是否困难

（1）评估方法：指从床上或从无扶手的椅子上起身是否有困难。

（2）评分标准：不需要他人或物体辅助，可自主改变体位者视为"无困难"，计0分。偶尔（较少次数）需要他人或者物体辅助可完成改变体位者视为"有一些困难"，计1分。大多数时候必须得到他人或物体辅助才能完成改变体位者视为"有很大困难"，或完全不能完成者，计2分。

4. Q4 提起并平移约 5kg（千克）重物是否困难？

（1）评估方法：提起并平移约 5kg（千克）重物是否困难，搬运距离不作要求。

（2）评分标准：完全不需要他人或物体辅助者视为"无困难"，计0分。偶尔（较少次数）需要他人或物体辅助者视为"有一些困难"，计1分。大多数时间或必须得到他人或物体辅助者视为"有很大困难"，或完全不能完成者，计2分。

5. Q5 步行走过房间是否困难

（1）评估方法：指步行走过距离约 20m 的房间是否有困难，无论步行速度快慢。

（2）评分标准：能独立行走，不需要他人或行走工具辅助者视为"无困难"，计0分。偶尔（较少次数）需要他人或行走工具辅助者视为"有一些困难"，计1分。

大多数时间或必须得到他人或者行走工具辅助者视为"有很大困难"，或完全不能完成者，计2分。

6. Q6 上 10 级台阶是否困难

（1）评估方法：指上 10 级台阶是否存在困难。

（2）评分标准：能独立完成，不需要他人或工具辅助者视为"无困难"，计0分。偶尔（较少次数）需要他人或工具辅助完成者视为"有一些困难"，计1分。大多数时间或必须得到他人或者工具辅助者视为"有很大困难"，或完全不能完成者，计2分。

（三）肌少症全面评估量表他评部分

1. Q1 双足并拢站立

（1）准备工具：秒表。

（2）评分方法：请受试者双足并拢站立约10秒（图1-2-5）。受试者可以张开双臂、弯曲膝盖或是移动身体保持平衡，但不要移动双脚。评估员计保持时间。

（3）评分标准：能坚持10秒或者以上者，计0分；不能坚持10秒，或者不能双足并拢站立者，计1分。

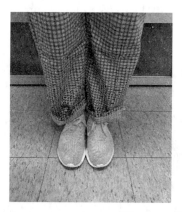
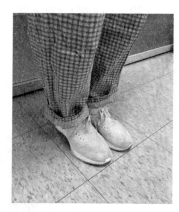

图1-2-5 双足并拢站立

2. Q2 双足半前后站立

（1）准备工具：秒表。

（2）评估方法：请受试者一只脚在前，脚后跟着地，并触碰另一只脚的大脚趾，保持10秒，可以选择任意一只脚放在前面（图1-2-6）。受试者可以张开双臂、弯曲膝盖或是移动身体保持平衡，但不要移动双脚。评估员计保持时间。

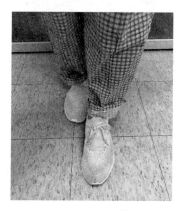
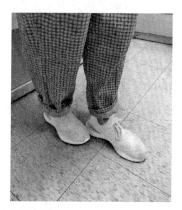

图1-2-6 双足半前后站立

（3）评分标准：能坚持 10 秒或者以上者，计 0 分；不能坚持 10 秒，或者不能双足半前后位站立者，计 1 分。

3. Q3 重复椅子坐立试验

（1）准备工具：有靠背无扶手的椅子（高 45～48cm），秒表。

（2）评估方法：受试者坐在椅子前 2/3 处，背部不能靠在椅背上，双脚着地双臂交叉抱于胸前。评估员测试口令"开始"后，受试者以最快的速度完成 5 次起立与坐下动作。评估员以受试者开始站立动作开始时计时，以第 5 次站起后坐下动作结束时计时，以秒为单位（图 1-2-7）。注意事项：正式测试前练习一次。测试过程中，测试者固定椅子确保受试者安全。测试过程中，受试者双手不能离开胸前；每次站起时，膝关节要完全伸直；每次坐下时，背部不能接触椅背。计完成 5 次动作的总时间。

（3）评分标准：少于 11.20 秒，计 0 分；在 11.20～13.69 秒之间（含 11.20 秒和 13.69 秒），计 1 分；在 13.70～16.69 秒之间（含 13.70 秒和 16.69 秒），计 2 分；在 16.70～60 秒之间（含 16.70 秒和 60 秒），计 3 分。超过 60 秒，或者无法完成动作，计 4 分。

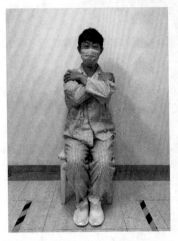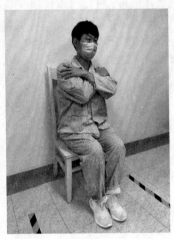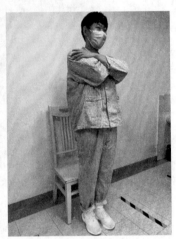

图 1-2-7 重复椅子坐立试验

4. Q4 站立位从地上拾物

（1）评估方法：受试者呈站立位，在受试者脚前方地面放置物品，请受试者将脚前面的物品捡起来。

（2）评分标准：能安全且轻易地捡起物品，无跌倒，无须额外辅助，计 0 分。不需要他人或者物体辅助，但需在监护下捡起物品，计 1 分。不能捡起但能够到达距离物品 2～5cm 的位置并且可独立保持平衡，计 2 分。不能捡起并且当试图尝试时需要监护，计 3 分。不能尝试或需要帮助以避免失去平衡或跌倒，计 4 分。

5. Q5 床椅转移

（1）准备工具：有扶手的椅子和无扶手的椅子各 1 把。

（2）评估方法：请受试者坐到有扶手的椅子上，再坐回床上；再坐到无扶手的椅子上，再坐回床上。

（3）评分标准：受试者用手稍微帮忙即可独立、安全转移，计 0 分。受试者必须用手帮忙才能安全转移，计 1 分。需要言语提示或监护下才能完成转移，计 2 分。需要一个人帮助才能完成转移，计 3 分。受试者需要两个人帮忙或监护才能完成转移，计 4 分。

6. Q6 测量步速

（1）准备工具：秒表、距离标识。

（2）评估方法：请受试者步行 4m 直线距离。让受试者双脚站立于起始线上，在"开始"口令后，嘱受试者以平时步行速度行走，受试者开始步行时秒表计时，当受试者一只脚足尖触碰终点线时停止计时。注意事项：测试过程中，测试者要跟随受试者，保证其安全，但需要保持适当的距离，不能影响其行走速度。计完成的时间。

（3）评分标准：少于 4.82 秒，计 0 分；在 4.82～6.20 秒之间（含 4.82 秒和 6.20 秒），计 1 分；在 6.21～8.70 秒之间（含 6.21 秒和 8.70 秒），计 2 分；可以完成规定距离的行走，但超过 8.70 秒，计 3 分；无法完成规定距离的行走，计 4 分。

7. Q7 解决日常问题的能力（如进食、梳洗修饰、洗澡、穿衣、如厕等）

（1）评估方法：指受试者独立解决日常问题（如进食、梳洗修饰、洗澡、穿衣、如厕等）的能力。

（2）评分标准：能自行解决日常问题，计 0 分；只能部分解决日常问题，计 1 分；完全不能解决日常问题，计 2 分。

四、诊断随访

（一）肌少症的诊断

根据采集到的病史、体格检查及肌少症全面评估量表的评估结果，由老年医学科和/或神经内科专家会诊审核评估结果，并作出有无肌少症的诊断。

（二）肌少症的病因

根据受试者的肌少症评估结果，如有肌少症，结合辅助检查结果，由老年医学科专家会诊，并作出肌少症的病因诊断。

（三）肌少症的伴随症状

根据受试者的肌少症评估结果，如有肌少症，根据采集到的病史、体格检查及其他老年综合评估的结果，由老年医学科专家会诊，并作出有无合并其他慢性病，有无合并其他老年综合征。

（四）受试者的随访观察

根据受试者的肌少症评估结果，如果肌少症筛查量表评分 ≤4 分，则每 12 个月随访评估一次；如果肌少症筛查量表评分 >4 分，且肌少症量表自评部分 <3 分或肌少症量表他评部分 <7 分，则每 6 个月随访评估一次；如果经肌少症全面评估量表评估后诊断为肌少症，则每 3 个月随访评估一次。

推荐阅读

1. CHEN L K, WOO J, ASSANTACHAI P, et al. Asian Working Group for Sarcopenia: 2019 Consensus Update on Sarcopenia Diagnosis and Treatment. Journal of the American Medical Directors Association, 2020, 21(3): 300-307.

2. ANAND A, MOHTA S, AGARWAL S, et al. European Working Group on Sarcopenia in Older People (EWGSOP2) Criteria With Population-Based Skeletal Muscle Index Best Predicts Mortality in Asians With Cirrhosis-ScienceDirect. Journal of Clinical and Experimental Hepatology, 2022, 12(1): 52-60.

3. SHAFIEE G, KESHTKAR A, A SOLTANI, et al. Prevalence of sarcopenia in the world: a systematic review and meta-analysis of general population studies. Journal of Diabetes & Metabolic Disorders, 2017, 16(1): 21.

4. BROWN J C, HARHAY M O, HARHAY M N. Sarcopenia and mortality among a population-based sample of community-dwelling older adults. Journal of Cachexia, Sarcopenia and Muscle, 2016: 7(3): 290-298.

5. PEIPEI, HAN, LI, et al. Prevalence and Factors Associated With Sarcopenia in Suburb-dwelling Older Chinese Using the Asian Working Group for Sarcopenia Definition. Journals of Gerontology, 2016, 71(4): 529-535.

6. BEAUDART C, ZAARIA M, PASLEAU F, et al. Health Outcomes of Sarcopenia: A Systematic Review and Meta-Analysis. Plos One, 2017, 12(1): e0169548.

7. ANKER S D, MORLEY J E, HAEHLING S V. Welcome to the ICD-10 code for sarcopenia. Journal of Cachexia, Sarcopenia and Muscle, 2016, 7(5): 512.

8. BAHAT G, TUFAN A, TUFAN F, et al. Cut-off points to identify sarcopenia according to European Working Group on Sarcopenia in Older People (EWGSOP) definition. Clinical Nutrition, 2016: 35(6):1557-1563.

9. NASEEB M A, VOLPE S L. Protein and exercise in the prevention of sarcopenia and aging. Nutrition Research, 2017, 40: 1-20.

10. PING L, HAO Q, SHAN H, et al. Sarcopenia as a predictor of all-cause mortality among community-dwelling older people: A systematic review and meta-analysis. Maturitas, 2017, 103: 16-22.

11. PICCA A, CALVANI R, LORENZI M, et al. Mitochondrial dynamics signaling is shifted toward fusion in muscles of very old hip-fractured patients: Results from the Sarcopenia in HIp FracTure (SHIFT) exploratory study. Experimental Gerontology, 2017, 96: 63-67.

12. CHRISTOPHER, TANABE, MAY, et al. Association of Brain Atrophy and Masseter Sarcopenia With 1-Year Mortality in Older Trauma Patients. Jama Surgery, 2019, 154(8): 716-723.

13. LARS, LARSSON, HANS, et al. Sarcopenia: Aging-Related Loss of Muscle Mass and Function. Physiological Reviews, 2019, 99(1): 427-511.

14. BROYLES J M, SMITH J M, SCHAVERIEN M. Response to comment on " the effect of sarcopenia on perioperative complications in abdominally based free-flap breast reconstruction " . Journal of Surgical Oncology, 2020, 122(8): 1829.

15. DUPONT,DEDEYNE L,KOPPO K, et al. Influence of the new EWGSOP2 consensus definition on studies involving (pre)sarcopenic older persons. Comment on " Sarcopenia " by Tournadre et al. Joint Bone Spine 2019, 86(3):309-314.

16. KAJI A, Y HASHIMOTO, Y Kobayashi, et al. Sarcopenia is associated with tongue pressure in older patients with type 2 diabetes: A cross-sectional study of the KAMOGAWA-DM cohort study. Geriatrics &

Gerontology International, 2019, 19(2): 153-158.

17. ROQUEBERT Q, SICSIC J, SANTOS-EGGIMANN B, et al. Frailty, Sarcopenia and Long Term Care Utilization In Older Populations: A Systematic Review. The Journal of Frailty & Aging, 2021, 10(3): 272-280.

18. ALEIXO G, SHACHAR S S, NYROP K A, et al. Bioelectrical Impedance Analysis for the Assessment of Sarcopenia in Patients with Cancer: A Systematic Review. The Oncologist, 2020, 25(2): 170-182.

19. HILAL S, PERNA S, GASPARRI C, et al. Comparison between Appendicular Skeletal Muscle Index DXA Defined by EWGSOP1 and 2 versus BIA Tengvall Criteria among Older People Admitted to the Post-Acute Geriatric Care Unit in Italy. Nutrients, 2020, 12(6):1818.

20. BASTIJNS S, AMD COCK, VANDEWOUDE M, et al. Usability and Pitfalls of Shear-Wave Elastography for Evaluation of Muscle Quality and Its Potential in Assessing Sarcopenia: A Review. Ultrasound in Medicine & Biology, 2020, 46(11): 2891-2907.

21. 王春枝，斯琴. 德尔菲法中的数据统计处理方法及其应用研究. 内蒙古财经大学学报，2011，9（4）：92-96.

22. 刘伟涛，顾鸿，李春洪. 基于德尔菲法的专家评估方法. 计算机工程，2011，S1：S189-S191.

23. 郝元涛，孙希凤，方积乾，等. 量表条目筛选的统计学方法研究. 中国卫生统计，2004，21（4）：209-211.

24. 苏琳，曹立，海珊，等. SARC-F 量表及其改良版用于社区老人肌少症评估的筛查和诊断价值研究. 实用老年医学，2020，34（11）：1132-11.

25. SOUSA-SANTOS A R, BARROS D, MONTANHA T L, et al. Which is the best alternative to estimate muscle mass for sarcopenia diagnosis when DXA is unavailable? Archives of Gerontology and Geriatrics, 2021(7): 104517.

26. YAO L, PETROSYAN A, FUANGFA P, et al. Diagnosing sarcopenia at the point of imaging care: analysis of clinical, functional, and opportunistic CT metrics. Skeletal Radiology, 2020, 50(7): 1-8.

27. NAKANISHI S, IWAMOTO M, SHINOHARA H, et al. Significance of BMI for diagnosing sarcopenia is equivalent to slow gait speed in Japanese subjects with type 2 diabetes: Cross：ectional study using outpatient clinical data. Journal of Diabetes Investigation, 2020, 12(3): 417-424.

28. HEIL J, HEID F, BECHSTEIN W O, et al. Sarcopenia predicts reduced liver growth and reduced resectability in patients undergoing portal vein embolization before liver resection-A DRAGON collaborative analysis of 306 patients. HPB, 2021, 24(3): 413-421.

29. KOUNTOURAS J, PAPAEFTHYMIOU A, POLYZOS S A, et al. A potential impact of helicobacter pylori-related sarcopenia on severity of portal hypertension. Liver international: official journal of the International Association for the Study of the Liver, 2021, 41(5): 1168-1169.

30. YOSHIDA Y, KOSAKI K, SUGASAWA T, et al. High Salt Diet Impacts the Risk of Sarcopenia Associated with Reduction of Skeletal Muscle Performance in the Japanese Population. Nutrients, 2020, 12(11): 3474.

31. NAGAURA Y, H KONDO, NAGAYOSHI M, et al. Sarcopenia is associated with insomnia in Japanese older adults: a cross-sectional study of data from the Nagasaki Islands study. BMC Geriatrics, 2020, 20(1):256.

32. ATTAWAY A, BELLAR A, DIEYE F, et al. Clinical impact of compound sarcopenia in hospitalized older adult patients with heart failure. Journal of the American Geriatrics Society, 2021, 69(7): 1815-1825.

33. YAMASHITA S, IGUCHI T, KOIKE H, et al. Impact of preoperative sarcopenia and myosteatosis on prognosis after radical cystectomy in patients with bladder cancer. International Journal of Urology, 2021,

28(7): 757-762.

34. NAGAURA Y, H KONDO, NAGAYOSHI M, et al. Sarcopenia is associated with insomnia in Japanese older adults: a cross-sectional study of data from the Nagasaki Islands study. BMC Geriatrics, 2020, 20(1): 256.

35. 赵斐然，周天驰，张俊颖，等. 量表（问卷）信度、效度评价在我国医学领域的应用与展望. 中华中医药杂志，2014，29（07）：2280-2283.

36. CAO Y, LU Q, ZHUANG B, et al. The prevalence of sarcopenia and relationships between dietary intake and muscle mass in head and neck cancer patients undergoing radiotherapy: A longitudinal study. European Journal of Oncology Nursing, 2021, 53: 101943.

37. MA J, YE M, LI Y, et al. Zhuanggu Zhitong Capsule alleviates osteosarcopenia in rats by up-regulating PI3K/Akt/Bcl2 signaling pathway. Biomedicine & Pharmacotherapy, 2021, 142(4): 111939.

38. TRESTINI I, PAIELLA S, SANDINI M, et al. Clinical impact of sarcopenia and sarcopenic obesity in pancreatic ductal adenocarcinoma (PDAC) patients undergoing surgery after neoadjuvant therapy (NAT). Pancreatology, 2020, 20: S48-S49.

39. MIGDANIS I, GIOULBASANIS I, SAMARINA T, et al. Prevalence of cancer cachexia and sarcopenia in patients with metastatic tumors prior to treatment initiation and its associations with overall survival. Clinical Nutrition ESPEN, 2020, 40: 446-447.

40. BESSON A, DEFTEREOS I, GOUGH K, et al. The association between sarcopenia and quality of life in patients undergoing colorectal cancer surgery: an exploratory study. Supportive Care in Cancer, 2021, 29(6): 3411-3420.

第三章 功能受损的评估

第一节 概 述

一、定义

随着老龄化日趋严重，老年人的功能受损已经成为严重的社会问题。老年人的功能随增龄逐渐下降，影响独立性及生活质量，易出现不良结局如跌倒、住院及死亡。世界卫生组织在 2015 年发布的世界老龄化与健康报告中提出，健康老龄化公共卫生框架侧重于在生命过程中对于内在能力和功能能力目标的维持，更加关注老年人功能方面评价，从功能角度而不再是疾病角度看待老年人健康问题，2016 年 WHO 强调以功能为核心重新定义健康老龄化。因此，对于老年人功能状态评估尤其重要。及早识别老年人功能状态下降，并进行干预，能够预防或延缓不良事件的发生，促进健康老龄化的实现。

2001 年世界卫生组织（WHO）正式命名并通过《国际功能、残疾和健康分类》（ICF）标准。该标准依据身体结构和功能、活动、社会参与 3 个方面，对个体整体功能是否受限进行判定及分类。功能受损是一种广义的功能受限的描述，具体包括功能下降（functional decline）、病损（impairment）、失能（disability）、残障（handicap）等。功能受损是内在能力（体力、脑力等）下降和外在环境综合作用的结果，普遍存在于老年人群中，受个体、社会、环境等诸多因素影响，具体表现为基本性/工具性日常生活活动能力、躯体活动能力、情感和认知功能、社会参与、交流能力和适应能力等多维度能力下降。老年人躯体功能受损是指与增龄或慢性病等因素相关的肌力下降、移动及平衡能力减退、步态损害等功能改变。

二、流行病学

《中国疾病预防控制中心周报（英文版）》（China CDC Weekly）最新发表的权威性人口学研究数据显示，2020 年，中国有 1.0867 亿至 1.0879 亿失能人口，其中失能老年人口达到 5271 万，预计到 2030 年，失能人口将增长为 1.3624 亿到 1.3674 亿，失能老年人将超过 7700 万，占总失能人口的比例将超过 57%，失能老年人将经历 7.44 年的失能期。如果不施加预防和控制措施，失能比例将在 2050 年进一步增长到 70% 以上。除失能老年人，半失能、功能下降、病损、残障等功能受损老年人更是一支数量庞大的功能受限人群，将给社会和家庭带来沉重负担。早期筛查、评估及诊断老年人功能状态，并给予及时的干预管理在预防老年人失能中起着重要作用，是预防和减慢失能发生、发展的主要措施。

三、危险因素

国内外大多数研究提示，功能受损影响因素复杂，包括年龄、性别、慢性病合并情况、日常行为、社会经济、婚姻、文化程度、家庭状况、心理等。

1. 一般个体因素　年龄是功能受损的主要危险因素之一，高龄老年人日常生活活动能力受损率明显高于较低年龄层，且随着年龄增加，失能率显著增加，尤其是年龄 75 岁及以上人群中这一现象尤其显著。体重因素也是导致功能受损的重要危险因素，超重、肥胖和低体重老年人失能风险均增加。低体重老年人肌肉量和肌肉功能下降，易发生跌倒、骨折等不良结局；超重、肥胖者身体功能则明显下降，同时伴有骨骼系统的负担加重，致跌倒及失能风险增加。此外，女性失能风险往往高于男性。

2. 慢性疾病因素　老年人慢性基础疾病及衰弱、营养不良、肌少症、跌倒等老年综合征是导致功能受损的重要危险因素，慢性病数量及共病指数越高，功能受损发生率越高。心脑血管疾病、神经精神疾患、呼吸系统疾病、内分泌及肌肉骨骼疾病等是导致功能受损的主要原因，其中代表性疾病有阿尔茨海默病（AD）、帕金森病（PD）、慢性阻塞性肺疾病、糖尿病、卒中、抑郁等。此外，肌少症、衰弱等随增龄而出现的多种生理功能衰退的病理生理状态，可导致机体稳态平衡能力下降，促使跌倒、失能、住院、家庭照护和死亡等不良预后的发生率显著升高。

3. 日常生活行为因素　个人生活习惯、营养状态、社会活动参与度等与老年人功能受损的发生率密切相关。老年人良好的生活方式如规律体育锻炼、无烟酒等不良嗜好，其功能受损风险低。老年人营养状态差、社会活动参与程度低，与其躯体功能、生活质量、日常生活活动能力的下降等密切相关，且发生跌倒、骨折、卧床、失能的风险明显增加。

4. 环境因素　接受医疗健康服务状况、区域医疗条件及资源分配状况、居住环境、照护者照护能力，以及社区、社会公共环境等均与老年人自理活动能力密切相关。定期接受体检及医疗服务，具有良好的社区居住环境，区域医疗资源丰富、专业技术水平优良等，是降低失能发生的重要保证。

5. 其他因素　教育水平、收入水平、家庭和睦、心理健康、婚姻状况等也与老年人功能受损的发生风险密切相关。低教育及收入水平、家庭关系及心理状况不佳、离异或丧偶独居老年人的功能受损的发生风险显著增加。

四、常用评估工具

目前国内外尚缺乏老年人功能受损的专用评估量表。评估老年人功能状态的常用指标为日常生活活动能力，包括基本日常生活活动能力和工具性日常生活活动能力。在基本日常生活活动能力评估方面，Barthel 指数（Barthel index）、Katz 指数（Katz index）和 PULSES 评定应用较为广泛；在工具性日常生活活动能力评估方面，功能活动问卷（FAQ）、Lawton 工具性日常生活活动能力量表（Lawton IADLs）、功能独立性评定（FIM）应用相对广泛。在平衡、步态及力量评估方面，Berg 平衡量表、Tinetti 平衡和步态量表、Fugl-Meyer 平衡功能评定、四阶段平衡测试、"起立 - 行走"计时测试（TUG），以及 30 秒椅子站立试验等应用较多。在跌倒风险筛查方面，Morse 跌倒危险因素评估量表和 Hendrich Ⅱ 跌倒风险模型工具（HFRM）应用最多。其中，"起立 - 行走"计时测试、30 秒椅子站立试验和四阶段平衡测试被美国疾病控制和预防中心（CDC）推荐作为评估老年人步态、肌力和平衡功能的便捷有效且较为精准的评估工具，可操作性强，对于指导精准干预具有重要意义。

第二节　功能受损评估通用技术

一、评估流程

评估流程包括环境确认、身份信息确认、知情同意书签署、一般信息采集、病史采集、体格检查、辅助检查、量表评估、诊断、干预、随访。评估流程图见图 1-3-1。

二、评估方案

（一）受试者纳入排除标准

选择合适的受试者，有言语障碍、情绪激动欠合作、视觉听力严重受损、手不灵活者不适宜进行功能受损评估。

（二）建立健康档案

确认和核实受试者的身份或照料者的身份，记录联系方式，建立健康档案，以便随访跟踪。

（三）签署功能受损评估知情同意书

评估员应主动介绍功能受损评估的目的、意义、评估内容和注意事项，受试者的权益、潜在获益及风险。受试者自愿签署知情同意书。

（四）一般信息采集

1. 姓名、性别　如实记录受试者的姓名、性别。

2. 出生日期及年龄　记录受试者的出生日期（年 / 月 / 日），年龄的计算方法为访问当年年份减去受试者出生年份。

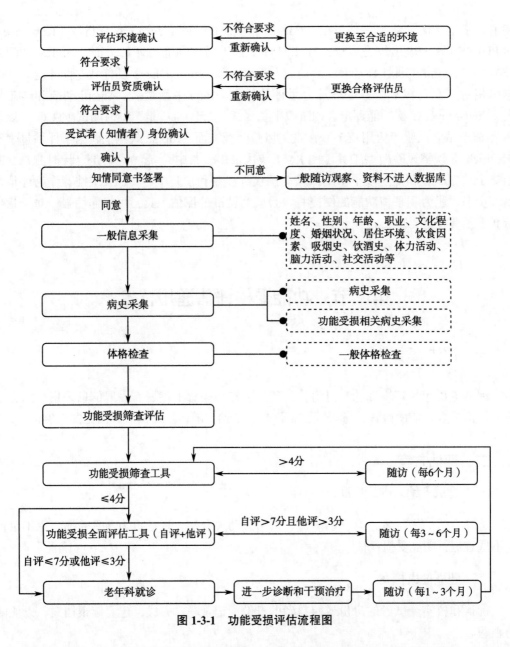

图 1-3-1　功能受损评估流程图

3. 职业状况　受试者从事时间最长的职业以及访问时的工作状态（全职、无业或退休）。

4. 文化程度　受试者已经取得的最高学历，可分为文盲、小学学历、初级中学学历、高级中学学历、大学学历及以上。

5. 婚姻状态　根据受试者实际婚姻状态，分为单身、在婚状态，单身包括未婚及失婚者。

6. 居住环境　以受试者长期居住状态分为独自居住，与家人和 / 或保姆共同居住或居住于养老院。

7. 吸烟史　根据受试者或知情者提供的信息，分为从不吸烟、过去吸烟以及现在吸烟。过去吸烟是指受试者目前已戒烟，戒烟时间≥6个月。现在吸烟是指受试者每天吸烟，且吸烟数量≥1支。记录过去吸烟者和现在吸烟者的吸烟年数、每天吸烟数量以及戒烟的时间。将吸烟量按包／年［每日吸烟量（包）×吸烟时间（年）］进行计算，根据吸烟量分为轻度吸烟（≤26.7包／年），中度吸烟（>26.7～40.5包／年），重度吸烟（>40.5～55.5包／年）和极重度吸烟（>55.5～156包／年）。

8. 饮酒史　根据受试者或知情者提供的信息，按照饮酒量分为从不饮酒（每周<1U）、轻中度饮酒（男性每周1～21U，女性每周1～14U），以及重度饮酒（男性每周>21U，女性每周>14U），酒精的摄入转换为标准单位（1U=8g酒精）。按照饮酒的种类分为饮啤酒、饮白酒、饮黄酒、饮葡萄酒。

（五）病史采集

根据受试者或知情者提供的病史资料，记录受试者目前及既往患病情况、起病时间（年／月）和转归。所患疾病均应经过专科医师诊断并符合相应的诊断标准。具体包括原发性高血压、直立性低血压、冠状动脉粥样硬化性心脏病、动脉粥样硬化、心力衰竭、心房颤动、衰弱表型、糖尿病、血脂异常、代谢综合征、慢性肾功能不全、肝功能不全、睡眠呼吸暂停综合征、慢性阻塞性肺疾病、甲状腺功能减退、抑郁症、焦虑症及其他精神疾病、睡眠障碍等。

（六）体格检查

一般查体包括心率、呼吸、血压、面容、皮肤黏膜、头颅、颈部、心脏、肺脏、肝脏、脾脏、四肢及关节等。

（七）辅助检查

包括血液检测（C反应蛋白、血红蛋白、谷丙转氨酶、白蛋白、肌酐、尿素氮、尿酸、胱抑素C、肾小球滤过率、空腹血糖、甘油三酯、总胆固醇、高密度脂蛋白、低密度脂蛋白、维生素D等），心电图、心脏超声，颈动脉超声，肺功能等。

（八）评估管理

评估前，评估人员应充分熟悉病史、体检和辅助检查结果，排除不适合功能受损评估的情形，如语言障碍、听力障碍、视力障碍、意识障碍、疾病急性期等；与受试者充分沟通，取得患者信任、配合和同意；检测工具准备到位。

采用预先准备的标准化的空白量表记录。

评估时，采用预先准备的标准化的空白量表记录的信息应包括受试者的姓名、性别、年龄、职业、文化程度、联系方式，还应包括评估员的姓名和联系方式。评估人员应态度和蔼、语气温和。使用统一的指导语，使用的语言应能让受试者充分理解，要避免超过指导语和规定内容的暗示，也不要敷衍了事，减少应该告知受试者的信息。

评估后，应结合临床分析，对受试者的功能受损作出评价；在评估小组的指导下，分析、讨论、改进、随访；记录结果应客观、及时、详细、完整，更改处应签名。保存原始量表记录单，便于分析随访跟踪。数据录入电脑时应双人核对。

三、评估内容

（一）功能受损筛查量表

1. 功能受损筛查量表（表 1-3-1）

表 1-3-1　功能受损筛查量表

条　目		评分	
		完全自理	需要辅助
个人生活功能	Q1：洗澡	□ 1 分	□ 0 分
	Q2：上下楼梯	□ 1 分	□ 0 分
家庭和社会活动功能	Q3：乘车、使用交通工具	□ 1 分	□ 0 分
	Q4：购物（外出或网购）	□ 1 分	□ 0 分
	Q5：打电话	□ 1 分	□ 0 分

2. 评估方法和评分标准

（1）洗澡

1）评估方法：指进出浴室，清洗和擦干身体的全部过程（不包括后背），包括淋浴、盆浴和擦澡。

2）评分标准：完全自理，指可以独立进出浴室，能使用淋浴或盆浴，自己清洗及擦干身体（不包括后背），计 1 分。需要辅助包括部分依赖和完全依赖。部分依赖指需要别人帮助方可进出浴室，或需别人帮助擦洗。完全依赖指完全依靠他人，包括进出浴室、擦洗身体等。需要辅助者，计 0 分。

（2）上下楼梯

1）评估方法：指上下楼梯的全部过程。

2）评分标准：完全自理，指不需别人帮助能独立上下楼，计 1 分。需要辅助包括部分依赖和完全依赖。部分依赖指需部分帮助（如需扶楼梯、他人搀扶或使用拐杖）才能上下楼。完全依赖，指完全依赖他人才能上下楼。需要辅助者，计 0 分。

（3）乘车、使用交通工具

1）评估方法：指正确使用交通工具的能力，包括正确的乘车路线，知道在哪乘车，乘什么车，在哪里下车，自己购票，可以自己上下车，并安全到达目的地。

2）评分标准：完全自理，指可以自己完成上述全部过程，计 1 分。需要辅助包括部分依赖和完全依赖。部分依赖指需他人帮助指明方向、买票或提醒到站等。完全依赖指需他人陪同才能出门坐车。需要辅助者，计 0 分。

（4）购物（外出和网购）

1）评估方法：指可以按照自己的需求正确购买商品，包括外出购物和网购。能够正确计算账目。

2）评分标准：完全自理，指能独自上街购物或独自网上购物，并能正确买回想购的物品，计1分。需要辅助包括部分依赖和完全依赖。部分依赖指需由他人告知所购物品、购物地点、物品价格或正合适的钱，否则不知到何处去买或算不清账，或不认识钱数，或需他人陪伴才能完成购物过程。完全依赖，指根本不能或不会上街购物或网购。需要辅助者，计0分。

（5）打电话

1）评估方法：指能查询电话号码、操作固定电话或手机进行通话以及接听电话。

2）评分标准：完全自理，指不需别人任何帮助能独立使用电话，会接电话，会查电话号码，会拨号，计1分。需要辅助包括部分依赖和完全依赖。部分依赖，指需靠别人帮助才能使用电话，或仅会接电话不能打电话。完全依赖，指根本不会使用电话。需要辅助者，计0分。

（6）总分及意义：总分5分，≤4分时建议完善功能受损全面评估量表。

（二）功能受损全面评估自评量表

1. 功能受损全面评估自评量表（表1-3-2）

表1-3-2　功能受损全面评估自评量表

条目		评分	
		完全自理	需要辅助
个人生活功能	Q1：洗澡	□1分	□0分
	Q2：进食	□1分	□0分
	Q3：穿衣	□1分	□0分
	Q4：如厕	□1分	□0分
	Q5：床椅转移	□1分	□0分
	Q6：上下楼梯	□1分	□0分
家庭和社会活动功能	Q7：乘车、使用交通工具	□1分	□0分
	Q8：购物（外出或网购）	□1分	□0分
	Q9：打电话	□1分	□0分

2. 评估方法和评分标准

（1）洗澡

1）评估方法：评估受试者进出浴室、清洗和擦干身体的全部过程（不包括后背）的能力，包括淋浴、盆浴和擦澡。

2）评分标准：完全自理，指可以独立进出浴室，能使用淋浴或盆浴，自己清洗及擦干身体（不包括后背），计1分。需要辅助包括部分依赖和完全依赖。部分依赖指需要别人帮助方可进出浴室，或需别人帮助擦洗。完全依赖指完全依靠他人，包括进出浴室、擦洗身体等。需要辅助者，计0分。

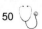

（2）进食

1）评估方法：进食指用合适的餐具将食物用容器送到口中，包括用筷子、勺子或叉子取食物，咀嚼吞咽的过程。

2）评分标准：完全自理，指可以独立完成上述进食过程（在合理的时间内独立进食准备好的食物），计1分；需要辅助包括部分依赖和完全依赖。部分依赖指需要别人帮助才能完成进食过程（如帮助把筷子或勺放入手中，帮助把菜放入勺中），可自行完成咀嚼和吞咽食物。完全依赖，指需要别人喂饭，不能主动配合别人，或需要依靠鼻饲流食、肠外营养支持。需要辅助者，计0分。

（3）穿衣

1）评估方法：穿衣指穿脱衣服，鞋袜，可以从衣柜中选择衣服，且搭配穿着得体。

2）评分标准：完全自理，指可以独立完成选择合适的衣物，能独立穿脱衣服、鞋袜，包括系皮带、拉链、系纽扣，解皮带、鞋带、纽扣等，计1分。需要辅助包括部分依赖和完全依赖。部分依赖指需要别人帮助才能完成上述过程，能主动配合，例如需别人帮助系鞋带、穿袜子等。完全依赖，指完全需要别人帮助才能穿脱衣服，且不能主动配合。需要辅助者，计0分。

（4）如厕

1）评估方法：如厕指定时去厕所，保持会阴部清洁，不弄脏衣服，清洁肛门，如厕前后整理衣服。

2）评分标准：完全自理，指可以独立安全地完成全部上述程序，计1分。需要辅助包括部分依赖和完全依赖。部分依赖指需别人提醒去厕所，或需要在别人帮助下完成全部程序，包括搀扶，或因为安全隐患，需要别人在旁边监督，或在如厕前后帮助整理衣服，或清理肛门，受试者可主动配合。完全依赖指完全需要依靠别人，且不能主动配合。需要辅助者，计0分。

（5）床椅转移

1）评估方法：床椅转移指在床椅之间移动的过程。

2）评分标准：完全自理，指能自行完成，指不需要任何帮助，可以自如地上下床，可以使用辅助装置完成上下床，例如手杖，转移到椅子上，计1分。需要辅助包括部分依赖和完全依赖。部分依赖指在提醒或协助下完成，指可以自如地坐起，但需要人搀扶方可上下床，转移到椅子上。完全依赖指不能坐，需要人抬才能完成上下床，转移到椅子上。需要辅助者，计0分。

（6）上下楼梯

1）评估方法：评估受试者上下楼梯的全部过程的能力。

2）评分标准：完全自理，指不需别人帮助能独立上下楼，计1分。需要辅助包括部分依赖和完全依赖。部分依赖指需部分帮助（如需扶楼梯、他人搀扶或使用拐杖）才能上下楼。完全依赖，指完全依赖他人才能上下楼。需要辅助者，计0分。

（7）乘车、使用交通工具

1）评估方法：评估受试者正确使用交通工具的能力，包括正确的乘车路线、知道在哪乘车、乘什么车、在哪里下车、自己购票、可以自己上下车并安全到达目的地。

2）评分标准：完全自理，指可以自己完成上述全部过程，计1分。需要辅助包括部分依赖和完全依赖。部分依赖指需他人帮助指明方向、买票或提醒到站等。完全依赖指需他人陪同才能出门坐车。需要辅助者，计0分。

（8）购物

1）评估方法：评估受试者按照自己的需求正确购买商品的能力，包括外出购物和网购，并能够正确计算账目。

2）评分标准：完全自理，指能独自上街购物或独自网上购物，并能正确买回想购买的物品，计1分。需要辅助包括部分依赖和完全依赖。部分依赖指需由他人告知所购物品，购物地点、物品价格或正合适的钱，否则不知到何处去买或算不清账，或不认识钱数，或需他人陪伴才能完成购物过程。完全依赖，指根本不能或不会上街购物或网购。需要辅助者，计0分。

（9）打电话

1）评估方法：评估受试者正确使用电话的能力，包括会接听电话、查找电话号码、会拨打电话。

2）评分标准：完全自理，指不需别人任何帮助能独立使用电话，会接电话，会查电话号码，会拨号，计1分。需要辅助包括部分依赖和完全依赖。部分依赖，指需靠别人帮助才能使用电话，或仅会接电话不能打电话。完全依赖，指根本不会使用电话。需要辅助者，计0分。

（10）总分及意义：总分9分，≤7分时建议完善功能受损他评量表评估。

（三）功能受损全面评估他评量表

1. 功能受损全面评估他评量表（表1-3-3）

表1-3-3 功能受损全面评估他评量表

		条目	评分	
躯体功能	上肢力量	Q1：握力测试（最大值）：____kg（千克）	优势手□右手　　□左手 □第一次握力____kg（千克） □第二次握力____kg（千克） 男性≥28kg/女性≥18kg 男性<28kg/女性<18kg	1分 0分
	下肢力量	Q2：4m步行测试：____s（秒）	□不能完成或≥4.82s □<4.82s	0分 1分
	平衡能力	Q3：睁眼并脚站立10s	□保持不到10s或未尝试 □保持10s	0分 1分
		Q4：闭眼并脚站立10s	□保持不到10s或未尝试 □保持10s	0分 1分
		Q5：睁眼前后脚站立10s	□保持不到10s或未尝试 □保持10s	0分 1分

2. 评估方法和评分标准

（1）握力测试

1）评估方法：使用液压式握力器，取坐位，90°屈肘测量握力；弹簧式握力器，取站立位，伸肘测量握力，如果受试者不能独立站立，则选用坐位测量。用优势手或两只手分别最大力量等距收缩，至少 2 次测试，测量单位为 kg（千克），记录最大读数。

2）评分标准：男性≥28kg，女性≥18kg，计 1 分；男性 <28kg，女性 <18kg，计 0 分。

（2）4m 步行测试

1）评估方法：测试受试者步行 4m 直线距离所用时间。让受试者双脚站立于起始线上，在"开始"口令后，嘱受试者以平时步行速度行走，受试者开始步行时秒表计时，当受试者一只脚足尖触碰终点线时停止计时。注意事项：测试过程中，测试者要跟随受试者，保证其安全，但需要保持适当的距离，不能影响其行走速度。计完成的时间（图 1-3-2）。

2）评分标准：用时 <4.82 秒，计 1 分；用时≥4.82 秒或无法完成规定距离的行走，计 0 分。

（3）睁眼并脚站立

1）评估方法：评估员帮助受试者摆出正确姿势，睁眼并脚站立，当受试者稳定时放手，开始计时。注意事项：测试前测试者向受试者演示姿势。评估员需观察受试者，保证受试者安全。受试者可以伸出胳膊或移动身体保持平衡，但不能移动双脚。不可以使用辅助器具。记录保持的时间（图 1-3-3）。

2）评分标准：保持 10 秒，计 1 分；保持不到 10 秒或未尝试，计 0 分。

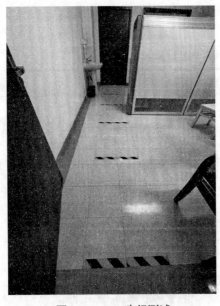

图 1-3-2　4m 步行测试

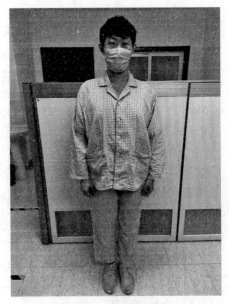

图 1-3-3　睁眼并脚站立

（4）闭眼并脚站立

1）评估方法：评估员帮助受试者摆出正确姿势，闭眼并脚站立，当受试者稳定时放手，开始计时。注意事项：测试前评估员向受试者演示姿势。评估员需观察受试者，保证受试者安全。受试者可以伸出胳膊或移动身体保持平衡，但不能移动双脚，不可以使用辅助器具（图 1-3-4）。记录保持的时间。

2）评分标准：保持 10 秒，计 1 分；保持不到 10 秒或未尝试，计 0 分。

（5）睁眼前后脚站立

1）评估方法：测试前评估员向受试者演示姿势。评估员帮助受试者摆出正确姿势，睁眼前后脚站立，脚跟对脚尖。当受试者稳定时放手，开始计时。注意事项：评估员需观察受试者，保证受试者安全。受试者可以伸出胳膊或移动身体保持平衡，但不能移动双脚，不可以使用辅助器具（图 1-3-5）。记录保持的时间。

2）评分标准：保持 10 秒，计 1 分；保持不到 10 秒或未尝试，计 0 分。

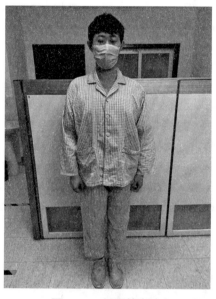

图 1-3-4　闭眼并脚站立

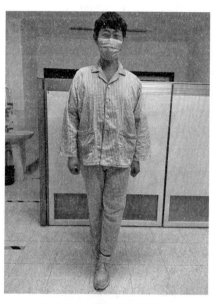

图 1-3-5　睁眼前后脚站立

（6）总分及意义：总分 5 分，≤3 分时建议老年病科进一步诊治。

推荐阅读

1. MA L, LI Z, TANG Z, et al. Prevalence and socio-demographic characteristics of disability in older adults in China: Findings from China Comprehensive Geriatric Assessment Study. Arch GerontolGeriatr, 2017, 73: 199-203.

2. BEARD JR, OFFICER A, DE CARVALHO IA, et al. The World report on ageing and health: a policy framework for healthy ageing. Lancet, 2016, 387(10033): 2145-2154.

3. GRANDE G, VETRANO DL, FRATIGLIONI L, et al. Disability trajectories and mortality in older adults with different cognitive and physical profiles. Aging Clin Exp Res, 2020, 32(6): 1007-1016.

4. VERBRUGGE LM. Disability Experience and Measurement. J Aging Health, 2016, 28(7): 1124-1158.

5. TSAI AC, TSAI HJ. Functional impairment but not metabolic syndrome is associated with depression in

older Taiwanese: results from the Social Environment and Biomarkers of Aging Study. J Nutr Health Aging, 2012, 16(5): 492-496.

6. ARIK G, VARAN HD, YAVUZ BB, et al. Validation of Katz index of independence in activities of daily living in Turkish older adults. Arch Gerontol Geriatr, 2015, 61(3): 344-350.

7. KOJIMA G. Quick and Simple FRAIL Scale Predicts Incident Activities of Daily Living (ADL) and Instrumental ADL (IADL) Disabilities: A Systematic Review and Meta-analysis. J Am Med Dir Assoc, 2018, 19(12): 1063-1068.

8. CARMONA-TORRES JM, RODRÍGUEZ-BORREGO MA, LAREDO-AGUILERA JA, et al. Disability for basic and instrumental activities of daily living in older individuals. PLoS One, 2019, 14(7): e0220157.

9. MUELLER-SCHOTTE S, ZUITHOFF NPA, VAN DER SCHOUW YT, et al. Trends in Risk of Limitations in Instrumental Activities of Daily Living Over Age in Older Persons With and Without Multiple Chronic Conditions. J Gerontol A Biol Sci Med Sci, 2020, 75(1): 197-203.

10. IKEDA Y, OGAWA N, YOSHIURA K, et al. Instrumental Activities of Daily Living: The Processes Involved in and Performance of These Activities by Japanese Community-Dwelling Older Adults with Subjective Memory Complaints. Int J Environ Res Public Health, 2019, 16(14): 2617.

11. ROEHR S, RIEDEL-HELLER SG, KADUSZKIEWICZ H, et al. Is function in instrumental activities of daily living a useful feature in predicting Alzheimer's disease dementia in subjective cognitive decline? Int J Geriatr Psychiatry, 2019, 34(1): 193-203.

12. GIUDICI KV, DE SOUTO BARRETO P, SORIANO G, et al. Defining Vitality: Associations of Three Operational Definitions of Vitality with Disability in Instrumental Activities of Daily Living and Frailty among Elderly Over a 3-Year Follow-Up (MAPT Study). J Nutr Health Aging, 2019, 23(4): 386-392.

13. PARK J, LEE YJ. Patterns of instrumental activities of daily living and association with predictors among community-dwelling older women: A latent class analysis. BMC Geriatr, 2017, 17(1): 158.

14. OSUKA Y, SUZUKI T, KIM M, et al. Association between exercise type and the decline in instrumental activities of daily living in community-dwelling older women: A 4-year prospective study. Prev Med, 2018, 112: 23-30.

15. MESKERS CGM, REIJNIERSE EM, NUMANS ST, et al. Association of Handgrip Strength and Muscle Mass with Dependency in (Instrumental) Activities of Daily Living in Hospitalized Older Adults-The EMPOWER Study. J Nutr Health Aging, 2019, 23(3): 232-238.

16. TOMIOKA K, KURUMATANI N, HOSOI H. Association Between Social Participation and Instrumental Activities of Daily Living Among Community-Dwelling Older Adults. J Epidemiol, 2016, 26(10): 553-561.

17. TOMIOKA K, KURUMATANI N, HOSOI H. Association Between Social Participation and 3-Year Change in Instrumental Activities of Daily Living in Community-Dwelling Elderly Adults. J Am Geriatr Soc, 2017, 65(1): 107-113.

18. TOMIOKA K, KURUMATANI N, HOSOI H. Self-rated health predicts decline in instrumental activities of daily living among high-functioning community-dwelling older people. Age Ageing, 2017, 46(2): 265-270.

19. BRUDERER-HOFSTETTER M, RAUSCH-OSTHOFF AK, MEICHTRY A, et al. Effective multicomponent interventions in comparison to active control and no interventions on physical capacity, cognitive function and instrumental activities of daily living in elderly people with and without mild impaired cognition-A systematic review and network meta-analysis. Ageing Res Rev, 2018, 45: 1-14.

20. BOUWSTRA H, SMIT EB, WATTEL EM, et al. Measurement Properties of the Barthel Index in Geriatric

Rehabilitation. J Am Med Dir Assoc, 2019, 20(4): 420-425.

21. WHITE DK, WILSON JC, KEYSOR JJ. Measures of adult general functional status: SF-36 Physical Functioning Subscale (PF-10), Health Assessment Questionnaire (HAQ), Modified Health Assessment Questionnaire (MHAQ), Katz Index of Independence in activities of daily living, Functional Independence Measure (FIM), and Osteoarthritis-Function-Computer Adaptive Test (OA-Function-CAT). Arthritis Care Res (Hoboken), 2011, 63 Suppl 11: S297-S307.

22. DOWNS S. The Berg Balance Scale. J Physiother, 2015, 61(1): 46.

23. DOWNS S, MARQUEZ J, CHIARELLI P. The Berg Balance Scale has high intra-and inter-rater reliability but absolute reliability varies across the scale: a systematic review. J Physiother, 2013, 59(2): 93-99.

24. HIENGKAEW V, JITAREE K, CHAIYAWAT P. Minimal detectable changes of the Berg Balance Scale, Fugl-Meyer Assessment Scale, Timed "Up & Go" Test, gait speeds, and 2-minute walk test in individuals with chronic stroke with different degrees of ankle plantarflexor tone. Arch Phys Med Rehabil, 2012, 93(7): 1201-1208.

25. CHEN H, SMITH SS. Item Distribution in the Berg Balance Scale: A Problem for Use With Community-Living Older Adults. J Geriatr Phys Ther, 2019, 42(4): 275-280.

26. LEE S, LEE YS, KIM J. Automated Evaluation of Upper-Limb Motor Function Impairment Using Fugl-Meyer Assessment. IEEE Trans Neural Syst Rehabil Eng, 2018, 26(1): 125-134.

27. KWONG PWH, NG SSM. Cutoff Score of the Lower-Extremity Motor Subscale of Fugl-Meyer Assessment in Chronic Stroke Survivors: A Cross-Sectional Study. Arch Phys Med Rehabil, 2019, 100(9): 1782-1787.

第四章 认知障碍的评估

第一节 概　述

一、定义

当今世界人口老龄化日趋严重，中国亦不例外。根据第七次全国人口普查数据，我国 65 岁及以上人口比重达到 13.5%，人口老龄化程度已经高于世界平均水平（9.3%）。我国人口老龄化的特点为老年人口规模庞大（60 岁及以上人口 2.6 亿人，其中 65 岁及以上人口 1.9 亿人）、老龄化进程快（60 岁及以上人口及 65 岁及以上人口与上个 10 年相比，分别上升 2.51% 和 2.72%）。老年人除生理功能减退和储备能力下降外，还具有多种慢病并存、老年人特有的临床问题和综合征、功能残缺等特点。因此，寻求早期识别老年人健康损害和功能减退的指标，促进老年健康并维护其功能状况，进而应对日益严重的老龄化问题显得尤为重要。

老年认知障碍是一种重要的老年综合征，它可以不同程度影响患者的社会功能和生活质量，严重时甚至导致死亡。神经系统退行性疾病、心脑血管疾病、营养代谢障碍、感染、外伤、肿瘤、药物滥用等多种原因均可导致认知障碍。认知障碍按严重程度分为 MCI 和痴呆两个阶段，研究显示，在 MCI 发生前 15 年可能已经存在主观认知下降（SCD）。流行病学研究显示，我国老年人口中约有 15.5% 患有 MCI，6.0% 患有痴呆，其中 3.9% 患有 AD，1.6% 患有血管性痴呆（vascular dementia，VaD），其他痴呆类型约占 0.5%。但 99.2% 的 MCI 患者不知道 MCI 是什么，也不知道它与痴呆的关系。97.2% 的 MCI 患者从未就诊，痴呆患病人数的攀升不仅影响患者的生活质量，同时也造成巨大的家庭及社会负担，已经成为世界公共卫生危机之一。因此及早识别认知障碍高危人群，早期干预、治疗以延缓疾病进展是研究的关键。

认知功能评估是采用各种评估量表对受检者的知觉、注意、记忆、语言、执行能力等方面进行评价，为认知功能损害的临床诊断提供依据。认知功能评估对认知障碍的早期诊断、认知功能变化的随访和痴呆的早期发现、及早干预具有重要意义。最常用的筛查工具是简易智能状态量表（mini-mental state examination，MMSE），临床应用广泛，非专科医生也很容易上手，但是缺乏执行功能检测条目，非语言检测条目较少，对早期认知障碍、额颞叶痴呆（fronto-temporal dementia，FTD）、路易体痴呆（Lewy body dementia，LBD）不敏感，并且受到年龄、种族、文化背景和受教育程度的影响。画钟试验（clock drawing task，CDT）操作方便、较全面地反映认知功能，但是受语言和受教育程度影响，不适合早期痴呆，也不能区分痴呆的严重程度，不能区分阿尔茨海默病（Alzheimer disease，AD）、路易体痴呆（LBD）和帕金森痴呆（Parkinson's disease dementia，PDD）。蒙特利尔认知评估量表（Montreal cognitive assessment，MoCA）对轻度认知功能损害（MCI）及轻度痴呆的敏感性高，但是评价结果受到受教育程度的影响，有些条目明显不适合中国的习惯和文化背景。

精准的认知功能评估是有效认知康复的前提和基础，尤其对卒中等原因引起认知功能受损的患者。认知障碍患者的早期症状隐匿，非专业医生、尤其是社区医务人员对此易识别不足；而且，老年认知障碍的评估是老年综合评估的一个重要组成部分，往往同时涉及老年患者的躯体功能、精神心理、环境健康、生活质量等，而并不仅限于神经心理测评。但目前临床所用认知功能评估量表大多引用自国外，部分条目不符合中国国情和中国文化背景，影响评估结果；有些条目的评估操作比较复杂，降低了受检者检查的意愿并受到评估员操作水平的影响；且目前国内开展认知功能评估的人员大多没有接受过专业培训，多数评估人员仅仅根据自身的经验开展评估工作，评估操作不规范、指导用语不规范、评分标准不统一、收集的数据的质量参差不齐、评估结果一致性差，进而影响数据的共享，无法用于后续的诊断与随访，造成数据的严重浪费，影响了临床和科研。认知功能评估质量控制标准不仅使相关评估工作有章可循，而且对规范评估机构和环境、规范评估过程、规范评估数据管理、明确评估机构及其相关人员的责任、维护受检者的合法权益、促进认知功能评估的临床推广应用和相关研究的开展均具有重大意义。

本书采用国家重点研发计划《主动健康和老龄化科技应对》的项目成果，总结了其根据德尔菲法构建的一套适用于我国老年人的认知功能评估量表，包括认知障碍筛查量表、认知障碍全面评估自评量表和认知障碍全面评估他评量表，参考其制定使用相关的技术标准、质量控制标准和规范操作流程撰写成文。本套量表不仅适合于社区和养老院的老年人，而且适合于二级医院和三级医院的住院老年人的认知功能评估。评估条目简单明了、可操作性强，具有鲜明的中国文化背景和生活特色。

二、流行病学

不同研究对老年认知障碍患病率的估计值存在差异。美国一项纳入了 34 个研究的 Meta 分析显示：MCI 患病率 60～64 岁为 6.7%，65～69 岁为 8.4%，70～74 岁为 10.1%，75～79 岁为 14.8%，80～84 岁为 25.2%。美国 71 岁及以上老年人的全因痴呆患病率为 14.0%，其中阿尔茨海默病（AD）是最常见的痴呆类型。全美 65 岁及以上老年人 AD 患病率约为 10%，且随年龄增长而不断增高，65～74 岁为 3%，75～84 岁为 17%，85 岁及以上为 32%。

国内一项收集 2015—2018 年数据的大型研究结果表明，我国 60 岁及以上老年人 MCI 患病率为 15.5%，其中 60～69 岁为 11.9%，70～79 岁为 19.3%，80～89 岁为 24.4%，90 岁及以上为 33.1%。60 岁及以上老年人全因痴呆患病率为 6.0%，其中 60～69 岁为 2.9%，70～79 岁为 8.4%，80～89 岁为 14.6%，90 岁及以上为 31.9%。据此估计，中国 60 岁及以上的 MCI 患者 3877 万例，痴呆患者 1507 万例，其中 983 万例（3.9%）为 AD、392 万例（1.6%）为血管性痴呆（vascular dementia，VaD）、132 万例（0.5%）为其他类型痴呆。

三、危险因素

年龄是老年认知障碍的重要独立危险因素，特别是对 AD 而言。世界不同国家的流行病学研究证实 AD 的发病率及患病率均随着年龄的增长而升高。荟萃研究结果显示，在 60 岁以后，AD 的发病率每十年会增高 1 倍。良好的教育可增加智力储备，明显降低老年认知障碍的发病风险，这可能是因为教育能刺激神经元之间的突触联系，使神经元功能更加活跃，从而减少了认知障碍的发生。长期地中海饮食对认知功能有一定的保护作用，能延缓认知功能下降进程。吸烟、脑力活动减少、体力活动不足和社交度降低与认知障碍的风险增加相关。

缺血性或出血性卒中是老年认知障碍的另一危险因素，研究发现，约 10% 的卒中患者在卒中发生前已经有痴呆，另外 10% 在首次卒中后出现新发痴呆，30% 在卒中复发后出现痴呆。心血管代谢危险因素（如糖尿病、高血压、高胆固醇血症、肥胖、代谢综合征、血管疾病等）与认知障碍相关，并且与 AD 和 VaD 单独相关。研究表明，遗传危险因素在早发型和迟发型 AD 以及其他神经变性疾病中均起着重要作用。可能增加老年认知障碍风险的其他因素还包括：心房颤动、抑郁、创伤性脑损伤、听力损害、酗酒、空气污染等；而地中海饮食、体育锻炼、电脑游戏、社交活动和控制心血管危险因素能减少老年认知障碍的风险。

四、病因

虽然老年 MCI 的发病原因具有多样性和复杂性，MCI 的病情转归也存在差异，但 MCI 与痴呆在病理学上可能存在某个共同节点。老年 MCI 发病原因包含：①原发性神经系统疾病诱导的老年 MCI；②继发性神经系统损伤、其他系统性疾病诱导的老年 MCI；③神经心理性疾病诱导的老年 MCI。

痴呆按照病因可分为 AD、VaD、路易体痴呆（DLB）、额颞叶痴呆（FTD）、帕金森病痴呆（PDD）和其他类型痴呆等。AD 是最为常见的痴呆类型，占所有痴呆的 50%～70%，其次是 VaD 占 15%～20%，DLB 占 5%～15%，FTD 占 5%～10%，PDD 占 3.6%，以及其他类型痴呆。AD 可分为家族性 AD 和散发性 AD，家族性 AD 常呈常染色体显性遗传，多于 65 岁以前起病，最常见的致病基因包括淀粉样前体蛋白基因（*APP*）、早老素 1 基因（*presenilin 1*，*PSEN1*）和早老素 2 基因（*presenilin 2*，*PSEN2*）。对于 90% 以上的散发性 AD，尽管风险基因众多，目前认为与载脂蛋白 E 基因（*ApoE*）最为相关。

五、评估方法

（一）临床常用的认知障碍快速筛查量表

快速筛查量表，用时少，操作简单，特别适合于门诊、社区和养老护理院老年患者的认知障碍筛查。

1. 画钟测验（Clock Drawing Test，CDT） CDT 测验内容简单，涉及多个认知域，包括受检者对测验的理解、计划性、视觉记忆和图形重建、视觉空间能力、运动操作能力、数字记忆排列能力、抽象思维能力、注意力、抗干扰能力以及对挫折的耐受能力。CDT 适用于对早期认知障碍患者的筛查，敏感度为 0.77，特异度为 0.80。但 CDT 对非常轻微的认知障碍不敏感，且不适用于低教育水平、失语或命名障碍患者的评估。

2. 简易认知评估（Mini-Cog） Mini-Cog 是一种非常简短、使用广泛的认知测验，包括 CDT 和无提示情况下回忆 3 个无关联的单词。评分的依据为单词回忆的结果：受检者能回忆所有 3 个单词，分类为无认知障碍；受检者无法回忆任何一个单词，分类为认知障碍；受检者能回忆 1～2 个单词，则根据 CDT 结果进行分类，CDT 异常为认知障碍，CDT 正常为无认知障碍。Mini-Cog 操作性强，用时 3～4 分钟，预测认知障碍的敏感度为 0.90，特异度为 0.71。由于 Mini-Cog 包含了 CDT，故其预测认知障碍的敏感性高于 CDT。Mini-Cog 也不适用于低教育水平、失语或命名障碍患者的评估，但其受年龄和语言的影响较小。

3. 8 条目痴呆筛查问卷（Ascertain Dementia 8-item，AD8） AD8 是一种面向知情者的简短认知评估量表，对早期认知障碍、痴呆的识别均表现良好，评估耗时约 3 分钟。一项纳入 7 个相关研究，包括 3728 例受试者的荟萃分析显示，AD8 区分认知正常与认知障碍的敏感度为 0.72，特异度为 0.67；区分痴呆与非痴呆的敏感度为 0.91，特异度为 0.78。

（二）临床常用的认知障碍总体评估量表

总体认知功能评估涉及多个认知域，能较全面地发现受检者的认知状态和认知特征，对老年认知障碍的诊断和病因分析有重要意义。

1. 简易智力状态检查（MMSE） MMSE 是目前临床应用最广泛的认知功能评估量表之一，检测覆盖的认知域包括定向、记忆、注意、计算、语言运用和视空间结构功能。MMSE 量表总分 30 分，完成评估用时约 7 分钟。评分受年龄、教育程度、语言、运动、视觉障碍等因素的影响，划界分在不同年龄、不同教育程度的受试者中应有所不同。荟萃分析显示，MMSE 在初级医疗机构中筛查认知障碍的敏感度为 0.64，特异度为 0.80，区分老年人正常认知与 MCI 的受试者工作特征（ROC）曲线下面积（area under the curve，AUC）为 0.43～0.94；检测 AD 的 AUC 为 0.67～0.99。MMSE 可广泛用于痴呆患者的大规模筛查，但其识别老年人正常认知与 MCI、区分 MCI 与痴呆时稍显局限。

2. 蒙特利尔认知评估量表（MoCA） MoCA 涵盖了更广泛的认知域，如记忆、语言、注意、抽象思维、定向、视觉空间结构技能和执行功能。MoCA 量表总分 30 分，完成评估约需 10 分钟。荟萃分析显示，MoCA 区分老年人正常认知与 MCI 的 AUC 为 0.71～0.99；检测 AD 的 AUC 为 0.87～0.99。与 MMSE 相比，由于没有天花板效应，MoCA 检测 MCI 更敏感，并且可以很好地检测认知异质性。

3. 阿尔茨海默病评定量表-认知分量表（ADAS-cog） ADAS-cog 分为 12 个条目，偏重记忆和语言功能，覆盖语词回忆、命名、执行指令、结构性练习、意向性练习、定向力、词语辨认、回忆测验指令、口头语言表达能力、找词能力、语言理解能力和注意力。评分范围为 0~75 分。划界分取 10 分时，ADAS-cog 诊断 MCI 的敏感度为 0.61，特异度为 0.93，AUC 为 0.82；划界分取 15 分时，诊断 AD 敏感度为 0.73，特异度为 0.92，AUC 为 0.91。ADAS-cog 诊断老年人正常认知、MCI 和 AD 的准确率分别为 81.7%、58.0% 和 71.1%，总的准确率为 70.5%。ADAS-cog 常用于轻中度 AD 的药物疗效评估，并可用于评定 AD 认知减退的严重程度变化。

4. 临床痴呆评定量表（CDR） CDR 通过对受检者和照料者进行半结构化访谈，对认知功能和社会生活功能损害的严重程度进行临床分级，常用于临床试验中评估 AD 的严重程度。使用时通过评估受检者的 6 个认知域功能（包括记忆、定向、判断和解决问题、社交事务、家庭生活和爱好、个人照料），并根据受检者表现得出总体评分。将损害程度分为：0 分表示无损害，0.5 分表示可疑痴呆、1 分表示轻度痴呆，2 分表示中度痴呆，3 分表示重度痴呆。

（三）临床常用的重要认知域功能评估量表

认知功能快速筛查和总体评估后，如有需要，可针对某个认知域进行详细评估，但有些评估工具操作复杂、耗时较多、专业性强，须经过专业培训后或在专门的神经心理测试室进行。

1. 记忆力评估 临床上记忆力评估主要集中于情景记忆，可选用听觉词语学习测验（AVLT）、韦氏记忆量表（WMS）和非语言材料记忆测验（NLCA）等。情景记忆评估不能为了节约时间只做即刻记忆测验而不做延迟记忆测验，因为与海马萎缩存在显著相关性的是延迟记忆而不是即刻记忆。

AVLT 广泛应用于记忆障碍的评估，对不同地域文化和教育水平的人群一致性较好。与 Rey-AVLT 和加利福尼亚版 AVLT 相比，世界卫生组织 - 加州大学洛杉矶分校 AVLT（WHO/UCLA AVLT）词表的词汇更常见、难度更低。改编的中文版 WHO/UCLA AVLT 保留了原版 AVLT 适用于不同教育水平、不同年龄段人群记忆障碍检测的特点，与整体认知和其他认知域有良好的相关性，为老年 MCI 和轻度 AD 的鉴别诊断提供了多种指标。WMS 是评估各项记忆功能常用的测试量表，并且对认知功能状态也可做简要评估。WMS 具有良好的信度和效度，重测信度 0.78~0.91，平均信度 0.90~0.98。NLCA 是国内自主研发的专门评估失语症患者的非语言认知功能的量表，采用非语言性的图片和实物形式，以示范代替指导语，评价受检者的短时记忆力、注意力、执行力、视空间能力和逻辑推理能力 5 个方面。完成量表测试大约需要 30 分钟，满分为 80 分，总分 <75 分定义为有认知障碍。NLCA 评分结果主要受年龄影响，与教育水平和性别无关。

2. 注意力评估 注意力评估可选用韦氏成人智力测验中的数字广度测验（digit span test，DST）、日常注意成套测验（test of everyday attention，TEA）、同步听觉连续加法测验（paced auditory serial addition test，PASAT）、符号数字模式测验（symbol digit modalities test，SDMT）、数字划消测验（number cancellation test，NCT）、持续注意测验（continuous performance test，CPT）和连线测验（trail making test，TMT）等。

DST 常用于检测受检者的瞬时记忆和注意力，可反映警觉、集中、持续和交替注意力。TEA 将日常生活场景作为测验项目，针对注意力的不同维度设计 8 个分试验，通过视觉、听觉刺激测验评估受检者的选择性注意力、持续性注意力、转移性注意力和分配性注意力。PASAT 常用于评估分配性注意力。SDMT 主要评估受检者的学习、持续注意力及交替注意力。NCT 用于检测注意力的稳定性。CPT 用于检测持续注意力，包括视觉和听觉持续注意力。

TMT 是常用的诊断工具，要求受检者快速地将连续目标连接起来，以完成连接的时间为衡量指标。TMT-A 要求受检者将所有的数字（1，2，3 等）按顺序连接起来，TMT-B 要求受检者将数字和字母按顺序交替连接（1，A，2，B 等）。TMT-A 和 TMT-B 均涉及视觉扫描和图形运动速度，可评估受检者的注意力和视觉处理速度，而 TMT-B 更涉及工作记忆、抑制控制或定势转移等执行功能组分，可用于评估受检者的执行功能。TMT 是英语国家最普遍使用的神经心理学测验之一，同样适用于老年认知障碍患者，但由于 TMT-B 中包含英语字母，在跨文化环境中的应用受到限制。这一特点使 TMT 无法适用于阅读障碍、文盲、教育程度低和不熟悉英文字母的个体。

3. 执行功能评估 执行功能评估可选用执行缺陷综合征行为测验（behavioral assessment of dysexecutive syndrome，BADS）、Stroop 色词测验（Stroop color word test，SCWT）、TMT、迷宫测验、范畴测验（category test，CT）、威斯康星卡片分类测验（Wisconsin card sorting test，WCST）以及在此基础上改良的加利福尼亚卡片分类测验（California card sorting test，CCST）。

BADS 常应用真实环境中的问题来评估受检者日常生活中的执行功能，测试受检者的计划、组织、监督以及解决问题的能力。BADS 受文化、语言影响较小。WCST 常应用于精神科和神经外科患者的执行功能评估，具有良好的稳定性、效度及信度。但 SCWT 测试的前提是患者须具备完好的视力，测试结果的解释在高龄老年人中应慎重。SCWT 不能单独用于诊断决策，应与其他测验指标结合，综合分析判断受检者的执行功能。CCST 与 WCST 的总体测试模式相似，但有研究表明 CCST 比 WCST 对检测执行功能缺陷更为敏感。特别强调的是，执行功能是分割的，不同的执行功能组分有助于不同的复杂执行任务的完成。仅仅依赖一个任务（如 WCST）作为执行功能的总体评估是不充分的。

4. 语言功能评估 语言功能评估可选用词语流畅性测验（verbal fluency test，VFT）、波士顿命名测验（Boston naming test，BNT），更详细的检测可选用汉语失语成套测验（aphasia battery of Chinese，ABC）和中国康复研究中心标准失语症检查表（Chinese rehabilitation research center standard aphasia examination，CRRCAE）。

VFT 包含语义流畅性测验、语音流畅性测验和动作流畅性测验，由于语言文化差异，国内应用时需要做适当修改。例如国内流行的快速词汇分类测验（rapid verbal retrieve，RVR），要求受检者在 1 分钟内列举出尽可能多的规定范畴内的名称（如水果、蔬菜、动物、超市商品、服装、交通工具、姓氏、城市名、家庭用品等）。语音流畅性测验是在 1 分钟内尽可能多地列举出以"一"或"万"字开头的成语或俗语。动作流畅性测验则是在 1 分钟内就某一情境列举出尽可能多的动作。一项对 514 例年龄≥65 岁的社区老年人的年度纵向随访研究显示，基线时的语义而非字母的流畅度与 MCI 风险增加相关。研究显示，动作流畅性最早出现缺损，随着疾病进展，语义流畅性损害与语音流畅性损害逐渐显现，其中语音流畅性损害可预测 PDD 的发生。

BNT 常用于评估痴呆、卒中、创伤性脑损伤患者的视觉命名能力。ABC 由高素荣等参考西方失语成套测验并结合我国文化及语言习惯修订。ABC 测评包括口语表达、听理解、阅读和书写四项内容，通过受检者回答问题及复述词句的速度、对错、语量、语调等对受检者的语言能力进行评分。依据 ABC 的诊断流程图，结合受检者头颅影像学病灶部位，可辅助失语症类型的诊断。

CRRCAE 是由中国康复研究中心参考日本标准失语症检查法、按照汉语和中国文化习惯编制而成，适用于我国不同地区的成人汉语失语症患者。CRRCAE 第一部分通过患者回答问题了解其语言功能。第二部分由听理解、复述、说、出声读、阅读、抄写、描写、听写、计算 9 个分测验组成。检查过程中详细记录受检者的反应，包括身体姿势、表情、反应时间及内容等。研究显示，CRRCAE 具有良好的信度（组内相关系数 >0.9）和敏感度（0.94），其总分在反映失语症严重程度方面具有较好的有效性，可以作为失语症患者临床评估和语言康复的量化指标。

5. 视空间结构功能评估　视空间结构功能评估可选用 CDT、划消测验、Rey-Osterrieth 复杂图形测验（complex figure test，CFT）、Hooper 视觉任务（Hooper visual organization task，HVOT）和视觉线段方向判断测验（judgement of line orientation，JLO）。

划消测验因其简单易行常用于人群的大规模筛查。数字划消测验多用于评估受检者的注意力；图形划消测验（包括气球划消测验、钟划消测验）通常用于评估受检者的视空间执行能力。CFT 是国外最常用于评估视空间结构能力和视觉记忆能力的测验，在中国老年人中也具有良好的效度，其测验内容包括临摹图形、延迟记忆下重新描绘和局部图形再认。临摹图形，评估受检者的视空间构造能力；延迟记忆下重新描绘，评估受检者信息量的保存；局部图形再认，评估受检者对局部细节的鉴别力。但 CFT 的评分结果受受检者教育水平的影响。HVOT 是一种常用的视觉空间能力测验，可评估受检者对视空间物体的组织能力。JLO 要求受检者将测试图片中一对不同角度线段与标准图片中的线段进行比较，评估受检者的视觉空间的感知能力。

（四）日常生活能力评估

日常生活能力减退是痴呆的核心症状之一，MCI 患者的复杂社会功能也存在一定程度的损害，复杂的工具性能力或社会功能损害预示受检者由 MCI 向痴呆转化。

日常生活能力（ADL）量表最常用的是 Lawton 和 Brody 于 1969 年制定的版本，由基本日常生活能力（BADL）量表和工具性日常生活能力（IADL）量表组成。评估结果可按总分、分量表分和单项分进行分析。但 ADL 受多种因素的影响（如年龄、视觉、听觉或运动功能障碍、躯体疾病、情绪低落等），因此，对 ADL 量表评分结果的解释应慎重。

阿尔茨海默病协作研究日常生活能力（AD cooperative study-ADL，ADCS-ADL）量表专门用于评估不同严重程度 AD 患者的 BADL 和 IADL。Galasko 等为重度患者开发了阿尔茨海默病协作研究重度患者日常生活能力（AD cooperative study-ADL-severe，

ADCS-ADL-SEV）量表，并为 MCI 患者开发了阿尔茨海默病协作研究轻度认知障碍患者日常生活能力（AD cooperative study-ADL-MCI，ADCS-ADL-MCI）量表。ADCS-ADL-MCI 量表涉及复杂的社会功能和日常活动，其评分可以较好地区分 MCI 患者和健康对照者，该量表的评分结果有助于 MCI 的诊断。

（五）精神行为症状评估

神经精神科问卷（NPI）是临床最常用的评估痴呆的精神行为症状（BPSD）的量表。在简化 NPI 内容的基础上，Kaufer 等编制了神经精神科问卷知情者版（NPI-Q），评估员通过询问知情者或家属获得受检者的信息，简短可靠，适合于临床应用，但也可能容易受到知情者知识水平、理解能力和文化背景等因素的影响。国内研究显示，NPI-Q 中文译本也具有较好的信度和效度。中文养老院版 NPI（NPI-NH）显示了可接受的内部一致性（总量表、频率、严重程度和扰动子量表的克朗巴哈系数分别为 0.64、0.70、0.73 和 0.80）和良好的重测信度（总量表的组内相关系数、频率、严重程度和扰动子量表的克朗巴哈系数分别为 0.93、0.92、0.89 和 0.91）。

阿尔茨海默病病理行为评分表（BEHAVE-AD）能比较全面、有效地评定痴呆患者的 BPSD。共 25 个条目，每个条目按症状严重程度 4 级评分（0~3 分），另外还有一个总评条目，按总体印象 4 级评分（0~3 分）。国内一项研究对 63 例痴呆患者进行 BEHAVE-AD 中译本评定，结果显示 BEHAVE-AD 中译本表现出了良好的信效度。

六、筛查量表和全面评估量表

目前临床所用认知功能评估量表大多引自国外，部分条目不符合中国国情和中国文化背景，缺乏一套整合的临床适用版本。MCI 和痴呆早期阶段症状隐匿，患者往往首先就诊于社区医疗机构或其他临床专科。社区全科医生和综合医院的非神经精神科医生多数未经认知评估培训，评估操作不规范、指导用语不熟悉、影响评估结果；成套的全面评估工具操作复杂，降低了受检者的检查意愿；评分标准不统一、数据收集质量参差不齐、评估结果一致性差，影响数据共享，不利于老年人认知障碍的早期发现和后续的诊断、干预与随访。本项目组结合中国国情和中国老年人群特征，采用德尔菲法专家咨询，对临床常用的认知功能评估量表的条目进行取舍、重组、改编，构建了老年认知障碍筛查量表、老年认知障碍全面评估自评量表和老年认知障碍全面评估他评量表。

1. 老年认知障碍筛查量表　老年认知障碍筛查量表涵盖时间定向、地点定向、即刻记忆、延迟记忆、计算、命名、复述、言语流畅性、抽象思维、注意力、视空间结构 11 个认知域，总分 20 分。该量表适合于门诊或住院老年患者的认知障碍筛查。经北京、上海 4 家三级综合性医院 546 例的临床验证，划界分取 16 分时，敏感度为 0.86，特异度为 0.77。AUC 为 0.90（95% *CI*：0.87~0.92），克朗巴哈系数为 0.81，表明该量表内部一致性总体较好。

2. 老年认知障碍全面评估自评量表　老年认知障碍全面评估自评量表向受检者或知情者询问以下 6 个问题：①是否记得自己的住址和电话号码？②是否经常会忘记与他人

的约定？③是否经常到处找自己的东西？④是否记得现在是哪一年？几月份？⑤学习新手机或家用电器使用方法时是否会有困难？⑥兴趣/爱好是否有减少？完成评估大约需3分钟，总分6分。该量表适合于门诊或住院老年患者的认知功能自评。经验证，划界分取3分时，敏感度为0.92，特异度为0.66。AUC为0.85（95% *CI*：0.82～0.88），克朗巴哈系数为0.76，表明该量表内部一致性较好。

3. 老年认知障碍全面评估他评量表 老年认知障碍全面评估他评量表涵盖时间定向、地点定向、即刻记忆、延迟记忆、计算、注意力、复述、命名、语言理解、言语流畅性、抽象思维、视空间结构12个认知域，总分30分。该量表适合于门诊或住院老年患者的认知功能全面评估。经验证，划界分取24分时，敏感度为0.88，特异度为0.78。AUC为0.91（95% *CI*：0.89～0.93），克朗巴哈系数为0.87，表明该量表内部一致性优秀。

第二节 认知障碍评估通用技术

一、评估流程

评估流程包括确认受试者纳入排除标准、建立受试者健康档案、签署知情同意书、一般信息采集、病史采集、体格检查、辅助检查、量表评估、诊断、干预、随访。评估流程图见图1-4-1。

二、评估方案

1. 受试者纳入排除标准

（1）受试者纳入标准

1）年龄≥60岁。

2）受试者知情同意。

3）病史及相关实验室检查资料完整，或愿意配合完成临床数据采集、神经心理学评估及相关检查随访。

（2）受试者排除标准

1）年龄<60岁。

2）病史不完整、无相关实验室检查资料，且不愿意配合完成临床数据采集、神经心理学评估及相关检查随访。

3）重度语言障碍、重度听力障碍、重度视力障碍或有意识障碍者，无法配合完成认知评估者。

4）处于急性疾病的不稳定状态或精神疾病活动期。

2. 建立健康档案 评估员应主动自我介绍，确认和核实受试者的身份或照料者的身份，记录联系方式，建立健康档案，以便随访跟踪。

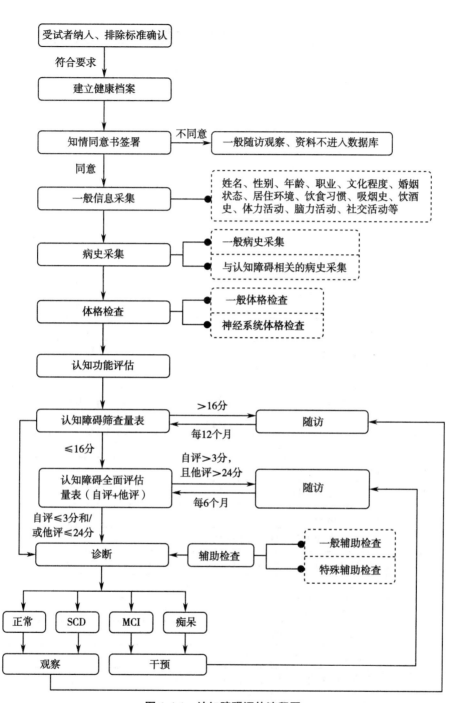

图 1-4-1　认知障碍评估流程图

3. 签署知情同意书　评估员应主动介绍认知功能评估的目的、意义、评估内容和注意事项，受试者的权益、潜在获益及风险。受试者自愿签署知情同意书。

4. 一般信息采集　如实记录受试者的姓名、性别、年龄、职业状况、文化程度、婚姻状态、居住环境、饮食习惯、吸烟史、饮酒史、体力活动、脑力活动和社交活动（表 1-4-1）。

表 1-4-1　临床资料收集表

受试者姓名_____ 性别___ 年龄___ 电话_____ 编号_____
评估员姓名_____ 电话_____ 单位_____ 评估日期_____

一般信息采集

职业状况	职业类别_____ 目前职业状态 □全职 □无业 □退休		
文化程度	□文盲 □小学 □初级中学 □高级中学 □大学及以上		
婚姻状态	□单身未婚/失婚 □再婚		
居住环境	□独居 □与家人或保姆等共居 □养老院		
饮食习惯	肉类	□每日摄入	□非每日摄入
	蔬菜	□每日摄入	□非每日摄入
	大豆及坚果类	□每日摄入	□非每日摄入
	谷薯类	□每日摄入	□非每日摄入
	新鲜水果	□每日摄入	□非每日摄入
	禽蛋类	□每日摄入	□非每日摄入
	奶及奶制品	□每日摄入	□非每日摄入
	饮水	_____ml/d	
	饮茶种类	□红茶 □绿茶 □黄茶 □乌龙茶 □黑茶 □白茶	
	饮茶频率	□每日摄入	□非每日摄入
吸烟史	□从不吸烟		
	□过去吸烟 既往____ 包/年 已戒烟____年		
	□现在吸烟 目前____ 包/年 已吸烟____年		
饮酒史	□从不饮酒		
	□轻中度饮酒*（男性每周 1～21U，女性每周 1～14U）		
	□重度饮酒（男性每周 >21U，女性每周 >14U）		
	饮酒种类 □白酒 □黄酒 □葡萄酒 □啤酒		
体力活动	有氧和/或无氧形式活动，每次至少 30 分钟		
	□每周 >3 次 □每周 1～3 次 □每周 <1 次		
脑力活动	如阅读、下棋等，每次至少 30 分钟		
	□每周 >3 次 □每周 1～3 次 □每周 <1 次		
社交活动	如聊天、开会、下棋、打牌等		
	□每周 >3 次 □每周 1～3 次 □每周 <1 次		

注：*酒精的摄入转换为标准单位（1U=8g酒精）。

5. 病史采集

（1）一般病史采集：根据受试者或知情者提供的病史资料，记录受试者目前及既往患病情况、起病时间和转归。所患疾病均应经过专科医师诊断并符合相应的诊断标准。

（2）与认知障碍症状相关的病史采集

1）是否存在持续性记忆或其他认知功能的下降，以及是否存在对记忆或其他认知功能下降的担忧？

2）认知障碍症状的起病时间、起病形式、具体表现、进展方式、诊治经过及转归。

3）认知障碍症状对患者社会功能、日常能力、自理能力的影响。

4）认知障碍症状是否伴有精神行为和人格改变，二者发生的先后顺序及具体的精神行为。

5）认知障碍患者儿时是否存在智力、身体发育异常情况，需除外精神发育迟滞。

6）直接血缘关系的亲属（如父母、子女、祖父母、外祖父母等）是否有痴呆病史（表 1-4-2）。

表 1-4-2　病史采集

■一般病史采集

	无	有（起始时间）	转归（是否好转）
心血管疾病			
原发性高血压	□	□（　　年　　月）	□是　□否
直立性低血压	□	□（　　年　　月）	□是　□否
冠心病	□	□（　　年　　月）	□是　□否
动脉粥样硬化	□	□（　　年　　月）	□是　□否
心房颤动	□	□（　　年　　月）	□是　□否
心力衰竭	□	□（　　年　　月）	□是　□否
内分泌代谢疾病			
糖尿病	□	□（　　年　　月）	□是　□否
血脂异常	□	□（　　年　　月）	□是　□否
代谢综合征	□	□（　　年　　月）	□是　□否
甲状腺功能减退	□	□（　　年　　月）	□是　□否
维生素 B 缺乏	□	□（　　年　　月）	□是　□否
呼吸系统疾病			
慢性阻塞性肺疾病	□	□（　　年　　月）	□是　□否
睡眠呼吸暂停综合征	□	□（　　年　　月）	□是　□否
肾病			
慢性肾功能不全	□	□（　　年　　月）	□是　□否
肾性脑病	□	□（　　年　　月）	□是　□否
肝病			
肝功能不全	□	□（　　年　　月）	□是　□否
肝豆状核变性	□	□（　　年　　月）	□是　□否
肝性脑病	□	□（　　年　　月）	□是　□否

续表

	无	有（起始时间）	转归（是否好转）
神经精神系统疾病			
脑血管病	□	□（　　年　　月）	□是　□否
癫痫	□	□（　　年　　月）	□是　□否
帕金森病	□	□（　　年　　月）	□是　□否
脑部外伤史	□	□（　　年　　月）	□是　□否
脑肿瘤史	□	□（　　年　　月）	□是　□否
脑手术史	□	□（　　年　　月）	□是　□否
感染性脑病	□	□（　　年　　月）	□是　□否
正常颅内压脑积水	□	□（　　年　　月）	□是　□否
脱髓鞘病	□	□（　　年　　月）	□是　□否
抑郁症	□	□（　　年　　月）	□是　□否
焦虑症	□	□（　　年　　月）	□是　□否
睡眠障碍	□	□（　　年　　月）	□是　□否
其他神经精神疾病	□	□（　　年　　月）	□是　□否
服用安眠药	□每周>3次　　□每周1～3次　　□每周<1次		
其他			
艾滋病痴呆综合征	□	□（　　年　　月）	□是　□否
梅毒	□	□（　　年　　月）	□是　□否
酒精中毒	□	□（　　年　　月）	□是　□否
药物慢性中毒	□	□（　　年　　月）	□是　□否
重金属中毒	□	□（　　年　　月）	□是　□否
衰弱表型	□非衰弱　　□衰弱前期　　□衰弱 符合下列5项中3项或3项以上诊断为衰弱；1～2项为衰弱前期；0项为非衰弱。 ①不明原因的体重减轻；②肌力减退；③运动减慢；④体能活动降低；⑤疲劳。		
与认知障碍症状相关的病史采集			
是否存在持续性记忆或其他认知功能的下降	□无　□有		
是否存在对记忆或其他认知功能下降的担忧	□无　□有		
认知障碍症状的起病时间	年　　月		
是否伴有精神行为症状及具体表现	□无　□有		
是否存在儿时智力、身体发育异常情况	□无　□有		
直系亲属痴呆史	□无　□有		

6. 体格检查

（1）一般体格检查：一般查体包括心率、呼吸、血压、面容、皮肤黏膜、头颅、颈部、心脏、肺脏、肝脏、脾脏、四肢及关节等。按照相关规范测量受试者身高、体重、计算体重指数（body mass index，BMI）。按照相关规范由专业医师测量 4m 直线行走步速（s）并进行步态分析，直线行走完成时间≥5 秒判断为步速缓慢。

（2）神经系统体格检查：神经系统查体包括意识、语言、脑神经、运动系统、感觉系统、深浅反射和脑膜刺激征、病理反射、震颤、舞蹈等（表 1-4-3）。

表 1-4-3 体格检查

■一般体格检查

身高 /cm		体重 /kg	
BMI/(kg·cm^2)		血压 /mmHg	
面容		皮肤黏膜	
头颅		颈部	
心脏		肺脏	
肝脾		肾脏	
四肢		关节活动度	
步态		4m 步速 /s	

■神经系统体格检查

意识		脑神经	
失语		运动系统	
感觉系统		深浅反射	
脑膜刺激征		病理反射	
震颤		舞蹈	

7. 辅助检查

（1）一般辅助检查

1）血液检测：血液检测可以揭示认知障碍疾病的病因，发现潜在的危险因素、伴随疾病或并发症。与 AD 诊断相关的血液标志物包括糖原合成酶激酶 -3（glycogen synthase kinase-3，GSK3）、淀粉样前体蛋白（amyloid precursor protein，APP），β- 淀粉样蛋白（amyloid β，Aβ）（包括血浆总 Aβ 水平、血浆 Aβ$_{42}$ 水平、Aβ$_{42}$/Aβ$_{40}$ 比值）、血浆蛋白酶 C1 抑制剂，胰腺激素原和纤维蛋白原 γ 链等。

2）尿液检测：尿液检测与血液检测相似，对受试者进行如下尿液检测以明确认知障碍的可能病因或发现伴随疾病。AD7C 神经丝蛋白（neural thread protein，NTP）作为生物标志物具有较高的敏感度及特异度，可作为 AD 患者诊断的尿液生物标志物。

（2）特殊辅助检查

1）颅脑 CT：颅脑 CT 扫描主要用于排除肿瘤、血肿及脑积水等可治疗性疾病引起的认知障碍，对血管性痴呆（vascular dementia，VaD）的诊断辅助作用更为明显。AD 患者颅脑 CT 可见脑萎缩，主要在颞叶、脑白质及脑灰质部位的脑萎缩。

2）颅脑 MRI：头颅磁共振（magnetic resonance imaging，MRI）是认知障碍诊断和

鉴别诊断的常规检查，可以显示内侧颞叶、海马等关键部位的萎缩。内侧颞叶萎缩评定量表（MTA-scale）评分是根据脑脉络膜裂的增宽、颞角扩大以及海马结构高度的变化分为5级，0级：没有萎缩；1级：仅有脉络膜裂的增宽；2级：同时伴有侧脑室颞角的扩大；3级：海马体积中度缩小；4级：海马体积重度缩小。

3）SPECT：单光子发射计算机断层显像技术（single photon emission computed tomography，SPECT）可通过检测脑组织对亲脂性的示踪剂如 ^{99m}Tc- 六甲基丙烯胺肟（^{99m}Tc-HMPAO HMPAO）或 N- 异丙基 -P- 碘苯丙氨的摄取情况来评价相对脑血流灌注量。当临床诊断为疑似 AD 时，SPECT 检查可提高诊断准确性。

4）PET：正电子发射计算机断层显像技术（positron emission tomography，PET）包括葡萄糖代谢显像及分子显像。PET 葡萄糖代谢显像使用 2- 氟 -2- 脱氧 -D- 葡萄糖（^{18}F-FDG）是目前最常用于探测人体内葡萄糖代谢的示踪剂。FDG 对于鉴别正常人与 AD 的准确性高，临床结合 PET 显像可以提高诊断的准确性。PET 分子显像包含 Aβ 显像及 Tau 蛋白显像，可通过特定的示踪剂显示 Aβ 蛋白及 Tau 蛋白在脑内的异常沉积情况，同时可用于疾病进展的监测。

5）脑脊液：认知障碍病因诊断相关脑脊液（cerebrospinal fluid，CSF）检测指标包括 CSF 细胞计数、蛋白质、葡萄糖和蛋白电泳分析检测。对疑似自身免疫性脑炎的患者应检测 CSF 自身免疫性脑炎抗体，对疑似副肿瘤综合征的患者应检测 CSF 副肿瘤抗体。脑脊液中一些特殊蛋白，如 Aβ$_{42}$ 淀粉样蛋白、总 tau 蛋白、磷酸化 tau 蛋白的检测有助于痴呆的病因诊断。

6）基因检测：基因检测对认知障碍的诊断具有重要意义，尤其是对具有痴呆家族史或早发性痴呆患者，包括载脂蛋白 E ε4（*ApoE ε4*）等位基因、早老素 1（*presenilin 1，PSEN1*）基因、早老素 2（*presenilin 2，PSEN2*）基因、*APP* 基因、tau 蛋白（*MAPT*）基因、前颗粒体蛋白（*PGRN*）基因等。基因诊断应在专业的、有资质的机构进行，以确保检测的准确性（表 1-4-4）。

表 1-4-4　辅助检查

■一般辅助检查	
血液检测	
血红蛋白 HGB（g/L）	C 反应蛋白 CRP（mg/L）
谷丙转氨酶 ALT（U/ml）	谷草转氨酶 AST（U/ml）
血清白蛋白 ALB（g/L）	红细胞沉降率 ESR（mm/60min）
肌酐 SCr（μmol/L）	肾小球滤过率 eGFR［ml/(min·1.73m^2)］
尿素氮 BUN（mmol/L）	血尿酸 UA（μmol/L）
空腹血糖 FBG（mmol/L）	同型半胱氨酸 Hcy（μmol/L）
餐后 2 小时血糖（mmol/L）	糖化血红蛋白 HbA1c（%）
总胆固醇 TC（mmol/L）	甘油三酯 TG（mmol/L）
高密度脂蛋白胆固醇 HDL-C（mmol/L）	低密度脂蛋白胆固醇 LDL-C（mmol/L）
维生素 D（U/ml）	
甲状腺功能	甲状旁腺素 PTH（ng/L）

续表

血钾 K$^+$（mmol/L）		血镁 Mg^{2+}（mmol/L）	
血钠 Na$^+$（mmol/L）		D- 二聚体 D-Dimer（μg/L）	
叶酸（μg/d）		维生素 B$_{12}$ Vitamin B$_{12}$（μμg/ml）	
人类免疫缺陷病毒 HIV		梅毒螺旋体抗体 TP-Ab	
肿瘤标志物		重金属、药物或毒物检测	
糖原合成酶激酶 -3（GSK3）		淀粉样前体蛋白（APP）	
β- 淀粉样蛋白（Aβ）		血浆总 Aβ 水平	
血浆 Aβ$_{42}$ 水平		Aβ$_{42}$/Aβ$_{40}$ 比值	
血浆蛋白酶 C$_1$ 抑制剂			
尿液检测			
尿常规		AD7C 神经丝蛋白（NTP）	

■特殊辅助检查

颅脑 CT

脑萎缩	□否	□是　部位：

颅脑 MRI

内侧颞叶萎缩评定量表（MTA-scale）

□ 0 级：没有萎缩	□ 1 级：仅有脉络膜裂的增宽
□ 2 级：同时伴有侧脑室颞角的扩大	□ 3 级：海马体积中度缩小
□ 4 级：海马体积重度缩小	

SPECT

检查结果：

PET

检查结果：

脑脊液

细胞计数		蛋白质	
葡萄糖		蛋白电泳分析	
自身免疫性脑炎抗体		副肿瘤抗体	
Aβ$_{42}$		Aβ$_{42}$/Aβ$_{40}$ 比值	
总 tau 蛋白		磷酸化 tau 蛋白	

基因检测

APOE 基因表型	□ ε2/ε2	□ ε2/ε3	□ ε2/ε4
	□ ε3/ε3	□ ε3/ε4	□ ε4/ε4
	□ ε2/ε2	□ ε2/ε3	□ ε2/ε4
早老素 1（*PSEN1*）基因			
早老素 2（*PSEN2*）基因			
淀粉样前体蛋白（*APP*）基因			
前颗粒体蛋白（*PGRN*）基因			
tau 蛋白（*MAPT*）基因			

三、评估内容

1. 时间定向力评估

（1）评估量表（表 1-4-5）

表 1-4-5   时间定向力评估量表

	条目	评分
认知障碍筛查量表	Q1：今年是哪一年？现在是几月份？	/1
认知障碍全面评估自评量表	Q4：您是否记得现在是哪一年？几月份？	是□ 1分 否□ 0分
认知障碍全面评估他评量表	Q1：今年是哪一年？	/1
	Q2：现在是几月份？	/1
	Q3：今天是几号？	/1
	Q4：今天是星期几？	/1

（2）评估方法

1）筛查量表评估时，可向受试者提问以考察受试者对时间的定向力。指导语：①今年是哪一年？②现在是几月份？

2）全面评估量表自评时，最好由了解受试者的知情者来回答，如果没有合适的知情者，也可由受试者自己回答。指导语：是否记得现在是哪一年？几月份？

3）全面评估量表他评时，可向受试者提问以考察受试者对时间的定向力。指导语：①今年是哪一年？②现在是几月份？③今天是几号？④今天是星期几？

（3）评分标准

1）筛查量表评估时，年、月回答都正确才能得分。

2）全面评估量表自评时，年、月都能记住得 1 分，记不住得 0 分。

3）全面评估量表他评时，年、月、日、星期，每答对一项得 1 分，日期和星期几误差一天均可得分。

2. 地点定向力评估

（1）评估量表（表 1-4-6）

表 1-4-6   地点定向力评估量表

	条目	评分
认知障碍筛查量表	Q2：现在您在哪个省/市？哪个区/县？	/1
认知障碍全面评估他评量表	Q5：现在是在哪个省/市？	/1
	Q6：现在是在哪个区/县？	/1

（2）评估方法

1）筛查量表评估时，可向受试者提问以考察受试者的地点定向力。指导语：现在您在哪个省/市？哪个区/县？

2）全面评估量表他评时，可向受试者提问以考察受试者的地点定向力。指导语：①现在您在哪个省/市？②现在是在哪个区/县？

（3）评分标准

1）筛查量表评估时，省/市、区/县都回答正确才能得分。

2）全面评估量表他评时，省/市、区/县，每答对一项得1分。

3. 记忆力评估

（1）评估量表（表1-4-7）

表1-4-7　记忆力评估量表

		条目	评分	
认知障碍筛查量表	即刻记忆	Q3：我现在告诉您3种东西的名称（红旗、汽车、手机），请您记住。我说完后，请您重复一遍，请记住这3种东西，因为等一下我要再问您的（本条目得分以受试者第一次的回答计分，但评估者最多可重复5次） □红旗　　□汽车　　□手机	/3	
	延迟记忆	Q5：现在请您再说出我刚才让您记住的3种东西（红旗、汽车、手机） □红旗　　□汽车　　□手机	/3	
认知障碍全面评估自评量表		Q1：您是否记得自己的住址和电话号码？	是□　1分 否□　0分	
		Q2：您是否经常会忘记与他人的约定？	是□　0分 否□　1分	
		Q3：您是否经常到处找自己的东西？	是□　0分 否□　1分	
		Q4：您是否记得现在是哪一年？几月份？	是□　1分 否□　0分	
认知障碍全面评估他评量表	即刻记忆	Q7：要求受检者复述并记住3个词（苹果、钥匙、篮球），请您记住。我说完后，请您重复一遍，请记住这3种东西，因为等一下我要问您的。 □苹果　　□钥匙　　□篮球	/3	
	延迟记忆	Q9：现在请您再说出我刚才让你记住的三个词。 □苹果　　□钥匙　　□篮球	/3	

（2）评估方法

1）筛查量表评估时，可向受试者提问以考察受试者的即刻记忆力和延迟记忆力。指导语："我要您记住几个单词，这是一个记忆力测验。您要注意听，一定要记住。当我读完后，请把您记住的词告诉我"。然后检查者以每秒1个词的速度连续、清晰地读出："红旗、汽车、手机"。如果受试者回答全部正确，则进行下一个测试。如果受试者不能正确回答出所有的词，检查者可重复说出这些词，直至受试者回答全部正确，但最多重复5次。在即刻记忆力评估后3分钟左右再测试延迟记忆力。中间可穿插进行其他测试。延迟记忆力测试的指导语："请您告诉我，刚才要记住的哪3个词"。

2）全面评估量表自评时，最好由了解受试者的知情者来回答，如果没有合适的知情者，也可由受试者自己回答。指导语：①您是否记得自己的住址和电话号码？②您是否经常会忘记与他人的约定？③您是否经常到处找自己的东西？④您是否记得现在是哪一年？几月份？

3）全面评估量表他评时，可向受试者提问以考察受试者的即刻记忆力和延迟记忆力。指导语："我要您记住几个单词，这是一个记忆力测验。您要注意听，一定要记住。当我读完后，请把您记住的词告诉我"。然后检查者以每秒1个词的速度连续、清晰地读出："苹果、钥匙、篮球"。如果受试者回答全部正确，则进行下一个测试。如果受试者不能正确回答出所有的词，检查者可重复说出这些词，直至受试者回答全部正确，但最多重复5次。在即刻记忆力评估后3分钟左右再测试延迟记忆力。中间可穿插进行其他测试。延迟记忆力测试的指导语："请您告诉我，刚才要记住的哪3个词"。

（3）评分标准

1）筛查量表评估时，即刻记忆力以受试者第一次的回答正确的单词数计分，受试者回答单词的次序不影响计分。如果在检查者重复5次后，受试者仍然不能正确记住至少1个单词，则该受试者的延迟记忆力评估直接为零分。在即刻记忆力评估后3分钟左右再测试延迟记忆力，以受试者回答正确的单词数计分，单词的次序不影响计分。

2）全面评估量表自评时，严格按照受试者的回答计分。①记得自己的住址和电话号码，得1分；②经常会忘记与他人的约定，得0分；③经常到处找自己的东西，得0分；④记得现在是哪一年、几月份，得1分。

3）全面评估量表他评时，即刻记忆力以受试者第一次的回答正确的单词数计分，受试者回答单词的次序不影响计分。如果在检查者重复5次后，受试者仍然不能正确记住至少1个单词，则该受试者的延迟记忆力评估直接为零分。在即刻记忆力评估后3分钟左右再测试延迟记忆力，以受试者回答正确的单词数计分，单词的次序不影响计分。

4.计算力评估

（1）评估量表（表1-4-8）

表1-4-8 计算力评估量表

	条目	评分
认知障碍筛查量表	Q4：请用100减7，然后再减7，一直减到我请您停为止（减5次后停） □ □ □ □ □	/5
认知障碍全面评估他评量表	Q8：请用100减7，然后再减7，一直减到我请您停为止（减5次后停） □ □ □ □ □	/5

（2）评估方法：评估受试者的计算力。指导语："请您从100减去7，然后从所得的数目再减去7，如此一直计算下去，把每一个答案都告诉我，直到我说'停'为止。"减至满5次喊停，或到受试者算不下去为止。不要重复受试者的答案，也不能用笔算。

（3）评分标准：每次的差数是7计1分，答案全部正确共5分；若前一个答案错了

（不计分），但据此得出的下一个答案是对的，计 1 分。

5. 注意力评估

（1）评估量表（表 1-4-9）

表 1-4-9　注意力评估量表

	条目	评分
认知障碍筛查量表	Q10 读出下列数字，每当数字 0 出现时，受试者必须用手敲打一下桌面。 5 2 0 4 1 6 0 0 8 6 7 3 0 6 0 1 6 5 0 0 0 5 0 1 6 3 0 0 2	/1
认知障碍全面评估他评量表	Q10 下面有 3 种形状：正方形、圆形、三角形，请朗读圆形中的数字。 5 1 8 9 3 2 3 0 9 0 4 2 8 6 1 4 7 6 5 7	/1

（2）评估方法

1）筛查量表评估时，评估受试者的注意力。指导语："下面我要读出一系列数字，请注意听。每当我读到 0 的时候，您就用手敲打一下桌面，当我读其他的数字时不要敲打桌面（评估员以每秒 1 个的速度读出下列数字串）"。

5 2 0 4 1 6 0 0 8 6 7 3 0 6 0 1 6 5 0 0 0 5 0 1 6 3 0 0 2

2）全面评估他评量表评估时，评估受试者的注意力。指导语："请您朗读圆形中的数字，开始"。

5 1 8 9 3 2 3 0 9 0 4 2 8 6 1 4 7 6 5 7

（3）评分标准

1）筛查量表评估时，完全正确或只有一次错误则得 1 分，错误数≥2 个不得分。不练习，不重复。

2）全面评估他评量表评估时，完全正确或只有一次错误则得 1 分，错误数≥2 个不得分。不练习，不重复。

6. 语言命名能力评估

（1）评估量表（表 1-4-10）

表 1-4-10　语言命名能力评估量表

	条目	评分
认知障碍筛查量表	Q6：请命名①耳朵（或鼻子、大拇指）；②杯子（或牙刷、钥匙） □①　　　　　　　□②	/2
认知障碍全面评估他评量表	Q12 请说出以下动物的名字 □　　　□　　　□　　　□	/4

（2）评估方法

1）筛查量表评估时，评估受试者的语言命名能力。指导语：评估员指着耳朵或鼻子或大拇指（任选1个）的实物或图片，向受试者提问："请问这是什么？"评估员拿出杯子或牙刷或钥匙（任选一个）的实物或图片，问受试者："请问这是什么？"

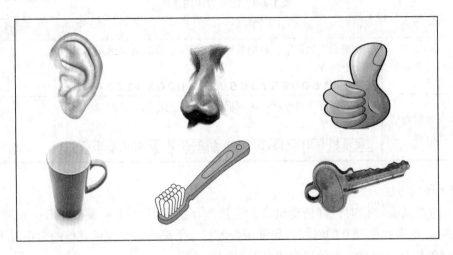

2）全面评估他评量表评估时，评估受试者的语言命名能力。指导语：评估员给出如下一组图片（依次为熊猫或大熊猫、猴或猴子、鸡或公鸡、猪），（自左向右指着图片问受试者）："请您告诉我这个动物的名字"。

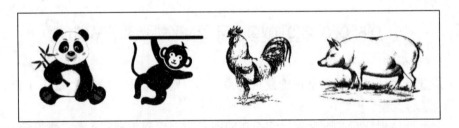

（3）评分标准

1）筛查量表评估时，每回答正确一个计1分。

2）全面评估他评量表评估时，每回答正确一个计1分。回答熊猫或大熊猫、猴或猴子、鸡或公鸡都算正确。

7. 语言复述能力评估

（1）评估量表（表1-4-11）

表1-4-11　语言复述能力评估量表

	条目	评分
认知障碍筛查量表	Q7：重复此表述，老张在阳台的时候，老伴总是让他给花浇水。	/1
认知障碍全面评估他评量表	Q11：复述句子，我只记得老王是周末一起吃过饭的客人。	/1

（2）评估方法

1）筛查量表评估时，指导语："现在我要对您说一句话，我说完后请您把我说的话尽可能原原本本地、一字不多、一字不少地重复出来"（暂停一会儿），继续说："老张在阳台的时候，老伴总是让他给花浇水"。

2）全面评估他评量表评估时，指导语："现在我要对您说一句话，我说完后请您把我说的话尽可能原原本本地、一字不多、一字不少地重复出来"（暂停一会儿），继续说："我只记得老王是周末一起吃过饭的客人"。

（3）评分标准

1）筛查量表评估时，复述完全正确得 1 分。复述必须完全准确，包括用词准确、顺序准确。如果复述时缺一个字、多一个字、替换字，或者用词顺序改变，都不得分。

2）全面评估他评量表评估时，复述完全正确得 1 分。复述必须完全准确，包括用词准确、顺序准确。如果复述时缺一个字、多一个字、替换字，或者用词顺序改变，都不得分。

8. 语言理解能力评估

（1）评估量表（表 1-4-12）

表 1-4-12　语言理解能力评估量表

	条目	评分
认知障碍全面评估他评量表	Q13：请您念这句话，并按意思去做：请用左手摸自己的右耳	/1

（2）评估方法：全面评估他评量表评估时，评估受试者的语言理解能力。指导语："请您念这句话，并按意思去做"。同时向受试者出示下面的卡片。

请用左手摸自己的右耳

（3）评分标准：全面评估他评量表评估时，受试者能够正确读出卡片上的句子，并且同时正确完成所要求的动作，得 1 分。读句子和完成动作必须都正确才能得分，左右搞错不得分。

9. 语言流畅性评估

（1）评估量表（表 1-4-13）

表 1-4-13　语言流畅性评估量表

	条目	评分
认知障碍筛查量表	Q8：请您在 1 分钟内尽可能多地说出中国人的姓氏：　　个（≥11 个得 1 分）	/1
认知障碍全面评估他评量表	Q14：请您在 1 分钟内尽可能多地说出蔬菜的名称：　　个（≥11 个得 1 分）	/1

（2）评估方法

1）筛查量表评估时，评估受试者的语言流畅性。指导语："请您尽可能快、尽可能多地说出您所知道的中国人的姓氏。时间是 1 分钟，请您想一想，准备好了吗？（暂停一下）开始"。一分钟后停止，或受试者正确说出超过 11 个姓氏时可以提前停止。测试时，在检查表的背面或两边记下受试者的回答内容，以便核实计分。

2）全面评估他评量表评估时，评估受试者的语言流畅性。指导语："请您尽可能快、尽可能多地说出您所知道的蔬菜的名字。时间是 1 分钟，请您想一想，准备好了吗？（暂停一下）开始"。一分钟后停止，或受试者正确说出超过 11 个蔬菜时可以提前停止。测试时，在检查表的背面或两边记下受试者的回答内容，以便核实计分。

（3）评分标准

1）筛查量表评估时，受试者 1 分钟内能说出中国人的姓氏≥11 个则计 1 分。前后重复说的只能算 1 个；复姓（如欧阳、上官、司马、诸葛）也算，中国少数民族姓氏（如爱新觉罗、钮祜禄）也算；外国人姓氏不算。

2）全面评估他评量表评估时，受试者 1 分钟内能说出蔬菜≥11 个则计 1 分。前后重复说的只能算 1 个；水果蔬菜（如番茄）也算，说出别名也只算一个（如马铃薯）；如果只说出一类蔬菜的总称（如"豆"）没有提及具体的豆的品种，只算 1 种蔬菜；如果说出一类蔬菜的总称后再提及具体的蔬菜名称，则只计算具体蔬菜的数量（如豆、蚕豆、毛豆、豌豆，只能算 3 种蔬菜，而不能算 4 种蔬菜）。

10. 抽象思维能力评估

（1）评估量表（表 1-4-14）

表 1-4-14　抽象思维能力评估量表

	条目	评分
认知障碍筛查量表	Q9：下面的事物属于什么类别？（例如：香蕉 - 橘子都是属于水果）；萝卜 - 白菜都是属于？	/1
认知障碍全面评估他评量表	Q15：下面的事物属于什么类别？（例如：香蕉 - 橘子都是属于水果） □萝卜 - 白菜都是属于？ □铅笔 - 橡皮都是属于？	/2

（2）评估方法

1）筛查量表评估时，评估受试者的抽象思维能力。指导语："请您说说香蕉与橘子都属于什么？"如果受试者回答的是一种具体特征（例如：都有皮，或都能吃等），那么只能再提示一次："请再换一种说法，他们在什么方面相类似？"如果受试者仍未给出准确回答（水果），则说："您说的没错，也可以说他们都属于水果"。但不要给出其他任何解释或说明。在练习结束后，说："请您再说说萝卜和白菜都属于什么？"

2）全面评估他评量表评估时，评估受试者的抽象思维能力。指导语："请您说说香蕉与橘子都属于什么？"如果受试者回答的是一种具体特征（例如：都有皮，或都能吃等），那么只能再提示一次："请再换一种说法，他们在什么方面相类似？"如果受试者仍未给出准确回答（水果），则说："您说的没错，也可以说他们都属于水果"。但不要给出其他任何解释或说明。在练习结束后，说："请您再说说萝卜和白菜都属于什么？"在受试者回答后，继续说"您再说说铅笔和橡皮都属于什么？"

（3）评分标准

1）筛查量表评估时，回答正确给1分。只有下列回答被视为正确：萝卜和白菜都是蔬菜。下列回答不能给分：萝卜和白菜都有叶子或萝卜和白菜都是能吃的。

2）全面评估他评量表评估时，回答正确每项给1分。只有下列回答被视为正确：萝卜和白菜都是蔬菜，铅笔和橡皮都是文具或工具或学习用品。下列回答不能给分：萝卜和白菜都有叶子或萝卜和白菜都是能吃的；铅笔和橡皮上都有字。

11. 结构模仿能力评估

（1）评估量表（表1-4-15）

表1-4-15 结构模仿能力评估量表

	条目	评分
认知障碍筛查量表	Q11：（出示图案：交叉的五边形）请您照着这个样子画下来	/1

（2）评估方法：筛查量表评估时，事先准备好空白纸和笔，并向受试者出示下面画有图形的卡片。评估员指导语："请您照这个样子画下来。"

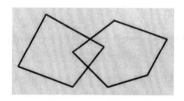

（3）评分标准：筛查量表评估时，受试者临摹达到下列全部3条标准得1分。①一个四边形和一个五边形；②两图形必须交叉；③交叉重叠部分的图形必须是四边形。角不锐、边不直可忽略不计，不影响计分。

12. 视空间能力评估

（1）评估量表（表1-4-16）

表1-4-16 视空间能力评估量表

	条目	评分
认知障碍全面评估他评量表	Q16：画钟测试（8点20分）：请按要求画出圆形钟面、标出12个整点数字、时针与分针指向8点20分的位置。	/3

（2）评估方法：全面评估他评量表评估时，评估员指导语：（准备好空白纸和笔，请

受试者集中注意力，然后清晰缓慢地说）"我现在请您画一个钟，先画一个圆，然后把 12 个阿拉伯数字标在正确的位置，再把指针指向 8 点 20 分"。只说一遍，不要重复。说完后不再回答受试者的任何问题。

（3）评分标准：全面评估他评量表评估时，画钟测试总共 3 分。①画好一个封闭的圆得 1 分。圆圈不封闭不得分。② 12 个数字均没有漏掉，且数字的位置及顺序准确得 1 分。数字写在圆圈外面、数字不全、数字位置不正确不得分；用刻线代表数字不扣分。③长短针置于正确位置得 1 分。长短针位置不正确、长短针分不清不得分。

13. 学习新技术能力评估

（1）评估量表（表 1-4-17）

表 1-4-17　学习新技术能力评估量表

	条目	评分	
认知障碍全面评估自评量表	Q5：您学习新东西（手机、家用电器等）使用方法时，是否会有困难？	是□	0 分
		否□	1 分

（2）评估方法：全面评估量表自评时，最好由了解受试者的知情者来回答，如果没有合适的知情者，也可由受试者自己回答。指导语：您学习新东西（手机、家用电器等）使用方法时，是否会有困难？

（3）评分标准：全面评估量表自评时，严格按照受试者的回答计分。学习新东西有困难，得 0 分；学习新东西没有困难，得 1 分。

14. 情绪行为评估

（1）评估量表（表 1-4-18）

表 1-4-18　情绪行为评估量表

	条目	评分	
认知障碍全面评估自评量表	Q6：您的兴趣 / 爱好是否有减少？	是□	0 分
		否□	1 分

（2）评估方法：全面评估量表自评时，最好由了解受试者的知情者来回答，如果没有合适的知情者，也可由受试者自己回答。指导语：您的兴趣 / 爱好是否有减少？

（3）评分标准：全面评估量表自评时，严格按照受试者的回答计分。兴趣 / 爱好有减少，得 0 分；兴趣 / 爱好没有减少，得 1 分。

四、诊断随访

1. 诊断　根据采集到的病史、体格检查、辅助检查及认知评估量表的得分，由老年医学科和 / 或神经内科专家会诊，并作出诊断：①有无认知障碍；②认知障碍的程度；③认知障碍的病因；④是否伴有精神行为症状；⑤是否合并其他老年综合征。

2. 随访　根据受试者的认知功能评估结果，确定随访时间和随访内容。如果受试者认知障碍筛查量表得分 >16 分，或临床诊断为认知正常或 SCD，则每 12 个月随访一次，随访认知障碍筛查量表；如果受试者认知障碍筛查量表评分≤16 分，或临床诊断为 MCI 或痴呆，则每 6 个月随访一次，随访认知障碍全面评估量表。

推荐阅读

1. TOMBAUGH TN, MCINTYRE NJ. The mini-mental state examination: a comprehensive review. J Am Geriatr Soc, 1992, 40(9): 922-935.

2. MORRIS JC. The Clinical Dementia Rating (CDR): current version and scoring rules. Neurology, 1993, 43(11): 2412-2414.

3. BORSON S, SCANLAN J, BRUSH M, et al. The mini-cog: a cognitive " vital signs" measure for dementia screening in multi-lingual elderly. Int J Geriatr Psychiatry, 2000, 15(11): 1021-1027.

4. HOPMAN-ROCK M, TAK EC, STAATS PG. Development and validation of the Observation List for early signs of Dementia (OLD). Int J Geriatr Psychiatry, 2001, 16(4): 406-414.

5. JAGUST W, THISTED R, DEVOUS MD SR, et al. SPECT perfusion imaging in the diagnosis of Alzheimer's disease: a clinical-pathologic study. Neurology, 2001, 56(7): 950-956.

6. 平卫伟, 谭红专. Delphi 法的研究进展及其在医学中的应用. 疾病控制杂志, 2003, 7（3）: 243-246.

7. BORSON S, SCANLAN JM, CHEN P, et al. The Mini-Cog as a screen for dementia: validation in a population-based sample. J Am Geriatr Soc, 2003, 51(10): 1451-1454.

8. JORM AF. The Informant Questionnaire on cognitive decline in the elderly (IQCODE): a review. Int Psychogeriatr, 2004, 16(3): 275-293.

9. NASREDDINE ZS, PHILLIPS NA, BÉDIRIAN V, et al. The Montreal Cognitive Assessment, MoCA: a brief screening tool for mild cognitive impairment. J Am Geriatr Soc, 2005, 53(4): 695-699.

10. PERNECZKY R, WAGENPFEIL S, KOMOSSA K, et al. Mapping scores onto stages: mini-mental state examination and clinical dementia rating. Am J Geriatr Psychiatry, 2006, 14(2): 139-144.

11. 杨志秀, 郭起浩, 赵倩华, 等. 轻度认知损害患者的空间结构能力障碍. 中华神经科杂志, 2011, 44（11）: 759-762.

12. ALBERT MS, DEKOSKY ST, DICKSON D, et al. The diagnosis of mild cognitive impairment due to Alzheimer's disease: recommendations from the National Institute on Aging-Alzheimer's Association workgroups on diagnostic guidelines for Alzheimer's disease. Alzheimers Dement, 2011, 7(3): 270-279.

13. JACK CR JR, ALBERT MS, KNOPMAN DS, et al. Introduction to the recommendations from the National Institute on Aging-Alzheimer's Association workgroups on diagnostic guidelines for Alzheimer's disease. Alzheimers Dement, 2011, 7(3): 257-262.

14. LEUNG JL, LEE GT, LAM YH, et al. The use of the Digit Span Test in screening for cognitive impairment in acute medical inpatients. Int Psychogeriatr, 2011, 23(10): 1569-1574.

15. REITZ C, BRAYNE C, MAYEUX R. Epidemiology of Alzheimer disease. Nat Rev Neurol, 2011, 7(3): 137-152.

16. HYMAN BT, PHELPS CH, BEACH TG, et al. National Institute on Aging-Alzheimer's Association guidelines for the neuropathologic assessment of Alzheimer's disease. Alzheimers Dement, 2012, 8(1): 1-13.

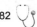

17. MONTINE TJ, PHELPS CH, BEACH TG, et al. National Institute on Aging; Alzheimer's Association. National Institute on Aging-Alzheimer's Association guidelines for the neuropathologic assessment of Alzheimer's disease: a practical approach. Acta Neuropathol, 2012, 123(1): 1-11.

18. MALEK-AHMADI M, DAVIS K, BELDEN CM, et al. Comparative analysis of the Alzheimer questionnaire (AQ) with the CDR sum of boxes, MoCA, and MMSE. Alzheimer Dis Assoc Disord, 2014, 28(3): 296-298.

19. TRZEPACZ PT, HOCHSTETLER H, WANG S, et al. Alzheimer's Disease Neuroimaging Initiative. Relationship between the Montreal Cognitive Assessment and Mini-mental State Examination for assessment of mild cognitive impairment in older adults. BMC Geriatr, 2015, 15: 107.

20. CIESIELSKA N, SOKOŁOWSKI R, MAZUR E, et al. Is the Montreal Cognitive Assessment (MoCA) test better suited than the Mini-Mental State Examination (MMSE) in mild cognitive impairment (MCI) detection among people aged over 60? Meta-analysis. Psychiatr Pol, 2016, 50(5): 1039-1052.

21. LI H, JIA J, YANG Z. Mini-Mental State Examination in Elderly Chinese: A Population-Based Normative Study. J Alzheimers Dis, 2016, 53(2): 487-496.

22. PARK MH. Informant questionnaire on cognitive decline in the elderly (IQCODE) for classifying cognitive dysfunction as cognitively normal, mild cognitive impairment, and dementia. Int Psychogeriatr, 2017, 29(9): 1461-1467.

23. VEMURI P, SCHÖLL M. Linking Amyloid-β and Tau Deposition in Alzheimer Disease. JAMA Neurol, 2017, 74(7): 766-768.

24. Torrens-Burton A, Basoudan N, Bayer A J, et al. Perception and Reality of Cognitive Function: Information Processing Speed, Perceived Memory Function, and Perceived Task Difficulty in Older Adults. J Alzheimers Dis, 2017, 60(4): 1601-1609.

25. Trivedi D. Cochrane Review Summary: Mini-Mental State Examination (MMSE) for the detection of dementia in clinically unevaluated people aged 65 and over in community and primary care populations. Prim Health Care Res Dev, 2017, 18(6): 527-528.

26. LLINÀS-REGLÀ J, VILALTA-FRANCH J, LÓPEZ-POUSA S, et al. The Trail Making Test. Assessment, 2017, 24(2): 183-196.

27. 中国痴呆与认知障碍诊治指南写作组，中国医师协会神经内科医师分会认知障碍疾病专业委员会，2018 中国痴呆与认知障碍诊治指南（四）：认知障碍疾病的辅助检查. 中华医学杂志，2018，98（15）：1130-1142.

28. WHILLANS J, NAZROO J. Social Inequality and Visual Impairment in Older People. J Gerontol B Psychol Sci Soc Sci, 2018, 73(3): 532-542.

29. AJI BM, LARNER AJ. Cognitive assessment in an epilepsy clinic using the AD8 questionnaire. Epilepsy Behav, 2018, 85: 234-236.

30. DING Y, NIU J, ZHANG Y, et al. Informant questionnaire on cognitive decline in the elderly (IQCODE) for assessing the severity of dementia in patients with Alzheimer's disease. BMC Geriatr, 2018, 18(1): 146.

第五章 多重用药的评估

第一节 概 述

一、定义

全球老龄化的背景下,"多病共存"问题日益突出,与之相关的多重用药已成为我国以及全世界亟待解决的重要公共卫生问题。多重用药通常是指患者同时服用5种或5种以上药物治疗,而10种及以上可称为超多重用药,这里不仅包括处方药,也包括OTC及保健药等。

目前对于疾病的诊治主要参照单一疾病的临床实践指南,导致多重用药的情况越来越普遍,药物间相互作用(DDIs)所致的药物不良反应问题日趋严重,增加了共病患者治疗风险。这种多药联合治疗可能增加药物相互作用的机会,部分会导致严重的后果。不良的药物 - 药物相互作用(adverse drug interactions,ADI)是因为药物合用导致药物疗效和 / 或不良反应发生变化,其本质是因为药物代谢的抑制(使药物相对过量,导致不良反应或疗效显著增加)或药物代谢的诱导(使剂量相对不足,导致疗效显著降低)造成的。老年患者肝、肾功能减退以及体脂变化显著改变药物的分布、代谢和排泄,增加发生药物相互作用的风险,都可能造成严重临床后果。

二、流行病学

据文献报道,美国老年人平均用药10种,65岁以上女性患者中有28%的人群用药超过5种,12%超过10种;欧洲半数80岁老年人用药超过6种,在我国,42%的老年人同时患有两种及以上疾病,以高血压、糖尿病、冠心病、卒中、慢性呼吸系统疾病组合最为常见;研究显示,30.0%的中国糖尿病患者伴发高血压,12.2%伴发血脂异常,29.8%为"三高"患者,即高血糖伴发高血压又伴发血脂异常。多病共存的老年人多重用药情况不可避免而且非常普遍。这种多药联合治疗可能增加药物相互作用的机会,部分会导致严重的后果。

《国家药品不良反应监测年度报告(2020年)》显示,2020年全国药品不良反应监测网络中65岁及以上老年患者相关报告占30.3%,较2019年略有升高。2020年共收到老年患者严重报告占老年患者报告总数的11.5%,高于2020年总体报告中严重报告比例。

有调查统计显示：合用 5 种药物时 ADI 发生率为 4.2%，合用 6～7 种药物时为 7.4%，合用 11～15 种药物时为 24.2%，合用 16～20 种药物时为 40.0%，而合用 21 种及以上药物时为 45.0%。另有报道认为，合用 5 种药物可使 ADI 风险增加 50%，合用 8 种药物增加 100%。我国 40% 的卧床老年人处于潜在 ADI 危险之中，其中 27% 的老年人处于严重危险状态。

药物治疗方案的复杂性，不仅与药物之间相互作用有关，还与药物剂型、给药方式等相关。一些长期疾病会影响老年人使用药物的身体能力，比如口服药物吞咽困难（如帕金森病患者逐渐失去对口腔和咽喉肌肉的控制）、无法正确使用吸入器或滴眼剂等（如关节炎患者可能没有足够的握力或灵活性用药）。

在一些情况下，多药治疗是必要而且有益的。因此，区分并减少不适当多重用药至关重要，如何保证共病患者的临床获益，管理老年患者的用药，特别是专科用药与非专科用药间的相互作用等，是临床医师、药师面临的重要课题。

老年人生理功能减退，导致药动学和药效学的改变，老年人机体器官和系统功能减退，各种生理调节功能降低，代偿恢复的速度减慢，维持机体内环境平衡稳定的能力下降，对药物反应的适应性和应变能力减弱。肝肾功能减退者，因药物在体内的代谢减慢，排泄过程也延迟，可导致药物在体内的浓度增加，因而发生药物不良反应的风险也增加。

老年人体内药物靶组织的结构、功能改变可导致对药物敏感组织如中枢神经系统、血液系统、消化系统对药物的感受性和耐受性发生改变。老年人体内脂肪和水的比例明显增加，可导致脂溶性药物蓄积，药物的清除也会减慢。随年龄增长，老年人对药物的耐受性差异增大，对作用于中枢神经系统的药物更加敏感，因此药物相互作用导致中枢神经系统不良反应也更严重。

药物在体内吸收、分布、代谢和排泄各环节均有可能发生药动学相互作用，最终影响血药浓度，改变其药理作用和毒性强度。参与药动学相互作用的机体因素主要包括：①药物代谢酶。Ⅰ相代谢酶如细胞色素 P450（CYP450）酶，Ⅱ相代谢酶如二磷酸尿苷葡糖醛酸转移酶（UGT）、谷胱甘肽 S- 转移酶（GST）和甲基转移酶等；药物代谢酶的基因多态性也会造成药物代谢速度不同，从而影响疗效和不良反应。②药物转运蛋白。如有机阴离子转运多肽 1B1（OATP1B1）、P- 糖蛋白（P-gp）和有机阳离子转运体（OCT）等，抑制或诱导这些转运蛋白会改变药物在体内的分布和排泄，导致药物相互作用。

多重用药在药效学方面存在疗效的相加、协同或拮抗作用，或者存在不良反应的相加作用。药效学的相互作用可以发生在：①受体激动剂和拮抗剂竞争受体结合；②神经递质的释放、灭活和再摄取（如 5- 羟色胺综合征）；③不良反应的相加，如 QT 间期的延长、高钾血症、血管神经性水肿等。

老年人对中枢神经系统药物的敏感性增加，对华法林和肝素的反应更敏感，而对 β 受体阻滞剂反应降低。因此，应关注老年人多药联合治疗时药物相互作用带来的严重不良反应，包括：消化道或颅内出血、低血糖昏迷、高血压危象、严重低血压、心律失常、呼吸肌麻痹、骨骼肌溶解、严重肝损害等。

多重用药问题不仅在大型医疗机构普遍存在，社区医院及养老机构等初级保健机构中更易被忽视，需要进一步调查和跨学科合作来解决患者用药管理问题。同期的调查显示，居家老年多重用药患者中，相当一部分缺乏独立管理药物所需的知识，急需相关管理措施，以避免或减少多重用药治疗时药物相互作用带来的损害。多重用药可能会导致用药错误发生率增加、药物间相互作用、患者依从性不佳和生活质量下降，尤其是养老机构中的老年人，因多重用药率和不适当用药率更高，其并发症的发生率也更高。

多重用药可能带来多种不良的临床表现及结局。最普遍的不良结局包括：①药物不良事件（ADE）发生的风险增加。主要表现为认知和体能降低、骨折风险增加，涉及的药物主要是精神类药物和抗胆碱能类药物。多重用药进一步增加老年人 ADRs 的发生。有研究显示，老年人服用 2 种药物的 ADRs 发生率为 6%，服用 5 种药物的 ADRs 发生率达 50%，服用≥8 种药物时 ADRs 发生率几乎 100%。同时，有研究表明处方中的药物数目、既往 ADRs 史是预测老年患者再次发生 ADRs 最有效的预测因子。②严重药物相互作用发生的概率增加。随着患者使用药物的数量的增加，潜在的药物相互作用的风险迅速增加，特别是严重药物相互作用发生的概率与处方药品的数目相关性最为显著。③降低了药物治疗的依从性。老年人多重用药的依从性较差，尤其是当药物治疗方案复杂时，依从性进一步下降。④增加了经济负担。多重用药可能增加药物间相互作用、药物不良反应、处方级联、慢性依赖和住院的可能性，这些都会增加患者和医疗保健系统的经济负担。

用药包括开处方、配药及管理药物等一系列过程，都可能出现误差。其原因包括：①专业个人能力。应严格培训医生开具处方的能力，培训和实践均有助于减少处方错误。②缺乏沟通。在用药过程中需要多学科的专业人员共同参与，医护人员之间以及他们和患者之间的沟通问题常常是导致用药错误的主要原因，因此在不同学科群体之间保持良好的沟通是至关重要的，跨专业教育计划可以帮助医疗工作者在多学科团队中更好地合作。③缺乏资源。在缺乏医护人员及电子支持系统的情况下，会增加药物错误的风险。

三、危险因素

多病共存、多科就诊、未及时停药、自行购买非处方药和"处方瀑布"等是导致多重用药的原因，主要危险因素有高龄、低体重、患≥6 种慢病、肌酐清除率 <50ml/min、日常活动能力受损、服用 >9 种药物、每天服药≥12 剂、高危药物、药物不良反应史等。

研究表明，多重用药在可干预的疾病相关的危险因素中，较多慢性病数量 / 多病共存是 65 岁及以上社区老年人多重用药的主要相关因素，此外患有高血压、糖尿病和心脏病等慢性病者均具有较高的多重用药率。

较多的日常生活能力受限与多重用药相关。日常生活能力是老年人生活质量的重要指标，反映了老年人的健康状况和独立能力。导致日常生活能力受限的高龄老年人多重用药增加的可能原因为：第一，多重用药的许多老年人常常患有多种慢性病，随着年龄与慢性病数量的增加，其日常生活能力逐渐下降；第二，多重用药增加发生不良反应的风险，从而影响日常生活能力；第三，部分药物改变认知和大脑平衡中心从而导致跌倒的危险和骨折的发生。此外，自述健康状况不佳与多重用药密切相关。

如上所述，多病共存、年龄及患有高血压、糖尿病、心脏病等慢性病患者，其多重用药明显增加。日常生活能力受限和超重 / 肥胖往往影响了老年人健康状况，降低了生活质量，导致多重用药的增加，也进一步提示了在医院及社区、居家老年人群中，预防和控制多重用药、慢性病预防和管理尤为重要。

多重用药管理涉及多方面的决策，需要医师、护士、药剂师和其他医疗保健专业人员的综合知识，甚至包括患者及其家属的系统参与、多学科团队合作。

1. 医生

（1）联合用药应注意剂量个体化。用药要遵循从小剂量开始，逐渐达到适宜的个体最佳剂量。

（2）联合用药应"少而精"。在保证疗效的情况下，联合用药时尽量减少用药的数量，优先选择相互作用少的药物。

（3）根据各种药物生物学和药理学的原理，选择最佳剂量和时间，降低药物相互作用的风险。

2. 药师

（1）推广由药师和临床医生共同参与临床治疗团队的模式，药师监测疗效与安全性及患者教育。

（2）强化药师用药安全共同负责的理念，认真审核处方或医嘱，识别潜在的用药风险或错误，减少老年患者的药源性损害。

（3）向患者告知所处方药物的不良反应及发生药物相互作用的可能性。

3. 患者及家属

（1）鼓励老年患者按时门诊随访，出现药物治疗相关不良事件，及时就诊。

（2）家属要协助患者提高用药依从性。

（3）宣教老年患者及其家属避免随意自我药疗。

在患者初次就诊时，医师或药师应详细询问患者曾经及目前正在使用的药物，准确记录服药种类、剂量及时间。另外，需要判断出哪些是治疗疾病的主要药物，哪些是辅助治疗的药物。清晰简洁的用药清单有助于医师或药师指出哪些是不适合老年患者服用的药物，哪些药物之间的相互作用存在潜在的危险性，对于这些药物需特别监测，必要时应停药。

在门诊试图减少多重用药是相对困难的，医师和药师可通过做好患者教育工作，并定期随诊，及时得到患者用药的反馈信息，对存在潜在危险性的药物或长期服用后治疗效果不明显的药物进行调整。

药师应该特别注意为老年患者提供详尽的建议，并在出现问题时协助医师寻找解决办法。近年来用药（医嘱）重整审核逐渐成为老年健康用药管理的必要技术。临床医师在接诊患者时很可能未仔细采集用药史，药师可进行必要的补充，特别是采用药物重整的方式。

老年患者因为一种疾病就诊，叙述病情及药物时也会围绕特定疾病进行，若不进行引导很可能遗漏其他系统疾病用药。可根据患者的主诉及常见老年综合征发散性提问，如睡眠情况如何、是否需要药物辅助入睡；大便频率及性状如何、是否存在便秘、是否需要通便药物；是否频繁起夜、是否存在下尿路症状等，是否用药物治疗。这样既可以不遗漏患者的用药，又可以发现一些亟待解决的用药问题。

老年人在转诊时进行用药核查具有重要意义：①首先，可以根据用药清单确定是否存在不适当用药，参考 Beers 标准的同时根据老年人的疾病情况，可提出建议——减药或者调整治疗方案，避免长期使用此类药物造成的不良反应。②审核用药是否存在临床意义较大的相互作用——降低药效或增加不良反应风险，可通过改变给药间隔或换药来减少由于相互作用对患者造成的伤害。③可以对一些对症治疗药物的疗程进行初步判断，对症治疗药物长期使用不仅疗效不稳定，还可能增加不良反应，如长期使用质子泵抑制剂控制反酸症状。④转诊医疗时医嘱转录过程是用药差错高发的环节，一些音似的药物、多品规的药物容易发生转录错误。

通过核查用药可以促进老年人健康用药，精简用药种类。对老年人开处方的逐步方法应包括：定期审查目前的药物治疗；停止不必要的药物治疗；考虑非药物替代策略；考虑更安全的替代药物；使用尽可能低的有效剂量；包括所有必要的有益药物。

四、常用评估工具

目前针对老年患者的潜在不适当用药筛查工具，国外使用比较广泛的是美国老年学会（American Geriatrics Society，AGS）公布的 Beers 标准、欧洲老年人处方筛查工具（screening tool of older persons' prescription，STOPP）/ 老年人处方遗漏筛查工具（screening tool to alert to right treatment，START）标准，这两个标准都经过了多次更新。《中国老年人潜在不适当用药判断标准》（以下简称"中国标准"）于 2017 年发布。

美国老年医学会（American Geriatrics Society，AGS）Beers 标准自发布以来就得到临床医生、教育工作者、研究人员、医疗管理人员和监管机构的广泛使用，于 1991 年由老年医学专家 Beers 首次公布，自 2011 年开始由 AGS 管理，2019 年 Beers 标准是 AGS 的第 3 次更新，也是 Beers 标准的第 5 次更新，我国《老年综合评估技术应用中国专家共识》建议参考 Beers 标准作为多重用药评估的标准，指导正确选择药物，减少药物不良事件的发生。

除临终关怀和姑息治疗外，Beers 标准适用于所有门诊，急性和制度化护理环境中的 65 岁及以上的患者，用于改善用药选择，指导临床医师、药师和患者用药，通过减少老年人使用老年患者潜在不适当药物，来减少药物不良反应的发生从而改善老年人的护理，并可作为评估老年人护理质量、费用和药物使用模式的工具。

2019 版 Beers 标准提出了更清晰全面的老年人用药方案，包括 30 种老年人避免使用的药物，40 种在某些疾病或综合征下避免使用或慎用的药物，包括 5 部分内容：老年人潜在不适当用药、老年人疾病或老年综合征相关的潜在不适当用药、老年人慎用药物、老年人应避免的联合用药及需要根据肾功能调整剂量的药物。

Beers 标准是帮助临床为老年人合理选择药物的工具，而非限制用药的枷锁。使用建议注意以下几点：① Beers 标准中列出的药物为潜在不适当用药，而非绝对不适当用药。选择药物前，充分评估患者情况，权衡获益和风险。②仔细阅读并理解制定每条标准背后的理由及推荐等级。③了解药物为什么被列在 AGS Beers 标准中，并相应地调整用药方法。④ Beers 标准是确定和改进药物适宜性和安全性的起点，并非终点。

老年人不适当处方筛查工具（screening tool of older persons' prescriptions，STOPP）和

老年人处方遗漏筛查工具（screening tool to alert to right treatment，START）（以下称 STOPP/START 标准）是 2008 年爱尔兰科克大学组织老年医学、临床药理学、临床药学、老年精神病学、社区医疗等专业的 18 名专家通过德尔菲法达成共识而制定，用于筛查老年人不适当用药，并于 2014 年更新。

老年人处方遗漏筛查工具（START）包含可信度较高的 33 种临床常被忽略的用药指征，用以提醒医师和药师正确用药；STOPP 用药审核提示表按生理系统分 10 大类，共包括 65 条不适当用药，包括了药物间的相互作用、药物与疾病的相互作用和重复用药，用以警示患者可能存在的不合理用药。自第 1 版 START/STOPP 标准发表以来，已经被全球 20 多个国家用于评价老年人不合理用药，该标准能有效评价老年人潜在不适当用药，并降低老年人发生药物不良反应的概率。

《中国标准》于 2017 年 12 月颁布，借鉴美国、加拿大、日本、法国、挪威、德国、韩国、奥地利、泰国等国家和中国台湾地区的老年人潜在不适当用药标准，参考国家药品不良反应监测中心、全军药品不良反应监测中心和北京市药品不良反应监测中心的老年人严重不良反应所涉及药物情况以及北京市参与"医院处方分析合作项目"的 22 家医院 60 岁以上老年患者的用药数据采用三轮德尔菲专家咨询法进行遴选，将遴选出的药物按照专家评分的高低分为高风险和低风险药物，并按照用药频度的高低分为 A 级警示和 B 级警示药物，最终形成"中国老年人潜在不适当用药判断标准"。

中国标准包括两部分内容，第一部分为老年人 PIM 判断标准，包含神经系统用药、精神药物、解热镇痛抗炎抗风湿药物、心血管系统用药等 13 个大类 72 种 / 类药物，其中 28 种 / 类为高风险药物，44 种 / 类为低风险药物，24 种 / 类为 A 级警示药物，48 种 / 类为 B 级警示药物，每种药物附有 1~6 个用药风险点。第二部分为老年人疾病状态下 PIM 标准包含 27 种疾病状态下 44 种 / 类药物，其中 25 种疾病状态下 35 种 / 类药物为 A 级警示药物，9 种疾病状态下 9 种 / 类药物为 B 级警示药物。

潜在不适当用药可增加老年人药品不良反应 / 事件的发生风险及其他风险导致再住院率和病死率增加，因此对于《中国老年人潜在不适当用药判断标准》中所列药物在老年患者的治疗中或在某些特定的疾病状态下应采取避免使用、减少剂量或加强监测的措施。

以上三种多重用药评估标准都关注了心血管系统、内分泌系统、消化系统、泌尿生殖系统、呼吸系统、中枢神经系统、疼痛、血液系统等方面的用药。

Beers 标准的优势在于，涉及药物全面，药品的分类与层次清晰明确，给药建议列出了每种潜在不适当用药的证据水平分级和推荐等级，利于临床操作，倾向于识别更多的 PIM，检出率较高，缺点在于无法解决药量、疗程、重复用药及非老年人独有的 PIM 等问题。

STOPP/START 标准特点在于，更侧重药物与不良反应之间的关系，关注了无临床指征用药、避免超疗程用药、重复用药等问题，相比 Beers 标准，STOPP 和 START 用药审核提示表采用更加实用的生理系统排序，增加了处方遗漏提醒相关内容，对容易引起老年人跌倒的药物、老年使用阿片类药物、药物的重复应用问题等予以了特别关注。不足之处在于很多条目未注明具体药物名称，容易造成使用上的困难和歧义。

《中国标准》适合中国国情，涉及具体的药名、用药风险与使用建议，根据疾病状态进行分类，便于检索和使用；但涉及药物有限，未涉及基于药物相互作用和肾功能应尽可能避免或减少剂量的药物。同时，Beers 标准和 STOPP/START 标准适用于年龄≥65 岁的老年人，而《中国标准》适用于年龄≥60 岁的老年人。

Beers 标准和《中国标准》均未考察潜在性处方遗漏问题，STOPP/START 标准中包含有 START 标准，对于心血管、呼吸、中枢神经、消化、骨骼肌肉、内分泌、泌尿生殖系统及止痛药和疫苗等容易被遗漏的药物 / 治疗都进行了详细阐述，为临床治疗提供了很好的参考。三种标准均未涉及中成药或中草药等。

综上可见，所有标准均未完全覆盖 PIM 行为，且各有侧重，其局限性也非常明显。

（1）具有地域局限性：由于 Beers 标准是基于美国上市药品制定的标准，其他国家使用时无法完全照搬。

（2）标准差异性：各个国家指南不同、治疗目标也不尽相同，如不同人种间药物使用剂量的差异，生化指标达标值的差异等。

（3）关注度差异：各标准的制定方法、关注点不一，但所有的标准对药物剂量使用、疗程、药物与食物的相互作用、经济性和依从性关注度不高；某些高危药物如降糖药、镇痛药和抗凝药在中国使用广泛，但在各标准中同样缺乏足够的关注度。

（4）覆盖面的差异：各标准药物使用的风险覆盖面均有差异，某些标准侧重于药物剂量和疗程，而某些标准侧重于药物相互作用、是否过度用药或用药不足等。三种标准工具的结合使用，可以更全面地评价老年患者不适宜用药情况。

本文依托国家重点研发计划《主动健康和老龄化科技应对》及其所属专项"基于移动互联网的老年综合征交互式评估与干预技术的开发与应用"（项目编号：2018YFC2002100）的所属课题——"构建适用于移动互联网的常见老年综合征交互式评估体系团队"（课题编号：2018YFC2002101）。其任务包括构建针对老年多重用药制定基于国际共识标准、结合中国国情和中国老年人群特征的创新型交互式评估工具，以期建立快速筛查、全面综合评估体系。

本文在项目组指导下，总结归纳了国内外关于多重用药 / 潜在不适宜用药评估的相关文献，建立条目池后，采用德尔菲法（两轮国内专家咨询问卷）构建一套适用于我国老年人的多重用药评估量工具，包括多重用药筛查工具、多重用药全面评估自评工具和多重用药全面评估他评工具，并通过小规模验证试验、专家讨论及项目组定稿完成。本量表不仅适合于社区和养老院的老年人，而且适合于二级医院和三级医院的住院老年人的认知功能评估，评估条目简单明了，可操作性强。

第二节　多重用药评估通用技术

一、评估过程

评估流程包括环境确认、身份信息确认、知情同意书签署、一般信息采集、病史采集、体格检查、辅助检查、量表评估、诊断、干预、随访。评估流程图见图 1-5-1。

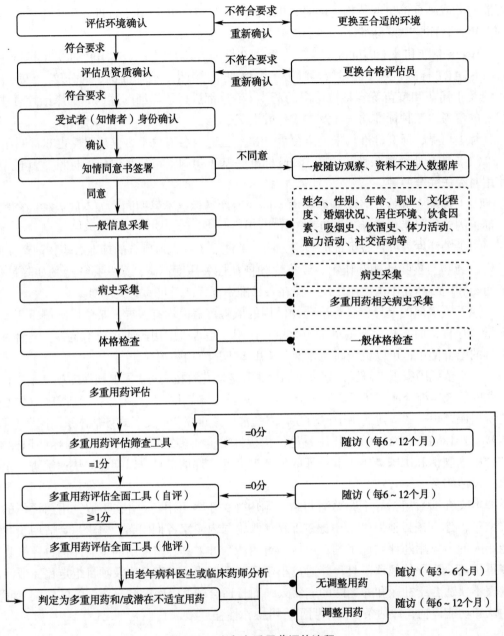

图 1-5-1　老年多重用药评估流程

二、评估方案

1. 受试者纳入排除标准

（1）受试者纳入标准

1）年龄≥60 岁。

2）受试者知情同意。

3）病史及相关实验室检查资料完整，有评估意愿的老年人。

（2）受试者排除标准

1）无法获知用药情况的受试者。

2）预期寿命小于 6 个月的受试者。

2. 建立健康档案　记录受试者相关信息、评估结果，为其每次评估结果建立相关健康档案，以备长期管理和随访。

3. 签署评估知情同意书　评估员应主动介绍多重用药评估的目的、意义、评估内容和注意事项，受试者的权益、潜在获益及风险。受试者自愿签署知情同意书。

4. 一般信息采集　采集受试者一般信息，包括姓名、性别、出生日期、年龄、职业、文化程度、婚姻状况、居住环境、饮食习惯、烟酒史、体力、脑力和社交活动等。

（1）姓名、性别：如实记录受试者的姓名、性别。

（2）出生日期及年龄：记录受试者的出生日期（年／月／日），年龄的计算方法为访问当年年份减去受试者出生年份。

（3）职业状况：受试者从事时间最长的职业以及访问时的工作状态（全职、无业或退休）。

（4）文化程度：受试者已经取得的最高学历，可分为文盲、小学学历、初级中学学历、高级中学学历、大学学历及以上。

（5）婚姻状态：根据受试者实际婚姻状态，分为单身、在婚状态，单身包括未婚及失婚者。

（6）居住环境：以受试者长期居住状态分为独自居住，与家人和／或保姆共同居住或居住于养老院。

（7）饮食习惯：了解受试者每日膳食摄入肉类（猪肉、牛肉、羊肉等禽肉，鱼肉、虾、蟹等水产类）、蔬菜、大豆及坚果类、谷薯类（谷类、豆类、薯类）、新鲜水果、禽蛋类、奶及奶制品的种类。根据各膳食种类摄入频次分为每日摄入、非每日摄入，记录饮水的情况（建议每日饮水量≥1500ml），饮茶的茶叶种类（红茶、绿茶等）及饮用频率。

（8）吸烟史：根据受试者或知情者提供的信息，分为从不吸烟、过去吸烟以及现在吸烟。过去吸烟是指受试者目前已戒烟，戒烟时间≥6 个月。现在吸烟是指受试者每天吸烟，且吸烟数量≥1 支。记录过去吸烟者和现在吸烟者的吸烟年数、每天吸烟数量以及戒烟的时间。将吸烟量按包／年［每日吸烟量（包）× 吸烟时间（年）］进行计算，根据吸烟量分为轻度吸烟（≤26.7 包／年），中度吸烟（>26.7～40.5 包／年），重度吸烟（>40.5～55.5 包／年）和极重度吸烟（>55.5～156 包／年）。

（9）饮酒史：根据受试者或知情者提供的信息，按照饮酒量分为从不饮酒（每周 <1U）、轻中度饮酒（男性每周 1～21U，女性每周 1～14U），以及重度饮酒（男性每周 >21U，女性每周 >14U），酒精的摄入转换为标准单位（1U=8g 酒精）。按照饮酒的种类分为饮啤酒、饮白酒、饮黄酒、饮葡萄酒。

（10）体力活动：受试者进行有氧和／或无氧形式的体力活动，每次活动持续时间≥30 分钟为 1 次，根据受试者活动频率分为每周 >3 次、每周 1～3 次和每周 <1 次。

（11）脑力活动：受试者进行读书、看报、下棋、扑克等智力性活动或脑力性活动，每次活动持续时间≥30 分钟为 1 次，根据受试者活动频率分为每周 >3 次、每周 1～3 次

和每周 <1 次。

（12）社交活动：除同住者或照护者之外，受试者与人进行社会交流活动，每次活动持续时间≥30 分钟为 1 次，根据受试者活动频率分为每周 >3 次、每周 1～3 次和每周 <1 次。

5. 病史采集

（1）一般病史采集：根据受试者或知情者提供的病史资料，记录受试者目前及既往患病情况、起病时间（年 / 月）和转归。所患疾病均应经过专科医师诊断并符合相应的诊断标准。具体包括原发性高血压、直立性低血压、冠状动脉粥样硬化性心脏病、动脉粥样硬化、心力衰竭、心房颤动、衰弱表型、糖尿病、血脂异常、代谢综合征、慢性肾功能不全、肝功能不全、睡眠呼吸暂停综合征、慢性阻塞性肺疾病、甲状腺功能减退、抑郁症、焦虑症及其他精神疾病、睡眠障碍等。

（2）与多重用药相关的病史采集：主要是采集受试者各种药物的使用情况，包括药物品种、起用时长、有何副作用等。

6. 体格检查 查体包括心率、血压、身高、体重。

7. 辅助检查 受试者需进行以下血液学检测：全血细胞计数、谷丙转氨酶（ALT）、谷草转氨酶（AST）、血清白蛋白（ALB）、总胆固醇（TC）、甘油三酯（TG）、高密度脂蛋白胆固醇（HDL-C）、低密度脂蛋白胆固醇（LDL-C）、血肌酐（SCr）、估算肾小球滤过率（eGFR）、空腹血糖、叶酸、维生素 B_{12}、尿素氮（BUN）、血尿酸（BUA）、C 反应蛋白（CRP）、维生素 D 等。

三、评估内容

1. 药物数量类的评估

（1）评估工具：多重用药筛查工具及多重用药全面评估工具自评部分。

（2）评估方法：询问受试者长期（超过 1 个月）使用几种药物（包括处方药、非处方药、中药、保健品、外用药、滴鼻剂、滴眼液等），可请受试者罗列目前口服西药用药详单及用药时长，方便统计。

（3）评分标准：用于评估是否存在多重用药。所有处方药包括口服药、吸入剂、外用药、滴鼻剂、滴眼液等，以及非处方药、中药、保健品等，均需计算在内。回答"是"计 1 分；回答"否"计 0 分。

2. 用药依从性评估

（1）评估工具：多重用药全面评估工具自评部分。

（2）评估方法

1）询问受试者是否能坚持按医生要求用药：按照医嘱坚持用药是指用药剂量、用药间隔时间和用药次数（指的是每日 1 次、每日 2 次、隔日 1 次、睡前、空腹、餐前半小时、随餐服用等用药方式）、药量疗程等均按照医嘱，无随意停药或随意调节药物剂量和用药次数。

2）询问受试者有时是否会忘记服药（每周 3 天及以上）：忘记服药是指在过去的 1

个月中，有 1 次及以上忘记服药。不包括由于治疗失败、疾病反复、不良反应等原因按照医嘱停药或调整药物的情况。

（3）评分标准

1）不坚持按照医嘱用药包括以下情况：随意调节用药剂量、用药间隔时间和用药次数；不按照规定的用药间隔时间或次数服药；不坚持用药疗程，随意停药。回答"是"计 0 分；回答"否"计 1 分。

2）回答"是"计 1 分；回答"否"计 0 分。

3. 药物疗效和副作用评估

（1）评估工具：多重用药全面评估工具自评部分。

（2）评估方法

1）询问受试者用药后病情或症状是否有改善：指服用的药物缓解了疾病的症状、改善了实验室检查指标或者延缓了疾病的病情进展。

2）询问受试者用药后是否有新出现的不舒服：指服用的药物出现了不良反应，定义为由于药物导致的不良反应，而非原发病引起的症状。

（3）评分标准

1）回答"是"计 0 分；回答"否"计 1 分。

2）回答"是"计 1 分；回答"否"计 0 分。

4. 不适宜用药评估

（1）评估工具：多重用药全面评估工具他评部分。

（2）评估方法：根据罗列的使用药物，对比以下情况，作出不适宜用药的评估。

（3）评分标准

1）情况一：筛查受试者不合理（老年人潜在不适当）用药。根据受试者罗列的用药清单，如果出现以下药物清单中任何一种，即认为存在潜在不适当用药。

药物清单：劳拉西泮、氯硝西泮、阿普唑仑、唑吡坦、双氢麦角碱、阿米替林、奥氮平、多塞平、苯巴比妥、地西泮、氟哌啶醇、吲哚美辛、吡罗昔康、利血平、地高辛 >0.125mg/d、可乐定、氯苯那敏、颠茄生物碱、哌替啶。

2）情况二：受试者如果存在消化性溃疡，核查受试者罗列的用药清单，如果服用阿司匹林或 NSAIDs 中的任意一种，但未同时服用 H_2 受体拮抗剂或 PPI 中的任意一种，同时满足以上三点，即认为存在潜在不适当用药。NSAIDs：双氯芬酸、布洛芬、酮洛芬、萘普生、萘丁美酮、美洛昔康、吡罗昔康、二氟尼柳、甲氯芬那酸、甲芬那酸、舒林酸等。H_2 受体拮抗剂：西咪替丁、雷尼替丁、法莫替丁。PPI 质子泵抑制剂：奥美拉唑、兰索拉唑、泮托拉唑、雷贝拉唑、埃索美拉唑。

3）情况三：受试者如果存在心衰 / 心功能不全，或目前诊断中为急性或慢性心衰 / 心功能不全，核查受试者罗列的用药清单，如果存在以下药物的一种，即认为存在潜在不适当用药。药物清单：维拉帕米、地尔硫䓬、吡格列酮、罗格列酮、西洛他唑、NSAIDs（双氯芬酸、布洛芬、酮洛芬、萘普生、萘丁美酮、美洛昔康、吡罗昔康、二氟尼柳、甲氯芬那酸、甲芬那酸、舒林酸等）、COX-2 抑制剂（尼美舒利、美洛昔康、塞来昔布、罗非昔布）。

4）情况四：受试者如果存在慢性阻塞性肺疾病，核查受试者罗列的用药清单，如果存在卡维地洛、比索洛尔、美托洛尔中的任意一种，即认为存在潜在不适当用药。

5）情况五：受试者如果存在痛风，核查受试者罗列的用药清单，如果存在氢氯噻嗪，即认为存在潜在不适当用药。

推荐阅读

1. 中国老年保健医学研究会老年内分泌与代谢病分会，中国毒理学会临床毒理专业委员会. 老年人多重用药安全管理专家共识. 中国全科医学，2018，21（29）：3533-3544.

2. BALDUCCI L, GOETZ-PARTEN D, STEINMAN M A. Polypharmacy and the management of the older cancer patient. Ann Oncol, 2013, 24 Suppl 7: S36-S40.

3. BEUSCART J B, KNOL W, CULLINAN S, et al. International core outcome set for clinical trials of medication review in multi-morbid older patients with polypharmacy. BMC Med, 2018, 16(1): 21.

4. BLOOMFIELD H E, GREER N, LINSKY A M, et al. Deprescribing for Community-Dwelling Older Adults: a Systematic Review and Meta-analysis. J Gen Intern Med, 2020, 35(11): 3323-3332.

5. BOKHOF B, JUNIUS-WALKER U. Reducing Polypharmacy from the Perspectives of General Practitioners and Older Patients: A Synthesis of Qualitative Studies. Drugs Aging, 2016, 33(4): 249-266.

6. CHEN Y Z, HUANG S T, WEN Y W, et al. Combined Effects of Frailty and Polypharmacy on Health Outcomes in Older Adults: Frailty Outweighs Polypharmacy. J Am Med Dir Assoc, 2021, 22(3): 606.

7. CHRISTIE J. Interventions to improve the appropriate use of polypharmacy for older people: A Cochrane review summary. Int J Nurs Stud, 2019, 93: 84-86.

8. DAVIES L E, SPIERS G, KINGSTON A, et al. Adverse Outcomes of Polypharmacy in Older People: Systematic Review of Reviews. J Am Med Dir Assoc, 2020, 21(2): 181-187.

9. EVANS D C, COOK C H, CHRISTY J M, et al. Comorbidity-polypharmacy scoring facilitates outcome prediction in older trauma patients. J Am Geriatr Soc, 2012, 60(8): 1465-1470.

10. FALSTER M O, CHARRIER R, PEARSON S A, et al. Long-term trajectories of medicine use among older adults experiencing polypharmacy in Australia. Br J Clin Pharmacol, 2021, 87(3): 1264-1274.

11. FRIED T R, O'LEARY J, TOWLE V, et al. Health outcomes associated with polypharmacy in community-dwelling older adults: a systematic review. J Am Geriatr Soc, 2014, 62(12): 2261-2272.

12. GARFINKEL D, BILEK A. Inappropriate medication use and polypharmacy in older people. Bmj, 2020, 369: m2023.

13. GEORGE C, VERGHESE J. Polypharmacy and Gait Performance in Community-dwelling Older Adults. J Am Geriatr Soc, 2017, 65(9): 2082-2087.

14. GREIVER M, DAHROUGE S, O'BRIEN P, et al. Improving care for elderly patients living with polypharmacy: protocol for a pragmatic cluster randomized trial in community-based primary care practices in Canada. Implement Sci, 2019, 14(1): 55.

15. GUTIéRREZ-VALENCIA M, IZQUIERDO M, CESARI M, et al. The relationship between frailty and polypharmacy in older people: A systematic review. Br J Clin Pharmacol, 2018, 84(7): 1432-1444.

16. HALLI-TIERNEY A D, SCARBROUGH C, CARROLL D. Polypharmacy: Evaluating Risks and Deprescribing. Am Fam Physician, 2019, 100(1): 32-38.

17. HILMER S N, GNJIDIC D. The effects of polypharmacy in older adults. Clin Pharmacol Ther, 2009, 85(1): 86-88.

18. HITZEMAN N, BELSKY K. Appropriate use of polypharmacy for older patients. Am Fam Physician, 2013, 87(7): 483-484.

19. HUBBARD R E, PEEL N M, SCOTT I A, et al. Polypharmacy among inpatients aged 70 years or older in Australia. Med J Aust, 2015, 202(7): 373-377.

20. HUGHES C M, CADOGAN C A, PATTON D, et al. Pharmaceutical strategies towards optimising polypharmacy in older people. Int J Pharm, 2016, 512(2): 360-365.

21. JOKANOVIC N, TAN E C, DOOLEY M J, et al. Prevalence and factors associated with polypharmacy in long-term care facilities: a systematic review. J Am Med Dir Assoc, 2015, 16(6): 535.

22. KATSIMPRIS A, LINSEISEN J, MEISINGER C, et al. The Association Between Polypharmacy and Physical Function in Older Adults: a Systematic Review. J Gen Intern Med, 2019, 34(9): 1865-1873.

23. KRATZ T, DIEFENBACHER A. Psychopharmacological Treatment in Older People: Avoiding Drug Interactions and Polypharmacy. Dtsch Arztebl Int, 2019, 116(29-30): 508-518.

24. LAI S W, LIN C L, LIN C H. Long-Term Trend of Polypharmacy in Older People in Taiwan From 2000 to 2013. J Am Geriatr Soc, 2019, 67(2): 408-409.

25. LEE E A, BRETTLER J W, KANTER M H, et al. Refining the Definition of Polypharmacy and Its Link to Disability in Older Adults:Conceptualizing Necessary Polypharmacy, Unnecessary Polypharmacy, and Polypharmacy of Unclear Benefit. Perm J, 2020, 24(18):212.

26. O'MAHONY D, GUDMUNDSSON A, SOIZA R L, et al. Prevention of adverse drug reactions in hospitalized older patients with multi-morbidity and polypharmacy: the SENATOR* randomized controlled clinical trial. Age Ageing, 2020, 49(4): 605-614.

27. ONOUE H, KOYAMA T, ZAMAMI Y, et al. Trends in Polypharmacy in Japan: A Nationwide Retrospective Study. J Am Geriatr Soc, 2018, 66(12): 2267-2273.

28. PATTERSON S M, HUGHES C, KERSE N, et al. Interventions to improve the appropriate use of polypharmacy for older people. Cochrane Database Syst Rev, 2012,5: Cd008165.

29. SAUM K U, SCHÖTTKER B, MEID A D, et al. Is Polypharmacy Associated with Frailty in Older People? Results From the ESTHER Cohort Study. J Am Geriatr Soc, 2017, 65(2): e27-e32.

30. SMITH A, MACADEN L, KROLL T, et al. A qualitative exploration of the experiences of community dwelling older adults with sensory impairment/s receiving polypharmacy on their pharmaceutical care journey. Age Ageing, 2019, 48(6): 895-902.

31. SOYSAL P, SMITH L, ISIK A T. Comment on "Polypharmacy and Kidney Function in Community-Dwelling Adults Age 60 Years and Older: A Prospective Observational Study". J Am Med Dir Assoc, 2020, 21(1): 128-129.

32. TREVISAN C, LIMONGI F, SIVIERO P, et al. Mild polypharmacy and MCI progression in older adults: the mediation effect of drug-drug interactions. Aging Clin Exp Res, 2021, 33(1): 49-56.

33. VOLAKLIS K A, THORAND B, PETERS A, et al. Physical activity, muscular strength, and polypharmacy among older multimorbid persons: Results from the KORA-Age study. Scand J Med Sci Sports, 2018, 28(2): 604-612.

34. WILLIAMS S, MILLER G, KHOURY R, et al. Rational deprescribing in the elderly. Ann Clin Psychiatry, 2019, 31(2): 144-152.

35. ZIA A, KAMARUZZAMAN S B, TAN M P. Polypharmacy and falls in older people: Balancing evidence-based medicine against falls risk. Postgrad Med, 2015, 127(3): 330-337.

第六章 老年综合征评估标准化操作流程

一、评估流程

评估总体流程包括评估前准备（机构资质、人员资质、环境设置和评估工具）、评估操作（信息建档、病史采集、体格检查、辅助检查和量表评估）和评估后管理（结果判定、干预与随访和数据管理）。评估总体流程见图1-6-1。

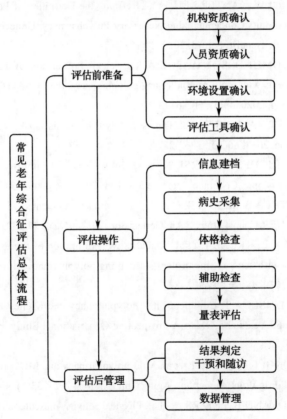

图 1-6-1 老年综合征评估总体流程

二、评估准备

评估准备包括机构资质确认、人员资质确认、环境设置确认和评估工具确认。评估准备流程详见图1-6-2。

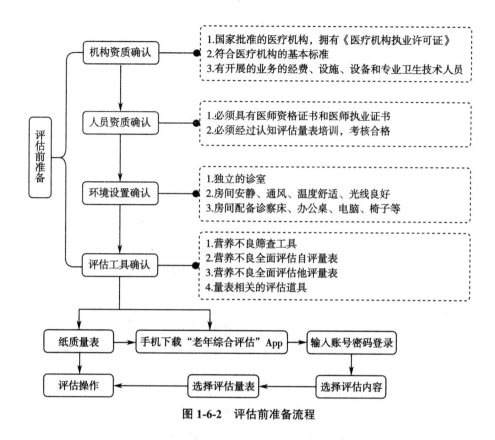

图 1-6-2　评估前准备流程

三、评估内容

包括信息建档、病史采集、体格检查、辅助检查和量表评估，评估操作流程详见图 1-6-3。

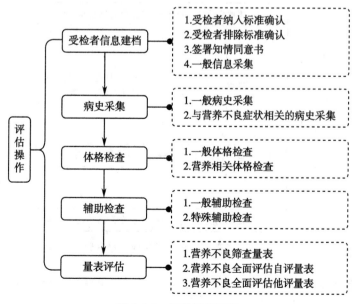

图 1-6-3　评估操作流程

四、评估量表

(一) 营养不良评估量表

1. 老年营养不良评估筛查量表　包括 BMI、摄食变化、体重变化和活动情况评估，评估流程详见图 1-6-4。

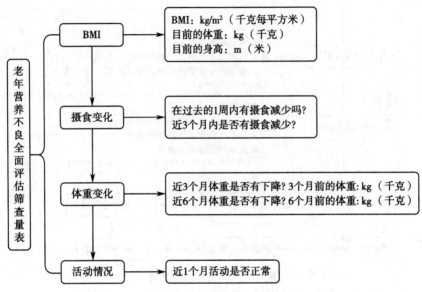

图 1-6-4　老年营养不良评估筛查量表评估流程

2. 老年营养不良全面评估自评量表　包括体重变化、摄食变化、营养状况自评价和活动情况，评估流程详见图 1-6-5。

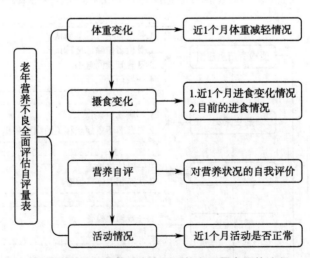

图 1-6-5　老年营养不良全面评估自评量表评估流程

3. 老年营养不良全面评估他评量表　包括 BMI、体重变化、摄食变化、皮下脂肪丢失程度和腰围，评估流程详见图 1-6-6。

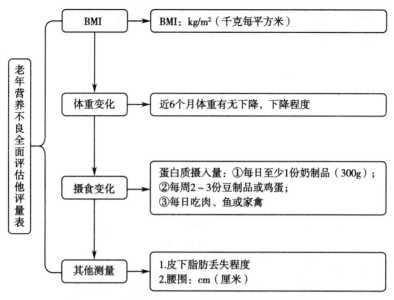

图 1-6-6　老年营养不良全面评估他评量表评估流程

（二）肌少症评估量表

1. 老年肌少症评估筛查量表　包括小腿围测量、握力测量、提起并平移 5kg 重物、步行走过房间、从床上或椅子上起身、上 10 级台阶评估，评估流程详见图 1-6-7。

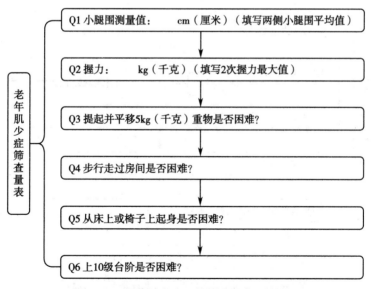

图 1-6-7　老年肌少症评估筛查量表评估流程

2. 老年肌少症全面评估自评量表　包括上楼是否需要拐杖、是否害怕跌倒、从床上或椅子上起身是否困难、提起并平移约 5kg（千克）重物是否困难、步行走过房间是否困难、上 10 级台阶是否困难，评估流程详见图 1-6-8。

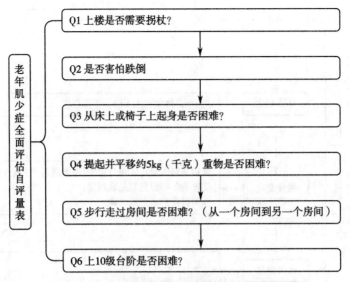

图 1-6-8　老年肌少症全面评估自评量表评估流程

3. 老年肌少症全面评估他评量表评估　包括双足并拢站立、双足半前后脚站立、重复椅子坐立试验、站立位从地上拾物、床椅转移、测量步速、解决日常问题的能力评估，评估流程详见图 1-6-9。

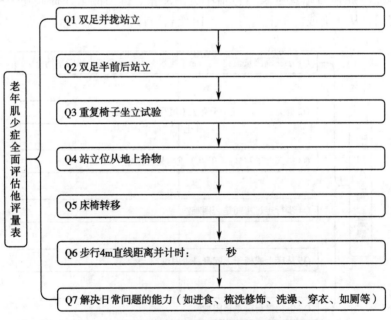

图 1-6-9　老年肌少症全面评估他评量表评估流程

（三）功能受损评估量表

1. 老年人功能受损筛查　包括个人生活功能、家庭和社会功能评估，评估流程详见图 1-6-10。

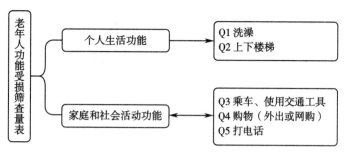

图 1-6-10　功能受损筛查量表

2. 老年人功能受损自评量表　包括个人生活功能、家庭和社会功能评估，评估流程详见图 1-6-11。

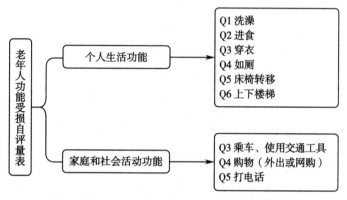

图 1-6-11　功能受损全面评估自评量表

3. 老年人功能受损自评量表　包括躯体功能评估，评估流程详见图 1-6-12。

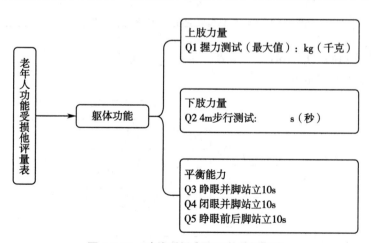

图 1-6-12　功能受损全面评估他评量表

（四）认知障碍评估量表

1. 老年认知障碍评估筛查量表　包括时间定向、地点定向、即刻记忆、计算、延迟记忆、语言命名、语言复述、语言流畅性、抽象思维、注意力和结构模仿能力评估，评估流程详见图 1-6-13。

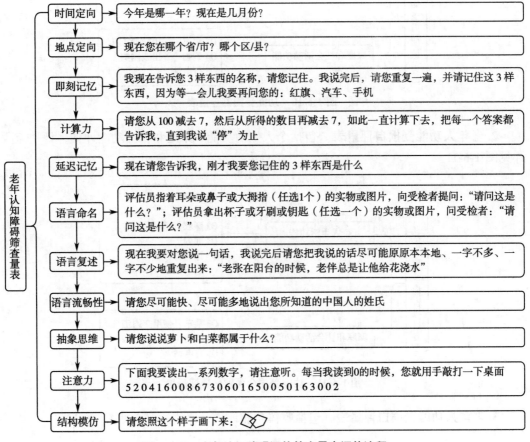

图 1-6-13　老年认知障碍评估筛查量表评估流程

2. 老年认知障碍全面评估自评量表　包括记忆自评、学习新技能自评和情绪行为自评，评估流程详见图 1-6-14。

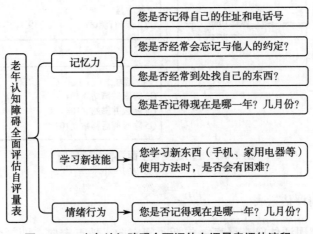

图 1-6-14　老年认知障碍全面评估自评量表评估流程

3.老年认知障碍全面评估他评量表评估 包括时间定向、地点定向、即刻记忆、计算、延迟记忆、注意力、语言复述、语言命名、语言理解、语言流畅性、抽象思维和视觉空间能力评估，评估流程详见图 1-6-15。

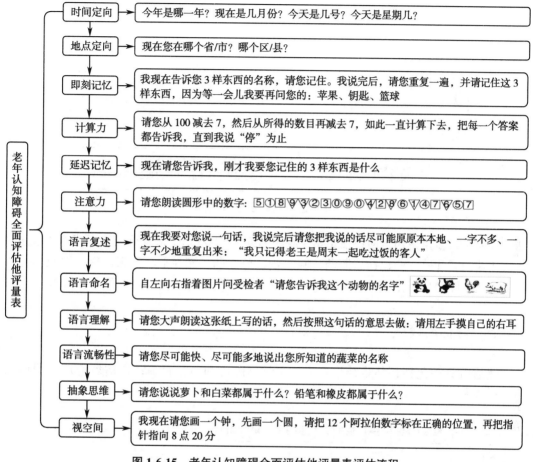

图 1-6-15 老年认知障碍全面评估他评量表评估流程

（五）多重用药评估量表

1.老年人多重用药全面评估自评量表 评估当前使用药物的数量，药物为长期应用（超过 1 个月）；所有处方药包括口服药、吸入剂、外用药、滴鼻剂、滴眼液等，以及非处方药、中药、保健品等，均需计算在内，评估流程详见图 1-6-16。

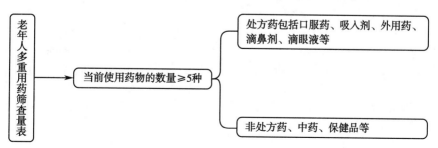

图 1-6-16 多重用药筛查量表

2. 老年人多重用药筛查量表 评估当前使用药物的数量，用药依从性，药物效果及安全性，评估流程详见图 1-6-17。

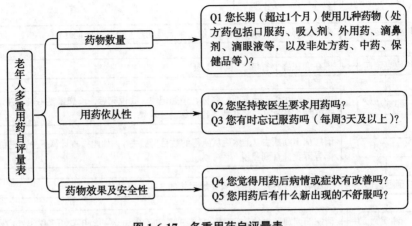

图 1-6-17 多重用药自评量表

3. 老年人多重用药全面评估工具（他评部分） 需罗列受试者目前使用药物的起止时间或用药时长（处方药包括口服药、吸入剂、外用药、滴鼻剂、滴眼液等，以及非处方药、中药、保健品等），评估员记录或拍照医生开具的处方，由专业人员后台分析。

五、评估后管理

评估后管理包括评估后结果判定、干预与随访和信息管理，评估后管理流程详见图 1-6-18。

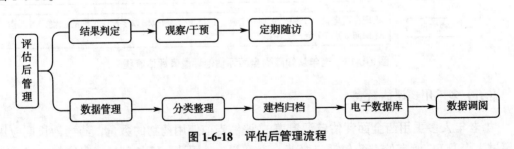

图 1-6-18 评估后管理流程

第七章 老年综合征评估技术质量控制

第一节 概　　述

老年综合征评估技术的质量控制是指为保证评估的整个过程中各个评估步骤符合质量保证要求所规定的一系列标准，是评估结果准确、有效的基础，是评估质量得以保证的前提。严格执行评估质量控制标准，能够保证不同实施人员操作的细节严谨准确，减少和规避错误及不良事件发生的可能性，利于数据的标准统一和指导后续诊疗，保证评估的有效性和一致性，确保评估临床科研的质量。

老年综合征评估技术质控内容包括结构质量控制、评估过程质量控制和评估结果质量控制三个方面。结构质量控制旨在规范评估医疗机构资源配置（机构资源、人力资源、工具资源）、规章制度（组织结构、运行管理等）和服务质量。评估的过程质量控制包括评估技术、评估方案指导语、诊断随访等。评估结果质量控制包括数据采集、记录、归档、保存和数据安全等方面。本标准通过相对严格和客观的方法建立，未来亦将在不断实施的过程中进一步验证及完善。

第二节　质量控制管理组织

一、组织架构

各医疗机构建立健全老年综合评估质量控制管理组织，制订质量管理方案，完善质量管理内部约束机制，进行全员质量教育，增强质量意识，定期对质量管理进行监督、检查、评价，提出改进意见。质控组织具有明确的人员构成、分工、职责和协作内容，需根据国家相关医疗卫生法规与标准，结合本单位的实际情况，制定本单位相关规章制度与实施细则，建立、完善、更新管理制度，并监督执行。

二、人员构成

质控小组至少有 2 名副高级专业技术职称的执业医师担任评估员，具有丰富老年医学专业知识和较强临床技能的内科（亚）专业的正高级或副高级医师担任组长。质控小组组员由社区卫生服务中心、护理院的全科医生，二级或三级医院的老年科医师代表组成。质控小组应定期对评估人员的资质、评估流程管理及评估质量监控作出分析评价，提出改进意见。定期开展学术交流活动，提高小组成员和各级医师的业务水平。

三、监查机制

（一）结构监查

质控组织应对评估活动结构质控进行监督管理，包括对机构资质、环境设置、评估人员资质、技术要求、职业操守、评估工具、质控流程和运行管理等方面进行规范，保证评估质量。

（二）流程监查

质控组织应制定质量控制评价标准，定期开展老年综合评估质量控制督查、评估。

（三）数据监查

评估后形成了大量患者信息数据，医务人员需及时进行归纳整理、统计分析。定期召开科室例会开展营养干预质量控制讨论，在质控小组的指导下，分析讨论患者临床状态及后续随访，及时回顾总结，持续改进。

四、质控报告

质控小组在完成监查工作后，应按照实际情况针对评估人员资质、评估工具、评估过程及评估数据录入、保管等方面予以客观质控评价后出具质控报告。

第三节　质量控制内容

一、结构质量控制

结构质量由医疗机构资源配置、规章制度和服务质量等三方面组成。在现有医学科学技术条件下为满足受检者的就诊需求，努力为受检者提供准确、适宜的评估服务。

（一）评估机构

合适的场地设置和完好的设备设施是开展营养不良评估的物质基础，优质的人力资源配置是确保营养不良评估质量的关键。

1.机构资质　国家批准的医疗机构，包括一、二、三级医院，拥有《医疗机构执业许可证》；符合医疗机构的基本标准；有适合的名称、组织机构和场所；有与其开展的业务相适应的经费、设施、设备和专业卫生技术人员；有相应的规章制度；能够独立承担民事责任。

2. 场地要求　场地设置要与功能实现相符合。老年综合评估需有独立的诊室，每个诊室面积 6m²。房间应安静、通风、温度舒适、光线良好。诊室中需配备办公桌、座椅、诊查床以及记录保存资料的电脑、文件柜。主检医师与受检者进行一对一面谈，避免外部干扰。诊室及候诊区域有明确的标识，候诊区域提供便民设备及物品，条件具备时应设置导检与咨询区域，由专、兼职人员担任（图 1-7-1 至图 1-7-3）。

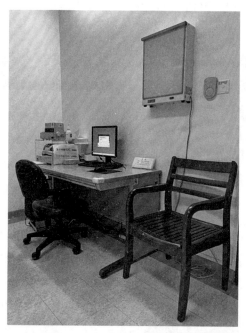

图 1-7-1　评估室配有办公桌、椅子及电脑、打印机等电子设备

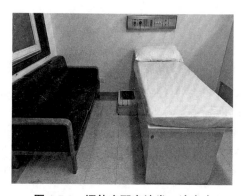

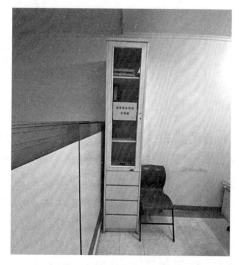

图 1-7-2　评估室配有沙发、诊察床　　图 1-7-3　评估室配备有记录保存资料的电脑、文件柜

3. 评估设备 所有的评估设备定点放置，由专人负责。仪器设备均备案登记，有使用流程说明，定期检查、校正，性能完好，处于备用状态，具有消毒、维护、维修记录及年检合格记录。

4. 评估工具 采用统一、标准化的老年综合征评估量表，并附有标准使用流程说明。

纸质版量表：评估前应配备统一印刷的空白评估量表。评估量表应印刷清晰、字体大小应适宜。准备纸和笔。评估完成后结果录入、储存维护由专人完成，原评估量表妥善保存。

电子版评估应用软件：准备已安装老年综合评估最新版本应用软件的专用平板电脑或手机电子设备（图1-7-4），评估电子设备、登录账号由专人管理，评估结果通过软件后台实时上传相关数据库。

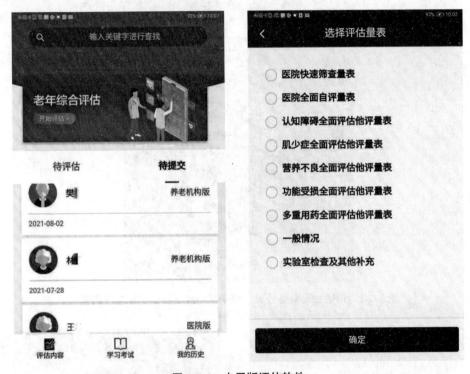

图1-7-4 电子版评估软件

（二）评估人员

1. 资质要求 参与评估工作的主检医师应具有老年科执业资格并按时注册，工作内容应与执业范围一致。至少应有1名副高级专业技术职称的执业医师担任主检医生。所有主检医师应统一进行评估内容及注意事项的岗前培训，并通过定期考核。

2. 技术要求 评估人员须熟知认知功能评估量表的内容、指导语、评分标准和注意事项，并严格按量表的指导语操作、评分。所有工作人员应佩戴身份识别卡，举止得体，仪表规范。应采取适宜方法对受检者身份进行实名确认，条件具备时可采用身份证识别和拍照存档等方式记录受检者身份信息。

3. 职业操守 评估人员须具有良好的医德和职业操守，有爱心、耐心和同情心。评估过程中尊重受检者的人格和权利，制定并严格执行保护受检者隐私的相关制度，加强对受检者信息的保护。

（三）质量控制流程

老年综合征评估质量控制标准流程图如下（图 1-7-5）：

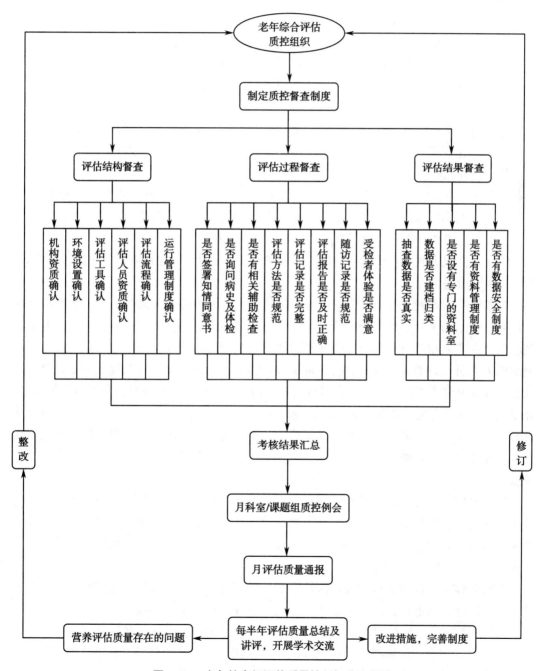

图 1-7-5 老年综合征评估质量控制标准流程图

（四）运行管理

各医疗机构应根据实际情况制定相应工作规范和管理制度并认真抓好培训和落实。

1. 运行方案

（1）建立质控管理标准及评价报告：质控组织根据本单位的实际情况，制定质量控制评价标准，定期开展质量控制督查，对评估环境、评估人员的资质、评估流程及评估结果进行督查，定期召开科室例会，对评估质量进行讲评，及时回顾总结并有书面记录。针对相关评估工作予以评价报告。

（2）建立验证程序：质控组织定期进行现场督查以评价评估员的操作是否规范，对评估结果抽样验证以评价结果的可靠性和一致性，对评估报告及随访记录进行抽样检查以督查诊疗计划的及时性和全面性，对登记资料进行阶段性反馈以检查信息的完整性和安全性。

（3）建立重要异常评估结果管理制度，记录重要异常结果传递和反馈机制。建立受检者投诉和建议征求制度，对重要异常结果、投诉、建议、反馈处理和持续改进情况进行书面记录并保存。

（4）建立纠正方案：质控小组应有专人负责收集、组织评判和纠正评估流程等工作。质控组织定期出具质量控制评价报告，指出存在问题。质控小组应根据质量控制评估报告，并针对经考核标准评价后所暴露的问题予以纠正和改进。

（5）建立投诉制度：建立受检者投诉和建议征求制度，书面记录投诉与建议的听取、调查和持续改进情况。

2. 知情同意制度　根据中国国家法律法规、《赫尔辛基宣言》和《人体生物医学研究国际伦理指南》制定评估受检者知情同意书。知情同意是指临床上具备独立判断能力的患者，在非强制状态下充分接受和理解各种与其所患疾病相关的医疗信息，在此基础上对医务人员制订的诊疗计划自行决定取舍。知情同意书须事先经医院伦理委员会审核同意，或研究牵头单位伦理委员会审核同意、协作单位医院伦理委员会备案后方可有效。知情同意书秉承"完全告知"原则，使受检者"充分理解""自主选择"。主检医师必须充分熟知知情同意书的内容，充分、规范告知受检者注意事项，并征得受检者同意。评估前应与受检者签署纸质形式知情同意书，一式两份，与其原始评估结果单独存封，并妥善保存。

3. 感染防控　定期组织感染控制培训，及时总结记录。强化医师手卫生观念，执行手卫生制度，提高手卫生依从性。无菌物品放置和使用应符合无菌操作规程，重复使用的医疗器械应及时消毒，并有书面记录。诊室空气消毒、空气培养、物体表面消毒、垃圾转运有记录，并有执行者签名。

4. 安全体系　医疗机构应强调医疗安全的重要性，建立安全事故应急组织，结合本单位实际情况，制定并更新医疗安全事故（件）管理制度及应急预案。

（1）医疗安全：建立健全急救设备管理制度，抢救设备及氧气管道性能完好，抢救车整洁，物品齐全，放置有序，标识规范，账物相符，无过期药品，处于备用状态。保证患者生命体征的情况下及时转诊就医。建立应急处置预案（如发生低血糖、血压异常波动、心搏骤停等），准备必要的应急措施、设备和物资。定期组织相关工作人员进行医疗安全事故（件）应急预案的培训和演练。

（2）信息安全：定期维护信息安全，专人负责营养评估电子信息系统并定期维护，保证信息系统的良好运行。制定信息安全制度，保护受检者信息，工作人员不得泄露信息作为他用。

（3）消防安全：建立应急处置预案（如发生机构火灾、停水、停电等），准备必要的应急措施、设备和物资。开展消防、水电安全等应急知识培训学习，并组织应急演练。

（4）构建全面安全机制：建立不良事故（件）上报制度，定期组织工作人员对不良事件进行分析、讨论，制定、更新防范措施。所有工作人员知晓应急流程，各种应急设施定期检查、维修，处于备用状态。

二、过程质量控制

老年综合征评估工作由医疗、护理岗位人员共同协作完成，应建立涉及评估前、评估中及评估后全过程的质控体系。确保评估项目科学适用、操作规范熟练、结果准确可靠。

（一）评估技术基本原则

1. 公正性　评估工作应以客观存在作为评估的依据，不应受与之无关因素的影响。评估人员与评估对象无利益关系，管理服务或提供服务的人员不得兼任评估人员。公正性的特点可表现在以下一个或多个方面：客观、独立、中立、公平、思想开明、不偏不倚、不受他人影响、平衡、无利益冲突、无偏见、无歧视。

2. 独立性　应始终坚持独立的第三方立场，即评估工作不应受委托者意图影响，不与委托方有任何利益的联系。评估人员应按照本标准规定的评估参数和事项进行评判。给出单项结论时不应相互作为参考因素。

3. 保密性　为获得合格评估活动有效进行所需的信息，机构应提供确保保密性信息不被泄露的信任。保护评估对象的个人隐私及相关材料。未经评估对象或其法定监护人书面许可，不应对外披露评估对象个人及评估的相关信息。在合格的评估活动中，对符合要求的有关信息的保密和公开之间的均衡性进行管理，能提升相关方的信任和对合格评定活动价值的认同。

（二）评估技术要求

评估人员要有爱心、耐心和同情心，具有良好的医德和职业操守；尊重受试者的人格和权利，保护患者的隐私。

主检医师进行评估前，应充分熟悉受检者病史、体格检查和辅助检查结果，排除不适合评估的情形，如受检者存在语言障碍、听力障碍、视力障碍、意识障碍、疾病急性期等。进行评估前，评估工具准备完全且性能良好，主检医师与受检者充分沟通，取得患者信任、配合和同意。

评估过程中，主检医师应使用统一的指导语，有时间限制的要严格执行，按照规定提供一定范围的帮助；态度和蔼、语气温和使受检者充分理解问题后作出回答，避免超过指导语和规定内容的暗示或减少应告知受检者的信息，也不要敷衍了事，减少应该告知受试者的信息。

评估内容中自评部分可由受检者自己回答，也可由合适的知情者回答。评估完成后，主检医师应结合受检者临床情况，对受检者的营养不良状态作出评价。采用受试者最容易理解的语言交流。可由受试者书面自检，也可以由他人大声地读给受试者听，如果是念给受试者听，评估员要逐字逐句地朗读，在受试者回答一个条目后再朗读下一个条目。他评时，室内通常只有评估员和受试者两人，即使在床边也要注意避免旁人和家属的干扰。他评时，应由评估者填写评估内容。评估员应向受试者说明，需请受试者根据指示完成相应动作，有些动作需请受试者根据自身情况坚持一段时间。受试者完成相应动作时，评估员务必在旁保护，防止受试者跌倒。评估员根据受试者的完成情况进行评分。

评估完成后，评估结果应结合临床分析，对受试者作出老年综合征诊断或评价。在评估小组的指导下，分析、讨论、改进、随访；妥善保存好评估的原始材料，便于分析随访跟踪。

三、结果质量控制

（一）数据采集

评估数据采集必须符合质量控制要求。数据采集须由各医疗机构主检医师一对一采集，结果必须真实可靠，而非间接推测所得。数据原始、有效，详尽规范，符合标准量表格式。

（二）记录

采用规范统一的纸质文档格式，客观、及时、详细、完整记录信息，删改处须签字确认。

（三）核实

纸质文档的数据在存档前须核对；数据有争议时，应查阅受试者的既往史或随访资料，必要时与当事评估员和受试者联系核实。

（四）录入

纸质文档的数据在录入电脑时应双人核对，确保纸质文档的数据与电子档案数据一致，保障资料的完整性和统一性。

（五）统计

信息管理员将收集得到的数据进行分组、整理，根据不同需要把这些资料加以分析、对比，计算出各种统计指数，以了解资料数据采集的现状，预测趋势，掌握规律，实现对资料的科学利用和管理。

（六）建档

资料室可采用的建档的方式有两种，包括全档建档以及预建档。全档建档是指当所有的资料收集完毕后再进行建档。预建档是指在资料未收集前提前建档，当资料收集、录入后可以即时归档。

（七）归档

纸质文件与电子文件在归档管理中需要应用"双套归档"的办法。纸质资料以份为单位进行装订、分类、排列、编号、编目、装盒，使之有序化。对电子文件的归档可采取原件归档、压缩归档和系统备份归档等方式。

（八）存取

设有专门的资料室和资料柜，纸质的原始量表记录单须及时保存。设有储存电子的专用电脑，数据须及时保存，严防数据丢失、外泄。信息管理员应当做好登记工作，规范文件的存取、交接、借阅、归档制度，定期检查是否有缺漏文件，对于未能及时归还的文档必须做好提醒催收工作。

（九）维护

资料室应设立良好的文档储存设施，使文档得到保护，避免因文档损毁而影响查阅。对于纸质文档，应当做好防潮、防火、防虫、防盗等防护工作；对于电子文档，应当做好防磁、防盗、防黑客等工作，定期检查电子文档载体使用的有效性以及电子记录传输、保存的完整性。

（十）数据保存

规范数据采集生产和加工整理，形成便于可使用的数据库；建立数据质控体系，保证数据的准确性和可用性。

建立数据汇交制度，课题牵头单位和参与单位在数据共享交换平台上开展数据汇交工作。

建立数据保存制度，配备数据存储、管理、服务和安全等必要设施，保障数据的完整性和安全性。

（十一）数据安全

受试者的数据只用于临床研究。除正常研究需要外，任何人在未得到许可前都不可以将受试者的个人信息透露给他人或其他机构。

制定数据安全保护措施，完善数据管控、属性管理、身份识别、行为追溯、黑名单等管理措施，健全防篡改、防泄露、防攻击、防病毒等安全防护体系。数据中心应建立应急管理和容灾备份机制，按照要求建立应急管理系统，对重要的数据进行备份。

四、质量控制的评价标准

（一）评价方法

老年综合征评估质控标准包括三方面的内容，即结构质量、过程质量和结果质量的评价标准。结构质量旨在评估机构资质和环境条件，包括评估场地标准、评估设备、设施和工具要求、评估团队和组织管理等；过程质量旨在评价整个评估过程，包括纳入排除标准、受检者知情同意、规范评估流程、资料完整、人文关怀、健康宣教等；结果质量旨在评价认知功能评估后的数据管理、数据分析、随访观察及效率内控指标等。

质控标准主要目的是为各医疗机构建立健全老年综合征评估质量控制管理（表 1-7-1），其中结构质量 40 分、过程质量 35 分、结果质量 25 分，总分 100 分。根据项目评价标准进行资料抽查和现场评分，当扣分超过该项分值时，以扣完该项分值为止，不实行倒扣分。总分 >90 分为"优秀"；80~89 分为"良好"；70~80 分为"合格"。月度科室例会针对日常评估工作中发现的质控问题，及时讨论整改，质控管理组织每 6 个月进行一次全面的督查，并出具质控督查报告。对于督查中发现的环节上的问题，逐一整改；对于督查中发现的制度上的缺陷和漏洞，及时修订完善。若督查得分低于 70 分，则判定为不合格，质控评价考核不通过，责令整改，3 个月后再行质控评价考核；若 3 个月后质控评价考核仍然不合格，则暂时取消其单位的营养不良评估资格，继续整改，每 6 个月再行质控评价考核，直至评价考核合格为止。

表 1-7-1　常见老年综合征评估质量评价考核标准

项目及要求	分值	考评要点	评分方法	得分	扣分原因
结构质量（40 分）					
机构资质 1. 拥有《医疗机构执业许可证》 2. 有适合的名称、组织机构和场所 3. 有与其开展的业务相适应的经费、设施、设备和专业卫生技术人员 4. 有相应的机构管理规章制度	5 分	查看相关证书、文件，实地查看	全部符合得 5 分缺《医疗机构执业许可证》扣 5 分，其他项目缺 1 项扣 1 分		
评估场地 1. 有独立的诊室，面积不小于 6m² 2. 诊室中需配备沙发、诊查床、办公桌、座椅、电脑 3. 诊室环境安静、通风、温度舒适、光线良好 4. 诊室及候诊区域有明确的标识，候诊区域提供便民设备及物品，候诊区域设置导检与咨询台 5. 配备保存资料的专用电脑、文件柜和资料室	5 分	实地查看	全部符合得 5 分缺 1 项扣 1 分		

项目及要求	分值	考评要点	评分方法	得分	扣分原因
评估设备、设施、工具 1.配备评估所需的工具，包括统一印刷的空白评估量表，纸和笔，计时器、身高体重秤、卷尺、皮褶厚度计等 2.具备能完成基本营养相关实验室检查（血常规、肝肾功能等）的检验科室 3.配备应急抢救设备 4.配备统一格式的纸质量表或安装有统一评估软件的专用平板电脑或手机电子设备	5分	实地查看	全部符合得5分 抽检出现相应设备、设施、工具缺如，每缺1项扣1分		
评估团队 1.评估员拥有执业医师资格的老年科医生 2.岗前培训记录及考核通过证明 3.配备至少1名护士，具有护士执业资格证，经过岗前培训并有考核通过证明 4.配备主检医师，由副高级及以上专业技术职称的老年科医师担任 5.团队成员医德良好，无不良医德记录	5分	查阅执业证书、培训证书、考核证明、文件记录等	全部符合得5分 缺1项扣1分		
规章制度 1.有规范化的评估流程 2.有质控小组，并有质控流程、质控制度 3.有质控小组定期督查（每6个月）和不定期（每年不少于2次）抽查的记录 4.有质控报告和改进措施记录 5.有科室例会制度（每月1次）并有记录	20分	查看相关评估流程、质控流程、质控制度、质控报告、改进措施记录、会议记录、抽查记录。实地查看，访谈质控小组	全部符合得20分 相关流程、制度、会议记录、抽查记录、质控报告缺如，或访谈对象对质控流程、制度不熟悉，每缺1项扣2分		
过程质量（35分）					
受检者纳入标准及排除标准 1.抽检受检者资料，是否符合老年营养评估的临床需要或研究纳入及排除标准	2分	抽查10份资料，实地查看	全部符合得2分 抽检信息缺如，每位受检者扣1分，2分扣完为止		
知情同意 1.受检者/或陪护者签署的《知情同意书》	3分	抽查10份资料，实地查看	全部符合得3分 抽检信息缺如，每位受检者扣1分，3分扣完为止		
受检者信息档案 1.信息登记是否完整 2.病史采集是否完整 3.体格检查是否完成 4.必要的辅助检查是否完成	10分	抽查10份既往评估受检者信息档案	全部符合得10分 抽检信息缺如，每处扣0.5分，10分扣完为止		

项目及要求	分值	考评要点	评分方法	得分	扣分原因
评估操作 1.评估员是否使用统一的指导语 2.评估员是否严格按照标准评分 3.评估员是否使用统一的表格 4.评估员是否使用统一的评估工具 5.是否保留原始的纸质评估量表记录 6.评估过程是否有人文关怀,包括态度友好亲切、保护受检者隐私 7.随机抽查受检者的满意度 8.评估员是否知晓应急预案,熟知应急设备的操作使用	20分	随机抽查3名评估人员,现场查看评估过程5例	全部符合得20分 评分、操作不符合规程,每处扣2分,20分扣完为止		
结果质量(25分)					
数据管理 1.数据修改是否有签字 2.数据录入是由双人核对 3.抽查纸质数据与电子数据是否一致 4.数据是否归类建档 5.数据是否有专人管理 6.是否有数据安全措施 7.抽查纸质数据与电子数据是否完整	5分	抽查10份既往评估纸质资料,与对应电子数据库进行交叉核对。现场观察数据录入	全部符合得5分 数据管理不规范,每处扣0.5分,5分扣完为止		
数据分析 1.主检医师是否对评估报告核实确认签字 2.评估报告是否及时签发 3.评估报告是否完整	5分	抽查10份既往评估纸质资料	全部符合得5分 数据分析不规范,每处扣0.5分,5分扣完为止		
内部质控指标 至少2个月1次内部质控考核,包括但不限于下列周期性考核指标: 1.平均评估时间(s)=累计评估时间/受检者人数 2.诊断准确率(%)=评估为营养不良例数/复核诊断营养不良例数×100% 3.诊断阳性率(%)=评估员诊断营养不良例数/评估人数×100% 4.自评符合率(%)=复核诊断阳性例数/自评阳性例数×100% 5.他评符合率(%)=复核诊断阳性例数/他评阳性例数×100% 6.随访率(%)=随访完成人数/受访人数×100% 7.受检者满意度(%)=被抽查的受检者满意人数/被抽查的受检者总数×100%	10分	查看周期性考核指标登记本,实地查看	全部符合得10分 周期性考核指标缺1项扣1分		

续表

项目及要求	分值	考评要点	评分方法	得分	扣分原因
随访观察 1.是否建立合理有效的联系方式和在线沟通渠道 2.是否有随访记录登记本 3.是否定期开展认知障碍健康教育活动，包括患者讲座 4.是否建立微信公众号 5.是否有相应干预措施 6.计算失访率	5分	现场查看评估过程，查看相应随访记录资料	全部符合得5分 1~5项每项缺失扣1分；资料缺1项扣1分 随访受检者1年后的失访率大于10%扣2.5分，随访2年后的失访率大于20%扣2.5分		
	100分				

质量评价考核结果：

（1）总分 >90 分为"优秀"；80 ～ 89 分为"良好"；70 ～ 80 分为"合格"。

（2）若总分低于70分，则判定为不合格，质控评价考核不通过，责令整改，3个月后再行质控评价考核；若3个月后质控评价考核仍然不合格，则暂时取消其单位的认知功能评估资格，继续整改，每6个月再行质控评价考核，直至评价考核合格为止。

第二篇　常见老年综合征的干预

第一章　老年营养不良的干预

第一节　概　　述

老年营养不良对老年患者具有巨大的危害，并且与临床结局紧密相关。而在临床实践中，营养不良是可防可治的，因此针对性地对有营养不良风险的老年患者的营养状况进行恰当筛查和评估，及早发现营养不良并进行营养干预，对确保老年人群充分的营养摄入，维持或改善营养状况，提高生活质量、改善疾病预后均具有重要临床意义。

营养不良的规范治疗应该遵循五阶梯治疗原则：首先选择营养教育，然后依次向上晋级选择口服营养补充（ONS）、全肠内营养（TEN）、部分肠外营养（PPN）、全肠外营养（TPN）。参照欧洲临床营养和代谢学会（ESPEN）指南建议，当下阶梯不能满足 60% 目标能量需求 3～5 天时，应该选择上一阶梯。

第二节　老年营养不良干预通用技术标准

一、治疗基本原则

（一）营养治疗

营养治疗主要包括营养教育及人工营养。营养教育是一项独立、高效的营养治疗方法。营养教育包括营养咨询、膳食指导及饮食调整。人工营养包括肠内营养及肠外营养。ONS 是最常用的人工营养方法。

（二）营养不良五阶梯治疗原则

营养不良的规范治疗应该遵循五阶梯治疗原则：首先选择营养教育，然后依次向上晋级选择口服营养补充（ONS）、全肠内营养（TEN）、部分肠外营养（PPN）、全肠外营养（TPN）。当下阶梯不能满足 60% 目标能量需求 3～5 天时，应该选择上一阶梯。

1. 第一阶段　饮食＋营养教育

饮食＋营养教育是所有营养不良患者（不能经口摄食的患者除外）首选的治疗方法，是所有营养不良治疗的基础。其内容包括评估营养不良的类型及严重程度、分析营养不良可能的病因、提供个体化饮食指导以及讨论或处理营养不良的非饮食原因。

2. 第二阶梯　饮食 +ONS

如果饮食＋营养教育不能达到目标需要量，则应选择饮食 +ONS。ONS 的效果已经得到大量研究证实，结论认为：ONS 可以缩短住院时间、节约医疗费用，减少 30 天再次入院风险。

3. 第三阶梯　全肠内营养

全肠内营养指在完全没有进食条件下，所有的营养素完全由肠内营养制剂提供。在饮食 +ONS 不能满足目标需要量或者一些完全无法进食的条件下（如神经退行性疾病导致的吞咽障碍、严重胃瘫、消化道梗阻等）全肠内营养是理想选择。在临床实践中全肠内营养的实施，多数需要管饲，必要时可选择胃、肠造瘘。

4. 第四阶梯　全肠内营养联合补充性肠外营养

在全肠内营养不能满足目标需要量的条件下，应该选择在肠内营养的基础上补充性增加肠外营养。尽管完全饮食或完全肠内营养是理想的方法，但是，在临床实践中在肠内营养的基础上加用补充性肠外营养往往是更现实的选择。老年患者常常合并口腔疾病、慢性胃肠道疾病等使患者不想吃、吃不下、吃不多、消化不了，此时补充性肠外营养对改善患者的营养摄入及营养状况就具有明显的优势。

5. 第五阶梯　全肠外营养

在肠道完全不能使用的情况下，全肠外营养是维持患者生存的唯一营养来源。经过多年努力，TPN 技术及配方均发生了明显的进步与发展，成为临床上治疗肠道功能丧失患者的主要营养治疗方法（图 2-1-1）。

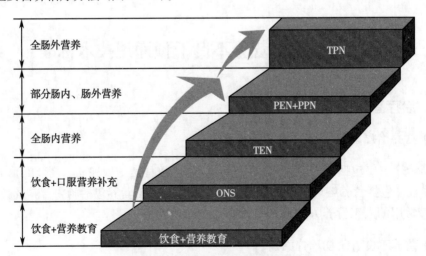

图 2-1-1　营养不良五阶梯治疗原则

TPN. 全肠外营养；PEN+PPN. 部分肠内营养＋部分肠外营养；TEN. 全肠内营养；ONS. 口服营养补充。

（三）治疗团队的组织与实施

1. 营养支持团队（nutrition support team，NST）　NST 对住院患者早期营养不良的筛查和干预有关键作用。正规的 NST 应由多学科组成，老年医学专家发挥协助组建和管理的作用，营养师、临床药师、物理康复师和护士作为团队的主要成员，外科、口腔科、神经科、心理医学科等临床专科医师为管理团队提供技术保障。NST 的主要工作目标是为老年患者提供合理的营养支持，其主要作内容包括：营养风险筛查，营养状况评估与定期监测，营养教育、膳食指导、营养治疗方案制订与调整，营养治疗途径的放置与维护，并发症与不良反应的监测与处理等。NST 的建立加强了营养监测和个体化方案的实施，对规范临床营养支持工作具有重要作用。

2. 干预的实施流程　老年患者应定期由老年营养支持团队进行营养筛查、评定及再评定。针对性营养筛查工具主要为 MNA-SF；住院患者可采用 NRS 2002。对于合并营养不良相关高危因素的老年患者应组建老年综合评估工作小组，进行全面营养评定，并依此制订营养干预计划。

（1）营养筛查：营养筛查是营养治疗及干预的第一步。及时准确地诊断老年营养不良并采取针对性的治疗措施，才有可能避免不良临床结局。目前的筛查工具多是由体重指数、体重变化、饮食摄入、慢病加速营养不良发展的危险因素等一系列问题组成。常用的营养筛查工具包括微型营养评估短问卷（MNA-SF）、NRS 2002 量表、营养不良通用筛查工具（MUST）、老年营养危险指数（GNRI）等。其中 MNA-SF、NRS 2002 是我国肠内肠外营养学分会推荐的营养筛查工具。老年营养不良筛查工具除了及时有效地预测营养相关结局之外，还能够积累指导营养干预的证据。

（2）营养评定：营养评定不同于营养筛查，是在发现了可能具有营养问题的患者后，由营养专业人员对患者营养、代谢状况及机体功能等进行全面检查和评估，考虑适应证和可能的不良反应，以制订个体化营养支持计划。营养评定的主要目的是解释和扩展从营养筛查过程得到的资料。评定之后，才能个体化地实施和评价营养护理计划。

营养评定所涉及的内容目前全球尚未统一要求，但有一个相对统一的基本格式及流程，涉及内容包括如 A（人体测量）、B（生化指标）、C（临床评估）、D（膳食调查）、E（环境）。

营养评定量表即是简化的营养评定工具。需要由有资质的卫生专业人员实施，常用于诊断营养不良。营养评估工具遵循结构化的评估路径，使卫生专业人员能够进行高效、高质量的营养评估，以确定需要营养干预的人，并使用以人为主的方法改进临床决策。目前老年患者常用的营养评估工具包括微型营养评估（MNA）以及主观整体评估（SGA）。

（3）营养支持：老年营养支持治疗的基本要求是满足能量、蛋白质、液体及微量营养素的目标需要量；最高目标是调节异常代谢、改善免疫功能、控制疾病、提高生活质量、延长生存时间。营养不良的规范治疗应该遵循五阶梯治疗原则。在开始营养干预之前需要把握正确的干预时机；随即进行能量、蛋白质、糖类、脂肪和膳食纤维等目标量的估算和营养制剂的制备及选择；在以五阶梯治疗原则基础上进行途径的选择。

（4）营养干预的监测：干预的同时进行临床症状体征、营养参数、实验室指标和各种并发症的监测及相关预防措施。

3. 营养支持场所、设备和材料

（1）场所：医院病房、诊室或者评估室；机构病房或评估室；居家床旁等。

（2）设备：营养筛查评估所需设备包括体重计、握力计、人体成分分析仪等（图2-1-2）。营养干预所需设备包括独立的内镜室以及消化道内镜设备（电子食管镜、电子胃镜、电子十二指肠镜、电子结肠镜等）、鼻胃（肠）管及相关管路、静脉通路（PICC、深静脉导管等）等（图2-1-3）。

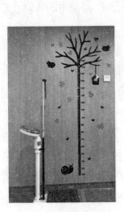

身高体重测量仪

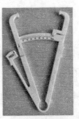

皮肤脂肪卡尺

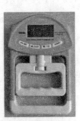

握力计

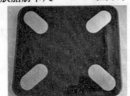

电子体重计

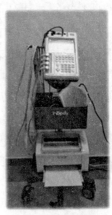

人体成分分析仪

图 2-1-2　营养筛查评估所需设备

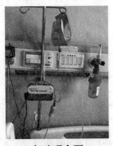

匀速喂食泵

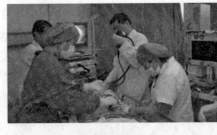

PEG术中

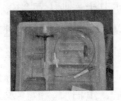

PICC导管

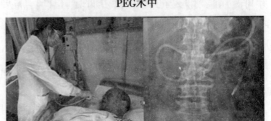

床旁置入鼻饲管

图 2-1-3　营养干预所需设备

（3）材料：主要是各种营养制剂，诸如标准整蛋白配方制剂、氨基酸短肽类制剂，针对某些疾病如糖尿病的专用配方制剂、匀浆膳等（图2-1-4）。

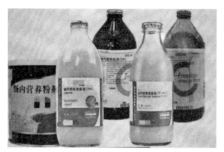
标准整蛋白配方制剂

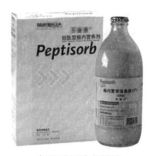
氨基酸短肽类制剂

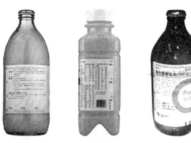
糖尿病的专用配方制剂

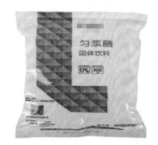
匀浆膳

图 2-1-4　营养制剂

（四）目标需要量

1. 能量　老年患者能量需求因疾病种类和病程而制定个性化目标。一般老年人推荐目标量为 20～30kcal/（kg·d），急性疾病期适当减少，康复期可适当增加。低体质量老年人按实际体质量 120% 计算，肥胖老年人按理想体质量计算。

对已有严重营养不良者，尤其长期饥饿或禁食者，应严格控制起始喂养目标量，逐渐增加营养素摄入（包括肠内和肠外途径）。对长期营养不良者，营养支持应遵循先少后多、先慢后快、逐步过渡的原则，预防再喂养综合征。

2. 蛋白质　蛋白质目标量为 1.0～1.5g/（kg·d），要求优质蛋白（乳清蛋白、酪蛋白及大豆蛋白）占 50% 以上。疾病恢复期推荐高蛋白饮食，慢性肾病患者非替代治疗期，摄入蛋白质的目标量在 0.6～0.8g/（kg·d），强调补充优质蛋白质。无证据表明对轻、中度慢性肾病者（肌酐清除率 >30ml/min）限制蛋白质摄入量。

3. 其他

（1）糖类：中国居民膳食营养素参考摄入量（2013 版）推荐健康人糖类摄入量占总能量的 50%～65%，疾病状态时可适当增减。

（2）脂肪：WHO 推荐脂肪量一般不超过摄入总能量的 35%，多不饱和脂肪酸可以提供必需脂肪酸，应占总能量 6%～11%，尽可能增加单不饱和脂肪酸比例。

（3）膳食纤维：推荐摄入量为 25～30g/d。

二、干预方法及实施

建设老年营养支持团队，老年医学专家应发挥协助组建和管理的作用，营养师、临床药师、物理康复师和护士作为团队的主要成员，外科、口腔科、神经科、心理医学科等临床专科医师为管理团队提供技术保障。针对适宜人群，根据营养治疗五阶梯原则理论，进行预筛查、筛查、评估和再评估后，确定营养干预的时机、目标能量、途径、制剂选择，制订个体化方案，启动干预进程。

（一）干预技术的适宜人群

所有年龄≥65岁、预计生存期>3个月并且已经接受例行营养筛查的老年患者，经筛查后有以下情况者。

1. 预计3~5天不能经口进食或无法达到推荐目标量60%以上。

2. 6个月内体质量丢失>10%或3个月内体质量下降≥5kg。

3. BMI低于20kg/m² 者。

4. 已确定存在营养不良的指征或表现。

5. 在接受营养支持前，应纠正低血容量、酸碱失衡，调理各器官功能，保证血流动力学基本稳定。

（二）营养教育与膳食指导

1. 营养教育　营养教育是营养干预的基本内容，是营养治疗的首选方法。老年人群的营养教育遵循一般人群营养教育的基本原则，但更具针对性，其内容比一般人群营养教育更加丰富，包括如下方面10个方面。

（1）破除营养误区，回答患者及家属关心的问题：积极回答患者、患者家属及照护人员的问题，为他们答疑解惑，澄清认识误区，传播科学知识，引导合理营养是老年人群营养教育最基本的内容，是老年患者营养治疗的第一阶梯。

（2）告知营养诊断目的：并不是所有的老年人都存在营养不良。因此具有相关营养不良风险的老年患者需要经过营养诊断的过程。老年人群的营养诊断应该包括营养筛查及评定。

（3）老年综合评估：老年综合评估有助于对患者的功能、认知、情绪、药物等多维度进行全面筛查与评定。能更好地发现诱发老年患者营养不良的危险因素，进而可给予更加个体化的营养干预方案。

（4）查看实验室及器械检查结果：临床实验室检查、器械检查是疾病诊断、营养诊断不可或缺的基本手段，也是制订营养干预方案的重要依据，还是评价营养干预疗效的有效参数。

（5）提出饮食营养建议，破除营养误区：老年人是慢性疾病的高发人群。慢性疾病的发生往往与长期膳食结构不合理有关。一方面，老年人合理膳食缺乏指导；另一方面，某些陈旧观念也限制着老年人的膳食选择。长此以往，在老年人群中产生了许多膳食误区，限制营养摄入，最终将老年人引向营养不足甚至营养不良。比如许多老年人存在"千金难买老来瘦""肉类有害健康，吃素更好""营养都在汤里"等错误的饮食营养观念。应教育老年人在日常膳食中应注意保证充足的能量与蛋白质摄入，膳食应多样化。同时应吃动结合，保持适量的有氧和抗阻力运动，维持和改善营养状况。

（6）宣传正常衰老的病理生理学知识：衰老并不一定会导致营养不良，但随着衰老而来许多机体的改变可能会增加发生营养不良的可能性。老年人全身退行性的改变，各种躯体疾病，饮食习惯的改变，服用的多种药物，精神及心理健康、家庭与社会支持都与老年人的营养状况息息相关，以上各因素均有可能损害老年人的营养状况，甚至导致营养不良、肌少症、衰弱等老年综合征的发生。但在衰老的过程中，良好的生活习惯、具有充足正常衰老的病理生理学知识有助于防止营养不良等老年综合征的发生。

（7）讨论个体化营养干预方案：营养干预是支持治疗的核心，营养干预的手段有膳食调整、肠内营养、肠外营养三种方法，实施营养干预的通路有口服、管饲及静脉三条途径。通过前面的营养筛查与评定、老年综合评估、实验室及器械检查结果，可以确定患者是否存在营养不良、是否需要营养干预，确定营养支持的性质是补充还是替代，确定患者的能量及营养素需要量，预测营养支持的疗程，从而根据患者的实际情况，选择合适的营养支持途径。在这个过程中，需要充分征求及尊重患者及家属的价值观。

（8）告知营养干预可能遇到的问题及对策：在给予营养支持的过程中可能会遇到各种各样的问题，包括不适、并发症，充分告知患者可能遇到的问题及其对策，可以显著提高患者对营养干预的依从性。

（9）预测营养干预效果：营养干预是一项整体治疗，其疗效是确切的、可评价的，其疗效的预测和评价是整体的、多参数的，包括进食情况、实验室指标、人体测量、人体成分分析、功能评价、心理评价、生活质量评价以及生存时间。

具体到临床实践上，在老年人群中，希望通过营养干预，增加患者体重，改善患者功能状态，提高患者生活质量，延长生存时间。

（10）规划并实施营养随访：营养教育是一个长期养成的过程，所以随访十分重要。营养随访是了解营养治疗有效性和饮食摄入是否充足的重要方法，它同时还承担着一部分营养教育和营养干预的内容。

随访应该在固定的时间，由固定的营养支持小组成员负责实施，出院后1个月内，建议每周随访一次；出院后2~3个月，建议每2周随访一次，出院后3~6个月，建议每月随访一次，出院6个月后，每3个月随访一次；出现任何问题不能自行解决时，随时随访或去医院就诊。

2.膳食指导　充足及和合理膳食是维持老年人群身心健康的基础。老年人由于机体功能下降、咀嚼吞咽能力减弱等原因，准备食物及独立进餐能力下降，进餐时间延长，经口摄入逐渐减少，长期可能进展为营养不良。口服营养补充剂虽有其方便快捷、营养素全面等优点，但口感口味与真实食物仍有较大的差别，在经济上也不是最优的选择。对于长期的营养治疗，为了提高患者的依从性及生活质量，应始终尝试改善患者的膳食质量。

首先，丰富的食物种类、良好的口味、鼓励共同进餐、充足的进餐时间，良好的就餐环境，适当的用餐协助（如协助放置餐盘、切割食物等）等都有助于保证老年人的膳食摄入量。餐间增加零食、小食、点心等对于增加能量和蛋白质的摄入、改善营养状况也有积极作用。膳食强化是指使用自然食物或特殊营养制剂来增加膳食和饮水的营养密度，从而在进食相似食物量情况下增加营养素的摄入。自然食物可以选择鸡蛋、奶油、黄油、牛奶、酸奶、果汁果泥等，特殊营养制剂可以选择乳清蛋白粉、肠内营养制剂等。研究显示膳食强化可增加食物的能量和蛋白质密度，改善患者营养状况，是一种有效的营养干预措施。此外，对于存在咀嚼困难或吞咽障碍的营养风险或营养不良人群，食物性状、质地的调整可以弥补吞咽功能不足，保证充足的营养摄入。如将固体食物打碎形成糊状或泥状；通过增稠剂将汤食、饮品改造成为糊状；或者通过调整烹饪方式将食物调整为不同的性状，如鸡蛋的烹饪可以根据患者的需要制作成水煮蛋、荷包蛋、炒鸡蛋、蒸水蛋等不同形式。

（三）肠内营养（EN）

肠内营养是老年营养不良干预治疗的重要手段之一。对于存在营养不良或者营养风险，且胃肠道功能正常或基本正常的老年患者应首选肠内营养，只有肠道不能耐受或无法进行肠内营养时，才考虑选用肠外营养。在给予肠内营养前，应根据其特点制订合理的营养支持计划，以期改善营养状况，维护脏器功能，改善功能状态、生活质量及临床结局。

1. 适应证及禁忌证　老年患者肠内营养的适应证、禁忌证和成年人一致。

（1）适应证

1）存在营养风险或营养不良，需要接受营养支持的老年患者。

2）经口摄入不能或不足，各种原因致不愿经口进食。

（2）禁忌证

1）严重应激状态、血流动力学不稳定。

2）肠功能障碍（衰竭、感染、手术后消化道麻痹）、完全性肠梗阻、无法经肠道给予营养（严重烧伤、多发创伤）、腹膜炎。

3）顽固性呕吐、严重腹泻、重症胰腺炎急性期、上消化道活动性出血且出血量大。

2. 喂养途径及方法　肠内营养的喂养途径包括口服（ONS）及管饲（鼻胃管、胃、空肠造瘘管）。对于不同途径的选择原则包括以下几个方面内容：满足肠内营养需要、尽量简单方便、尽量减少对患者损害、舒适和有利于长期维持。

（1）口服营养补充（ONS）：口服营养补充是以增加能量和营养为目的，将能够提供多种宏量营养素和微量营养素的营养液体、半固体或粉剂的制剂作为饮料或加入饮品和食物中经口服用。口服营养补充剂为液态、半固体或粉状的肠内营养制剂，俗称营养粉/营养液。ONS既可作为三餐以外的营养补充，也可作为人体唯一的营养来源满足机体需要。目前口服营养补充是最常用的营养支持方法。ONS具有简单、方便、价格较低的特点，能满足老年患者口服进食的心理愿望，适合老年人群使用。当筛查和评估结果显示老年人存在营养不良或营养风险时，在饮食基础上可增加口服营养补充。

1）适应证：营养不良老年患者；存在营养不良风险及营养风险的老年患者；经口能进食、胃肠道结构及功能基本完整且需要特殊营养的人群，包括吞咽和咀嚼困难者；无意识障碍、有进食能力者；消化系统疾病稳定期能进行肠内营养者，如消化管瘘、短肠综合征、炎性肠病和胰腺炎等。

2）干预时机：存在营养风险或营养不足、常规饮食不能满足机体需求（少于目标量的 60%）的老年患者建议开始给予口服营养补充。

3）ONS 制剂的选择与准备：口服营养补充剂型多样，一般而言，ONS 的最终形态为液体形式，部分 ONS 制剂也以粉剂或半固体形式出现。根据成分可分类为整蛋白型及短肽型肠内营养制剂，而上述每一类还可以进一步分为平衡型及疾病适用型。标准整蛋白配方适合大多数老年患者。对于合并不同疾病可选择相应的疾病适用性配方，如慢性阻塞性肺疾病（COPD）患者选择高脂低糖剂型减少 CO_2 潴留风险，心衰、肾衰竭等患者选择高能量剂型以限制液体摄入量，糖尿病患者选择低糖成分或高膳食纤维剂型减少血糖波动，肠道吸收功能不全患者选择更容易吸收的氨基酸和短肽等剂型。

4）干预方法：餐间分次口服是标准的 ONS 营养干预疗法。ONS 应在餐间分次口服，每日摄入 400～600kcal 和 / 或 30g 蛋白质；对不能摄入普通食物者，建议啜饮（50～100ml/h）。ONS 的喂养应在清醒状态进行，以不影响睡眠为准。

（2）管饲：管饲营养是指对于上消化道通过障碍者，经鼻 - 胃、鼻 - 十二指肠、鼻 - 空肠置管，或经食管、胃、空肠造瘘置管，输注肠内营养制剂的营养支持方法。

1）喂养途径

①鼻胃管：鼻胃管是最常用的肠内营养管饲途径。多用于较短时间（2～3 周）接受肠内营养的老年患者。一般用于患者不耐受口服或严重呛咳或需要完全肠内营养患者。

②经皮内镜下胃造瘘术（PEG）：需要长期营养支持的老年患者，相比鼻胃管更推荐使用 PEG。对那些戴管 >4 周或需长期置管进行营养支持，尤其需要入住长期照料机构，且预计寿命 >3 个月的老年患者，在没有禁忌证和征得患者或家属意愿的前提下，应考虑经 PEG 给予肠内营养。

③经皮内镜下空肠造瘘术（PEJ）：严重胃 - 食管反流、高吸入性肺炎风险者、胃潴留或胃瘫者、接受近端胃肠道吻合的患者推荐各种途径的空肠置管技术，经皮内镜下空肠造瘘术（PEJ）是重要的实现方法之一。

2）喂养方法：管饲喂养时应上身抬高 30°～45°，喂养后维持坐姿至少 30 分钟方可平卧。在喂养前可用针筒反抽胃内物，如果抽出大于 200ml 需暂停喂养，大于 100ml 应减少喂养量。输注速度应考虑个体、胃肠道耐受性及需求量。建议输注速度从 10～20ml/h 开始，根据肠道耐受情况逐步增加。

管饲的供给方式可分为分次推注、间歇性重力滴注及连续滴注。采用何种喂养方式取决于患者的一般状况、胃肠道的耐受性、肠内营养液的性质、喂养管类型及大小、管端的位置及营养素的需要量。①分次注入：每天 4～6 次，每次 250～400ml。主要用于非危重患者，经鼻胃管或胃造瘘管喂养者。优点是操作方便，费用低。缺点是较易引起恶心、呕吐、腹胀、腹泻等胃肠道症状和误吸。②间歇重力滴注：经输注管缓慢重力滴注营养液，每天 4～6 次，每次 250～400ml，每次输注 30～60 分钟。③连续滴注：在 12～24 小时持续滴入或用输液泵保持恒定滴速，适用于危重患者或对营养液产生胃肠不耐受患者。

3）喂养制剂

①匀浆膳：匀浆膳一般由天然食物制成，将天然食物按营养要求配比，制熟、高速研磨，加水调至糊状即可。匀浆膳所含营养成分与正常饮食相似，可调制成能量充足、营养素种类齐全的平衡饮食。匀浆膳一般包括商品匀浆膳和自制匀浆膳两类。

②肠内营养制剂

A. 非要素型肠内营养制剂：也称整蛋白型肠内营养制剂，以整蛋白作为主要氮源，临床中较为常见，需要胃肠道部分或全部消化吸收，味道相对可口，渗透压接近等渗，口服与管饲均可，适用于胃肠道基本正常的患者。

B. 要素型配方：主要为氨基酸或短肽类制剂，这两类制剂无须消化即可直接吸收，不含残渣，适用于胃肠功能不全（如重症胰腺炎等）的老年患者。

C. 疾病专用配方：可分为糖尿病专用型、肿瘤适用型、低蛋白专用型、免疫增强型、肺病专用型等。糖尿病专用型肠内营养制剂配方符合国际糖尿病协会的推荐和要求，提供的营养物质符合糖尿病患者的代谢特点，适用于糖尿病患者，或一过性血糖升高者合并有营养不良，有肠道功能而又不能正常进食的患者。肿瘤适用型肠内营养乳剂是一种高脂肪、高能量、低糖类含量的肠内全营养制剂，特别适用于癌症患者的代谢需要，适用于癌症患者的肠内营养。免疫增强型肠内营养制剂富含精氨酸、ω-3 多不饱和脂肪酸和核糖核酸的高蛋白、不含乳糖和蔗糖。用于满足危重患者在应激状态的特殊营养和代谢需要。肺病专用型肠内营养混悬液是专门用于肺部疾病患者的营养制剂，是高脂、低糖类的肠内营养配方，适用于慢性阻塞性肺部疾病、呼吸衰竭、呼吸机依赖、囊性纤维化等。

4）并发症的预防与处理

①堵管：每次喂养前后用温开水或生理盐水 20～30ml 冲管；对持续输注者，则每隔4 小时用 30ml 温开水脉冲式冲管 1 次；管饲过程中严禁注入任何药物，避免堵管。若需要经饲管注药，应与管饲营养液分开时段进行；营养液使用前摇匀；当发生堵管时，及时用 20ml 注射器抽取温开水或 5% 碳酸氢钠溶液反复低压冲洗管道。也可用胰酶溶液10ml 注入管腔内保留 30 分钟，待沉淀物溶解后，再用温开水反复低压冲洗管道；当发生堵管时，可选择使用导丝疏通、使用加温器或应用营养泵等解决，但应避免捏、拧及钳夹导管等。

②腹泻：注意 EN 的温度、速度和浓度；注意无菌操作，现配现用；因肠道菌群失调引起的腹泻，推荐用含膳食纤维或益生菌的肠内营养制剂。乳糖不耐受者推荐采用不含乳糖的配方；避免使用引起腹泻的药物；低蛋白血症患者应及时纠正低蛋白血症。

③误吸：卧床者管饲采取 30°～45° 半卧位，并保持到管饲结束后半小时；检查有无腹胀；监测肠道动力；选择适宜管径的胃管；人工呼吸道者需定期吸痰和加强口腔护理；监测胃残余量（GRV），对胃动力不足或胃瘫患者建议常规监测胃残余量，尤其在管饲 48小时内每 4～6 小时监测一次；腹腔高压患者需定时测定腹腔压力，无条件的科室可用简易膀胱测压法替代。

④再喂养综合征（refeeding syndrome，RFS）：是指在长期饥饿后提供再喂养（包括经口摄食、肠内或肠外营养）所引起的、与代谢异常相关的一组表现，包括严重水电解

质失衡、葡萄糖耐受性下降和维生素缺乏等。

临床表现：RFS的电解质代谢紊乱和心血管系统并发症等，通常在再喂养开始一周内发生，而神经症状通常在这些变化之后出现。电解质紊乱主要有：低磷血症、低镁血症、低钾血症和维生素微量元素缺乏，主要有以下表现：心律失常、急性心力衰竭、心搏骤停、低血压、休克、呼吸肌无力、呼吸困难、呼吸衰竭、麻痹、瘫痪、谵妄、幻觉、腹泻、便秘等。早期无特异表现，后期可出现明显水电解质紊乱和神经症状等。

预防措施：对有风险的患者，给予 EN 期间应密切监测其代谢指标变化，营养补充应遵循先少后多、先慢后快、先盐后糖、多菜少饭、逐步过渡的原则，及时纠正机体水电解质紊乱和补充维生素 B_1，1 周后再逐渐达到目标量。

（四）肠外营养（PN）

1. 适应证及启动时间

（1）适应证：当肠内营养不能满足患者总热量的 60% 或有肠内营养禁忌（如消化道大出血、急性胰腺炎、肠梗阻等）和不耐受时，应选用肠外营养。

（2）启动时间

1）入院时营养状态正常的老年患者，EN 不能满足 60% 以上营养需求，建议 7 天后启动 PN。

2）合并中等以上营养不良的老年患者，入院后 72 小时不能正常进食或通过 EN 获得足够营养素，建议启动 PN。

3）对于老年危重症患者，PN 的启动时间应为：低营养风险（NRS 2002 ≤3 分或 Nutric 评分≤5 分），术后 7 天 EN 未能达到 60% 目标喂养量时；高营养风险者（NRS 2002 ≥5 分或 Nutric 评分≥6 分），进入 ICU 后 72 小时 EN 未达到目标量时。

2. 支持类型

（1）补充性肠外营养（SPN）：SPN 能在肠内营养支持不足时满足患者对能量和蛋白质的需求，调整氮平衡状态，促进蛋白质合成，有效地改善患者的营养状况。

目前比较一致的观点认为，需要营养支持治疗的危重症患者，在 EN 无法达到目标量的 60% 时建议给予 SPN 支持，同时逐步增加 EN 至目标量后再逐步撤除 SPN，并努力恢复口服饮食。

临床上给予 SPN 的目的是向 TEN 过渡，故 SPN 实施时间不宜过长，营养液浓度通常较低。因此，SPN 途径推荐使用外周静脉或经外周静脉的中心静脉置管（PICC），可避免或减少中心静脉导管感染等并发症。由于需要给予 SPN 的患者对 EN 的耐受程度不尽相同，因此需要结合 EN 量来计算 SPN 的氨基酸和热量供给量，个体化给予 SPN。在热量达到目标营养量时，宜适当增加补充氨基酸、维生素和微量元素的量。

（2）全肠外营养（TPN）：老年患者的胃肠功能严重障碍或无法使用肠内营养时，建议给予全肠外营养。

全胃肠外营养液的输入速度应保持恒定，不宜过快。在严格无菌操作条件下，将全胃肠外营养液的高渗葡萄糖、氨基酸与脂肪乳剂等混合装入营养大袋内经静脉滴入。全胃肠外营养输液导管，不宜作抽血、输血、输血浆、输血小板等用，并应防止回血，避免堵塞导管。输液过程中，每 2～3 天测定血电解质 1 次，必要时每天测定。注意观察有无高渗性非酮性昏迷症状，如血糖 >11.2mmol/L（200mg/dl）或尿糖超过（+++），应增加胰岛素用量，并减慢滴速。

3. 肠外营养配方

（1）糖类制剂：主要是葡萄糖制剂，常用葡萄糖制剂浓度为 5%、10%、25% 和 50%。

除葡萄糖外，还有果糖制剂。对于糖尿病和慢性肝炎、肝硬化等患者来说，果糖与葡萄糖联合输注比单用葡萄糖效果要好，但不宜大量或单独使用果糖。

（2）脂肪制剂：脂肪分子大不能直接输入静脉，必须将其制成直径小于 0.6μm 的微细颗粒乳制剂，才能供静脉输注。脂肪乳制剂按其脂肪酸组成可分为长链甘油三酯（LCT）和中链甘油三酯（MCT）两类。有多种浓度的长链脂肪乳注射液和中 / 长链脂肪乳剂，如 20% 和 30% 脂肪乳，20% 长链脂肪乳、20% 的中长链脂肪乳注射液等。脂肪乳性能稳定，副作用小，具有能量高、容积小、等渗、提供必需脂肪酸、呼吸商低、可经外周静脉使用等优点。

（3）氨基酸制剂：常用制剂含有必需氨基酸、半必需氨基酸和非必需氨基酸。常用制剂中氨基酸组成有 9 种、11 种、15 种、18 种等不同剂型。如适合肾功能不全使用的含 8 种 L 型必需氨基酸，外加组氨酸的复方氨基酸制剂；富含支链氨基酸，同时减少了芳香族氨基酸用量的肝病专用制剂等。

（4）维生素：老年患者的肠外营养处方中应包括常规剂量的静脉用水溶性和脂溶性维生素。维生素制剂不能直接静脉输注，水溶性维生素需加入 500～1000ml 液体或全合一营养液中稀释后输注，脂溶性维生素制剂则应加入脂肪乳剂后使用。

（5）微量元素制剂：短期肠外营养患者暂不会发生微量元素缺乏，但老年患者肠外营养方案中应常规添加多种微量元素制剂。

4. 输注方式

（1）全营养混合液（total nutrient admixture，TNA）：每天所需的营养物质（氨基酸 + 脂肪 + 葡萄糖 + 各种营养素）在无菌环境（层流室和层流台）混入 3L 输液袋中。

（2）单瓶输注：不具备以 TNA 方式输注条件时，采用单瓶输注方式。

（3）多瓶输注：多瓶营养液可通过"三通"或输液袋内混合输入。优点为灵活简便，适合临床状况变化较大的患者。

（4）隔膜袋：采用预混式多腔袋（multi-chamber bag，MCB）形式的商品化肠外营养。各组分即相互混合，其内含有人体代谢所需的基本营养素，且配比相对标准化。新型全营养液产品（双腔袋、三腔袋）可在常温下保存 24 个月，避免了医院内配制营养液的污染问题。能够更安全便捷用于不同营养需求患者经中心静脉或经外周静脉的肠外营养液输注。缺点是无法做到配方的个体化。

5. 输注途径　肠外营养的静脉输注途径主要分为经外周静脉输注和经中心静脉输注两种。

（1）经外周静脉输注：经外周静脉输注营养治疗是老年患者支持性肠外营养短期应用的首选途径。其适应证包括：短时间的肠外营养支持治疗；能量和氮量不高的支持性肠外营养治疗，一般营养液渗透压不超过 900mos/L，同时氨基酸浓度不宜超过 3%，葡萄糖浓度不宜超过 10%；无法经中心静脉途径给予肠外营养。

在使用经外周静脉途径的肠外营养过程中需要注意预防浅静脉炎的发生。

（2）经中心静脉输注：高渗透压（>900mOsm/L）营养液或需要长期接受肠外营养（>14 天）的患者建议通过中心静脉输注。经皮穿刺中心静脉置管适合危重症患者，锁骨下静脉途径是首选，但使用时间不建议超过 30 天。经外周静脉置入中心静脉导管穿刺风险低，感染并发症更少，是老年患者肠外营养支持的首选入径。静脉输液港可增加患者日常生活自由度，不需换药，可以沐浴，显著提高生活质量。

选择肠外营养支持静脉输注途径时应充分参考患者的病情和主观愿望以及肠外营养时间等因素。规范的导管维护技术是安全保障。

6. 并发症的监测与处理　在老年患者肠外营养实施过程中，应常规监测肝肾功能、血脂、血糖等代谢性指标，分析代谢性、机械性、感染性并发症风险，规范的预防措施可减少并发症发生。

（1）机械性并发症：包括气胸、血胸、血管损伤、臂丛神经损伤、胸导管损伤、空气栓塞、导管错位或移位、血栓性静脉炎。以空气栓塞最严重，可导致死亡。熟悉解剖及正确穿刺可预防机械性并发症。

（2）代谢性并发症：包括糖代谢异常、电解质失衡、高脂血症、脂肪超载综合征、过度喂养及容量超负荷等。

糖代谢异常包括胰岛素用量不当引起的高血糖和低血糖，以及葡萄糖用量过多引起的肝损害。预防方法包括监测血糖，注意胰岛素用量及速度。

脂代谢异常包括脂肪乳输注过多过快引起脂肪超载综合征，以及长期 PN 导致肝脏脂肪廓清能力下降，引起的 PN 相关性胆汁淤积，预防方法包括避免单瓶输注脂肪乳，脂肪配比应适宜，尽可能避免长期 PN。

PN 致肠道黏膜萎缩、肠屏障功能减退、继发性肠道细菌和内毒素移位导致肠源性感染，而早期 EN 可以预防。

（3）导管相关性感染：主要表现为突发寒战、高热，重者可发生感染性休克。预防措施为导管置入和营养液配制时严格无菌操作，加强导管护理。怀疑发生该并发症时，应立即更换输液器和营养液，并分别抽血和取营养液作细菌培养。持续发热者应拔除导管。

（五）疗效评价及随访

1. 疗效评价

（1）膳食摄入及营养素摄入情况：主要针对存在经口摄入和部分经口摄入的老年营养不良患者，针对具体营养干预方案进行蛋白质、脂肪、糖类、膳食纤维和日均能量的测算，并可附加访谈或问卷对老年患者和 / 或家属进行信息采集，信息项目可包括患者进行营养干预后的食欲状况、进食状况和主观感受。

（2）营养状况：营养状况的动态评估是营养治疗的重要组成部分，常用的评估方法有 MNA 量表、SGA 量表等。

（3）人体测量：在人体测量参数中，以体重、小腿围的变化较为敏感，因此在评价营养疗效时，测量体重及小腿围即可。

1）体重：研究对象清晨空腹，排空大小便，脱去衣帽鞋袜，仅保留较少衣物，赤足站立于体重计踏板中央，双臂自然下垂，保持身体平衡，待体重计读数稳定后再进行读数，以千克为单位，读数精确到小数点后一位。体重应连续测量两次，时间间隔为30秒，两次测量误差应小于0.1kg。以两次所测体重值的均值作为体重的最终取值。

2）小腿围：小腿围要求研究对象两腿开立同肩宽，卷起裤管，露出小腿，测量人员将软尺在被测者小腿最突出处水平环绕一周进行测量。以厘米为单位，读数时精确至小数点后一位。工作人员应连续测量两次，间隔时间为30秒，两次测量误差小于0.5cm。以两次所测值的均值作为小腿围的最终取值。

（4）肌肉力量：校准握力计，身体挺直，双脚自然分开，尽量不要使器材触碰到身体或其他物体，保持静止的状态进行测量，待握力计数字稳定后再读数。应连续测量两次，间隔时间为30秒，两次测量误差小于0.1kg。以两次所测握力值的均值作为握力的最终取值。

（5）运动功能：运动能力在临床实践中常常使用6m步速进行测量，测量方法：研究对象以平时行走速度走完6m专用步道，用秒表记录所用时间，以秒为单位，读数精确至小数点后一位。时间应连续测量两次，时间间隔为一分钟，以两次时间的平均值作为最终步行所用时间。

（6）体成分变化：选择合适的人体成份分析仪，要求参试者排空大小便，脱去外层厚重衣服、鞋、帽和袜子，除去金属饰品，按脚掌图案赤足站立于仪器踏板上，全身放松，双手手掌、手指、脚掌和脚趾紧贴相应的电极，双手自然下垂，双臂与身体分别成30°夹角，直至显示屏上的数据不再跳动，保持稳定后进行打印输出。使用仪器进行体成分分析，所测量的主要指标主要包括身体总水分、细胞内水分、细胞外水分、蛋白质、矿物质、身体脂肪、肌肉量、去脂重量、骨骼肌、体脂率、躯干去脂重量、躯干去脂率等指标。

（7）生活质量等其他老年综合评估维度：SF-36是一个评估健康状况的综合测量量表，包括躯体功能、角色功能、身体疼痛、整体健康、精力、社会功能、情感功能和精神健康8个维度。

2. 随访

（1）营养干预阶段随访

1）进行患教：实现自我营养管理。主要包括食物摄入量、营养支持记录和体质量记录。

2）每2~4周随访1次，如患者突发营养状况改变，请及时到营养门诊或老年科就诊。

（2）非营养干预阶段随访

1）进行患教：实现患者自我营养管理：记录每天摄入食物的种类和量。每天同一时间记录体质量变化。

2）每3个月随访1次，如遇突发情况，营养状况急剧恶化，应及时到营养门诊或老年科复诊。

老年人营养不良防控干预流程如下（图 2-1-5）：

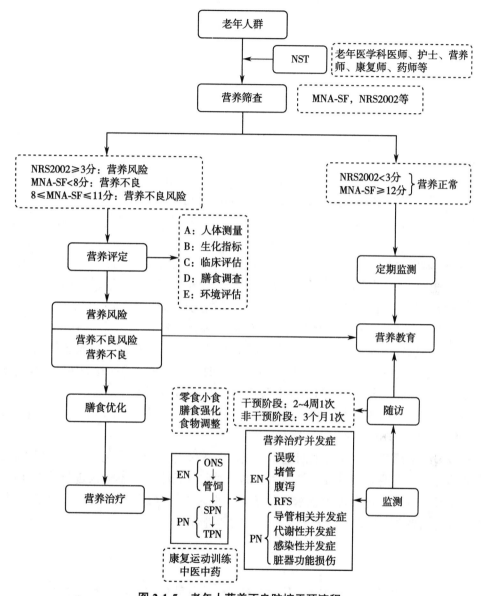

图 2-1-5　老年人营养不良防控干预流程

（六）特殊疾病的老年营养干预技术要点

1. 糖尿病　老年糖尿病患者接受营养支持治疗的适应证与非糖尿病患者一致，首选 EN，可使用糖尿病适用型 EN 配方。超重或肥胖患者不必严格限制能量摄入，应保持体重稳定。住院老年糖尿病患者营养支持中不应过度限制糖类的摄入，血糖控制水平可适当放宽，避免低血糖发生；同时也需要警惕高血糖导致的急性并发症的发生风险。

2. COPD 患者　稳定期营养不良的 COPD 患者可选择 ONS，建议采用较高脂肪比例的 EN 配方；蛋白质摄入 1.5g/（kg·d）。

AECOPD 患者营养干预首选 EN，若存在禁忌者可予以 PN；如 EN 无法满足能量需求 60%，给予 SPN。PN 处方中建议脂肪占非蛋白能量的 35%～65%，氨基酸每日 1.3～1.5g/kg 和足量微营养素。

3. 老年围手术期患者 营养状况良好老年患者术前无须营养支持，重度营养不良老年患者术前给予营养支持 10～14 天，免疫增强型 EN 有益于减少术后并发症。

老年围手术期营养支持首选 ONS，其次管饲 EN，管饲 EN 无法实施或 EN 无法提供充足的能量和蛋白质时应补充或选择 PN。ONS 应该在术后 24 小时内开始，如果 ONS 无法进行，应给予管饲 EN。

以下老年患者在手术后需要接受营养支持：术前因重度营养不良而接受营养支持的患者；严重营养不良由于各种原因术前未进行营养支持的患者；严重创伤应激、估计术后不能进食时间超过 7 天的患者；术后出现严重并发症需长时间禁食，或存在代谢明显增加的患者。

4. 吞咽障碍患者 应当基于吞咽功能分级和营养评估结果制订营养支持治疗方案。当患者存在营养风险或吞咽障碍发展达到或超过 5 级时，建议给予管饲 EN。

5. 压疮患者 对存在营养风险或营养不良的高危罹患压疮老年患者的营养支持治疗，首选富含高蛋白的 ONS；富含精氨酸、维生素 C 和锌的特殊营养素可促进伤口愈合。

6. 肌少症患者 充足的蛋白质供给和合理的摄入模式，有助于减缓老年肌少症的发生，推荐老年人蛋白质供给量为 1.2～1.5g/（kg·d）；亮氨酸可增加骨骼肌蛋白质合成率，减少合成代谢抵抗，乳清蛋白富含亮氨酸比例应占 60% 或以上。

存在营养不良或者营养不良风险的老年肌少症患者，首选 ONS；补充维生素 D 和 ω-3 脂肪酸可改善老年人的肌力下降预防跌倒。

7. 缓和终末期患者 为终末期老年人提供营养和补水的策略包括：了解患者偏好和需求和偏好。终末期老年患者以舒适为目的，而非延长生命，不建议进行营养评估和干预；支持患者饮水和进食但不强求；给予终末期患者和缓照护以减轻痛。与管饲相比，口服进食的优势之一是维护个人的尊严，可酌情进行。

第三节　老年营养不良干预技术质量控制

一、概述

营养不良干预的质量控制是为保证营养不良评估的整个过程中，各项干预措施符合质量要求所规定的一系列标准，是营养不良干预措施得当、有效的基础，是干预质量保证的前提。严格执行营养不良干预质量控制标准，能够保证不同实施人员操作的细节严谨、准确、同质化，减少和规避错误及不良事件发生的可能性，提高干预疗效，改善临床营养结局。

二、质量控制组织管理

医疗机构建立健全老年营养干预质量控制管理组织，各医疗机构应根据自身实际建立质量控制组织，负责制定规章制度与日常培训、管理，明确分工领导，配备专、兼职质控人员，落实规章制度，保证评估质量。

制定质量控制评价标准，定期开展老年营养干预质量控制督查、评估。营养筛查及评定后形成了大量患者信息数据，医务人员需及时进行归纳整理、统计分析。定期召开科室例会开展营养干预质量控制讨论，在质控小组的指导下，分析讨论患者营养干预疗效及后续随访，及时回顾总结，持续改进。质控小组至少有 2 名副高级专业技术职称的执业医师担任评估员，具有丰富老年临床营养专业知识和较强临床技能的内科（亚）专业的正高级或副高级医师担任组长。质控小组组员由社区卫生服务中心、护理院的全科医生，二级或三级医院的老年科医师代表组成。质控小组应定期对干预人员的资质、干预流程管理及营养治疗质量监控作出分析评价，提出改进意见。定期开展学术交流活动，提高小组成员和各级医师的业务水平。

三、质量控制内容

（一）结构质量控制

1. 干预机构　合适的场地设置和完好的设备设施是开展营养不良干预的物质基础，优质的人力资源配置是确保营养不良干预质量的关键。

（1）机构资质：详见第一篇第七章第三节质量控制相关内容。

（2）干预科室设置及设备

1）老年医学科

①建制、人员配备和科室设置：推荐独立建制的老年医学科，包括如下：独立建制的门诊及病房；独立建制的老年医学专业医生、护士和医技人员配备；独立功能并挂牌的老年综合评估室，位于门诊或者病房均可；相关科室设置：应设有临床营养科、内科、外科、重症医学科、麻醉科、中医科、康复科（室）、药剂科、医学心理科（室）、检验科、功能检测科（包括心电图、动态心电图、脑血流图、脑电图、肺功能等）、医学影像科（包括超声诊断和放射诊断）；宜设有疼痛科、输血科等医技科室。

②设备及其他硬件配备：基本配置：供氧装置、简易呼吸器；心电图机、心电监护仪、心脏除颤仪；输液泵、注射泵、负压吸引装置；便携式脉搏氧饱和度测量仪、快速血糖仪；轮椅、转运床（或医用平车）；营养筛查评估及干预设备：体重计、握力计、人体成分分析仪；鼻胃（肠）管及相关管路、静脉通路（PICC、深静脉导管等）；其他推荐设置老年综合评估及干预的设备。

③相应规章适度设置：国家各部门制定相应的医院及科室各项规章制度、人员岗位责任制；符合国家的感染管理规范和消毒技术规范；制定有与所开展业务相应的技术规范和操作规程；制订有跌倒、坠床、压疮及误吸等应急预案；应建立老年患者与社区卫生机构间的转移及连续性医疗制度；各种规章制度应编制成册和科学有序存档，便于抽调使用。

2）临床营养科

①独立建制的科室设置和人员配备，推荐设置为临床一级科室或者隶属临床医技相关科室。

②配置有相应的功能区，诸如营养门诊区、肠内营养配制室、肠外营养配制室、治疗膳食配制室。

③上述功能区分别配置有相关设备，如安装相应营养软件的计算机、身高体重计、握力器、皮褶厚度计、测量软尺、听诊器、血压计、代谢车、人体成分分析仪、食物营养成分分析秤。推荐设置肠内营养配制设备、肠外营养配制设备和治疗膳食配制设备。

④相应规章制度如诊疗工作制度、营养制剂制备工作制度、院感防护制度和相关的应急预案设置。

3）内镜室

①独立建制的内镜室或者依托于消化内科管理的内镜室：包括术前准备室、诊疗室和术后观察室；有满足消化内镜工作需要的设备、器械和耗材，并有专门的清洗消毒灭菌器材；配备有心电监护、除颤仪和其他监护抢救设备。

②具备完成经皮内镜下胃／空肠造瘘术（PEG/PEJ）的资质，并有既往完成的成功病例。

4）营养支持团队（NST）：依托老年医学科病房或者门诊有相对专属的多学科团队活动场所，推荐为至少承载 8～10 人的会议室，有多媒体投屏设备；相对专属电脑作为档案储存，推荐现场配有录音录像设备；活动场所有防火防盗防水防鼠等防范措施；设置专人担任 NST 秘书事务，负责定期提醒团队成员参与活动，并负责记录和整理相关资料；推荐配备或与老年医学科医疗团队共享的身高体重计、握力器、皮褶厚度计、测量软尺、听诊器、血压计、代谢车、人体成分分析仪、食物营养成分分析秤等设备。

2. 干预人员

（1）NST 人员组成：NST 应由多学科成员组成。

1）老年医学专家：发挥协助组建和管理的作用。

2）临床营养师：在营养筛查、评估和支持，尤其是营养支持方面起到关键的技术支撑作用。

3）临床药师：评估和技术性干预老年人的用药，为其营养支持和疾病诊治管理提供用药领域的支撑。

4）消化内科医师：评估和完成内镜下置管操作，为营养支持建立通道提供技术支持。

5）物理康复师：配合老年医学专家、营养师、药师等进行功能的恢复。

6）其他学科技术力量的支撑。

（2）NST 成员的资质、技术要求和相关准入

1）老年医学科医师：NST 负责人，指导 NST 的运作。对患者进行营养筛查和评估，询问病史，进行体格检查以及实验室检查；制订营养支持计划。推荐为副高以上的老年医学执业医师。

2）老年医学科护士：负责营养支持过程中的护理工作指导与监测；对营养支持输入设备的护理与监测；对患者、家属及临床护士的宣教与咨询。推荐为主管护师及以上，也可为一名主管护士以上级别搭配一名主管级别以下者。

3）临床营养师：对患者进行营养筛查，发现有营养风险的患者；负责住院患者的膳食指导，膳食结构调整；负责患者营养摄入情况的监测；负责住院患者的一般营养问题指导。推荐为中级职称以上并有丰富的老年患者临床工作经验。

4）消化科或普通外科医师：具备经皮内镜下胃/空肠造瘘术（PEG/PEJ）操作资质，并具备至少10例成功置放经验。推荐以副主任医师为主。

5）临床药师：参与静脉营养液配制；就药物配伍、用药方法等提供咨询；参与制定营养支持配方。推荐为中级职称以上并有丰富的老年患者临床工作经验。

3. 质量控制流程

营养不良干预质量控制标准流程图如下（图 2-1-6）：

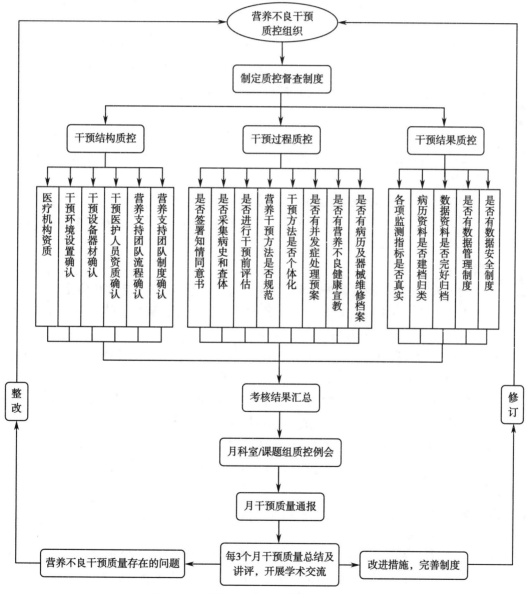

图 2-1-6　营养不良干预质量控制标准流程图

4. 运行管理　各医疗机构应根据实际情况制定相应工作规范和管理制度并认真抓好培训和落实。

（1）运行方案：见第一篇第七章第三节质量控制相关内容。

（2）患者权益：见第一篇第七章第三节质量控制相关内容。

（3）感染防控：见第一篇第七章第三节质量控制相关内容。

（4）安全体系：见第一篇第七章第三节质量控制相关内容。

（二）干预过程的质量控制

1. 营养筛查

（1）筛查对象：所有年龄≥65岁、预计生存期 >3 个月的老年人群均推荐接受营养筛查。

（2）筛查时间：只要条件具备，对于有营养风险的人群可随时开展营养筛查。老年住院患者应在入院时进行筛查。养老院中状态稳定的老年人应每 3 个月进行一次营养筛查。社区、居家老年人应至少每 6 个月进行一次营养筛查。

（3）筛查方式

1）预筛查：非自主性体质量下降（6 个月内体质量下降≥10% 或 3 个月内体质量下降≥5%）或经口进食较日常减少；若预筛查回答为"是"，则进入正式营养筛查。若回答为否，则每周复查。

2）营养筛查：采用 MNA-SF 或 NRS-2002 进行规范化营养筛查。

（4）筛查后处理：经筛查有营养风险或营养不良风险的患者建议在 1 个月内预约到医疗机构进行进一步营养评定。

2. 营养评定

（1）病史采集：包括膳食调查，疾病史与用药史，营养相关临床症状情况。

（2）人体测量：应常规记录被评估对象的性别、年龄、身高、体质量、体重指数（BMI）、腰围、小腿围、皮褶厚度等。

（3）生化指标：常规记录被评估对象的血常规、生化、血浆白蛋白、血浆前白蛋白、转铁蛋白、视黄醇结合蛋白、C 反应蛋白（CRP）等实验室指标。

（4）临床评估：临床评估内容主要包括病史、体格检查、功能评估以及药物。应详细记录患者病史、体格检查记录、功能评估数据及用药情况。

（5）营养诊断：根据采集到的病史、体格检查、辅助检查及营养评估量表得分，由老年科医师联合营养科医生作出诊断：①有无营养不良；②营养不良的程度；③是否需要营养干预；④给予何种干预措施。

3. 营养制剂

（1）肠内营养制剂

1）环境清洁消毒质量控制：宜设置独立的肠内营养配制室，洁净工作台，布局包括存储区、准备区、配制区、发放区及消毒区。每日消毒、灭菌肠内营养配制室及设备设施，定期物表取样及监测，符合医院感染管理标准要求。

2）核对制度：肠内营养制剂查验入库，核对制剂名称、规格、包装完整性、密闭性及有效期。检查配制后的肠内营养制剂有无异物、浑浊、沉淀、结晶等。严格把握肠内营养适应证及禁忌证。

3）肠内营养制剂配制、配送及保存要点：制定肠内营养制剂配制、配送及保存相关规定，肠内营养配制员按医院感染管理制度穿戴防护用品。核对患者信息，按照肠内营养医嘱配制。张贴标签于肠内营养制剂外包装显眼处，标示患者信息、关键营养成分、使用方法、输注方式、配制日期、限用日期和警示语（严禁静脉注射）等。

用密封容器运送肠内营养制剂。配送及分发肠内营养制剂时核对患者信息。肠内营养液剂密封、0～4℃冷藏保存，24小时内水浴复温使用；配制粉剂室温4～25℃干燥避光保存，2个月内使用。

（2）肠外营养制剂

1）质量控制

①配制环境：肠外营养制剂应集中调配供应；配制室每日消毒灭菌，洁净度应满足配液需求并定期监测；肠外营养制剂配制操作应在B级（ISO 5级）环境中完成；推荐采用尘埃粒子计数器测定悬浮粒子，采用沉降法评定洁净室的洁净度。

②人员要求：操作人员健康状况应满足配液要求，每年至少体检1次；操作人员上岗前应接受专业技术、卫生知识、法律法规及岗位操作技能培训等，考核通过后方可上岗；操作人员必须熟练掌握无菌操作技术，定期参加培训与考核，推荐根据实际条件利用培养基灌装测试验证操作人员的无菌操作技术。

配制方法：

人工配制顺序：①将磷酸盐加入氨基酸或高浓度葡萄糖中。②将其他电解质、微量元素加入葡萄糖液（或氨基酸）中，不能与磷酸盐加入同一稀释液中；电解质注射液也可加入0.9%氯化钠注射液或葡萄糖氯化钠注射液中。③用脂溶性维生素溶解水溶性维生素后加入脂肪乳剂中。如处方不含脂肪乳，可用5%葡萄糖溶解并稀释水溶性维生素，复合维生素制剂（同时包含脂溶性和水溶性维生素）可用5%葡萄糖或脂肪乳溶解并稀释（不同制剂的配制操作需参照说明书）。④将氨基酸先加入一次性肠外营养输液袋（以下简称"三升袋"）内，后将葡萄糖、0.9%氯化钠、葡萄糖氯化钠等液体加入三升袋内混合。⑤将含钙盐的溶液加入三升袋内混合。⑥目视检查三升袋内有无浑浊、异物、变色以及沉淀生成。⑦完成上述操作后，将脂肪乳剂加入三升袋中。⑧应一次性不间断地完成配制操作，并不断轻摇三升袋，使其混合均匀，配制完毕后尽可能排净袋中空气，悬挂以观察是否出现开裂、渗漏、沉淀、异物、变色等异常情况。⑨推荐配制完成的营养液配方用标签标明，包括总容量、成分、建议输注时间和有效期等。

自动配液设备：①以重力法为基础，设定适合的自动化配制设备（automated compounding device，ACD）限量范围；②在装配和更换药品时推荐使用条码技术验证药品，且需独立的双人核对；③导管应标记并可追溯；④如果所需组分剂量小于ACD的精度、组分与ACD存在不相容（如胰岛素与导管）、组分与组分之间存在相互作用且无法间隔，以及ACD没有足够的接口，则这些组分不可通过ACD配制；⑤严格遵守ACD

厂家的操作说明书；⑥医院信息系统应直接与 ACD 相连，不得人工转录医嘱，如无法直接相连，须使用固定格式的医嘱模板。

2）核对制度：配液相关药品查验入库，核对制剂名称、规格、包装完整性、密闭性及有效期；检查配制后的肠外营养制剂有无渗漏、异物、浑浊、沉淀、结晶等；严格把握肠外营养适应证及禁忌证，制定有效的肠外营养制剂处方审核制度。

3）肠外营养制剂配送及保存要点：张贴标签于肠外营养制剂外包装显眼处，标示患者基本信息、配制信息、制剂配方等。添加了维生素与微量元素的全营养混合液（TNA）在 24 小时内输注完毕；不含维生素与微量元素的 TNA 在室温下可保存 30 小时，2～8℃下可保存 7 天，使用前应再次对 TNA 进行目视检查。配制好的工业化多腔袋肠外营养注射液在室温下应 24 小时内完成输注。

4. 营养治疗　营养支持途径包括肠内营养（EN）、肠外营养（PN）以及肠内联合肠外营养支持，其中肠内营养包括口服营养补充（ONS）和管饲（TF）。老年人首选的营养方式是 EN。

具体内容请见本章第二节相关内容。

5. 服务质量　服务质量是在营养干预过程中，为了使患者达到良好的就医体验，提供的物质性和技术性服务。医疗机构应在醒目位置公示机构布局和营养干预基本流程，引导标识应准确清晰，不断优化服务流程，缩短患者等候时间。所有工作人员应佩戴身份识别卡，举止得体，仪表规范。应采取适宜方法对患者身份进行实名确认，条件具备时可采用身份证识别和拍照存档等方式记录患者身份信息。另外，应制定保护患者隐私的相关制度和方案，加强对患者信息的保护，完善相关设施，设置独立营养筛查及评估室，主管医师与患者或其家属进行一对一面谈，避免患者评估过程遭受外界干扰。

（三）干预结果的质量控制

1. 干预记录及数据保存

（1）制定干预记录表，建立干预对象独立的资料档案，尤其是原始资料，做到完整保存以利于溯源。

（2）对于待收集的各种源数据类型，包括干预记录表、原始病历、不良事件记录、调查问卷、实验室及影像学检查结果和其他诸如设备耗材维修维护等，医疗机构指定有资质的专业人员收集数据，并核对收集数据的准确性与真实性。

（3）数据收集由医疗机构专业人员在质控小组成员的监督下进行，参与人员要对报告数据的准确性、完整性、及时性负责。所有数据应清晰以保证其可溯源性。

（4）干预后及时整理、完善干预记录，双人录入系统形成电子化数据库，数据库应有密码保护，做好备份管理，数据库建立时应设立逻辑校对程序，确保数据安全、完整、连续、可使用。

2. 随访　制订持续而标准的随访计划，针对不同阶段，建立不同随访计划，由专人负责定期随访，持续记录和指导患者营养不良的诊疗。

（1）营养干预阶段随访

1）进行患教：主要包括记录食物摄入量、营养支持剂量和体质量。

2）每2～4周随访1次，如患者突发营养状况改变，请及时到营养门诊或老年科就诊。

（2）非营养干预阶段随访

1）进行患教：鼓励患者实现自我营养管理：记录每天摄入食物的种类和量。每天同一时间记录体质量变化。

2）每3个月随访1次，如遇突发情况，营养状况急剧恶化，应及时到营养门诊或老年科复诊。

（3）由老年科医护、临床营养师等组成的营养支持团队负责随访档案的管理。3年随访率应≥90%，5年随访率应≥70%。

四、质量控制的评价标准

（一）评价方法

营养不良干预质控标准包括三方面的内容，即结构质量、过程质量和结果质量的评价标准。结构质量旨在评估机构资质和环境条件，包括干预场地标准、干预所需设备、设施和工具要求、NST团队和组织管理等；过程质量旨在评价整个干预过程，包括选择合适的患者及干预时机、知情同意、规范干预流程、资料完整、人文关怀、健康宣教等；结果控制旨在评价干预后的数据管理、数据分析、随访观察及效率内控指标等。

质控标准主要目的是为各医疗机构建立健全营养不良干预质量控制管理（表2-1-1），其中结构质量40分、过程质量35分、结果质量25分，总分100分。根据项目评价标准进行资料抽查和现场评分，当扣分超过该项分值时，以扣完该项分值为止，不实行倒扣分。总分>90分为"优秀"；80～89分为"良好"；70～80分为"合格"。

表 2-1-1　老年营养不良干预质量评价考核标准

项目及要求	分值	考评要点	评分方法	得分	扣分原因
结构质量（40分）					
机构资质 1. 拥有《医疗机构执业许可证》 2. 有适合的名称、组织机构和场所 3. 有与其开展的业务相适应的经费、设施、设备和专业卫生技术人员 4. 有相应的机构管理规章制度	5分	查看相关证书、制度文件，实地查看	全部符合得5分 缺《医疗机构执业许可证》扣5分，其他项目缺1项扣1分		
干预场地及环境 1. 独立建制老年医学科的门诊或者病房作为工作场所 2. 独立建制的临床营养科和人员配备，推荐设置为临床一级科室或者隶属临床医技相关科室 3. 营养科中配置有相应符合标准的功能区，诸如营养门诊区、肠内营养配制室、肠外营养配制室、治疗膳食配制室	5分	实地查看	全部符合得5分 缺1项扣1分		

续表

项目及要求	分值	考评要点	评分方法	得分	扣分原因
干预设备、设施及工具 1. 干预设备、设施及工具 2. 具备相对专属电脑作为档案储存，并配有录音录像设备 3. 具备身高体重计、握力器、皮褶厚度计、测量软尺、听诊器、血压计、代谢车、人体成分分析仪、食物营养成分分析秤等设备 4. 配备相对健全的生命体征判断仪器：血压计、心电图机、指氧饱和度监测仪。配备并发症处置场所及相关设备：酒精、碘伏、纱布、绷带、吸氧设备、除颤仪、担架、轮椅、急救车等	5分	实地查看	全部符合得5分抽检出现相应设备、设施、工具缺如，每缺1项扣1分		
营养支持团队 1.NST组长由高级职称的老年医学科医师担任 2. 独立建制的老年医学专业医师、护士、临床营养科医师、有成功置入PEG/PEJ工作经历的消化内科、临床药师作为NST成员 3. 具备多学科团队治疗工作模式：联合会诊制订个体化治疗方案，定期针对干预患者开展健康宣教和讲座 4. 专人担任NST秘书事务，负责定期提醒团队成员参与活动，并负责记录和整理相关资料	5分	查阅NST团队成员名单、执业证书、培训证书、考核证明、文件记录等	全部符合得5分缺1项扣1分		
规章制度 1. 有规范化的营养治疗流程 2. 有质控小组，并有制定质控流程、质控制度 3. 有质控小组定期督查（每6个月）和不定期（每年不少于2次）抽查的记录 4. 有质控报告和改进措施记录 5. 有科室例会制度（每月1次）并有记录	20分	查看相关治疗流程、规章制度、质控流程、质控制度、质控报告、改进措施记录、会议记录、抽查记录。实地查看，访谈质控小组	全部符合得20分相关流程、制度、会议记录、抽查记录、质控报告缺如，或访谈对象对质控流程、制度不熟悉，每缺1项扣2分		

续表

项目及要求	分值	考评要点	评分方法	得分	扣分原因
过程质量（35 分）					
知情同意 患者或授权照护者签署的《知情同意书》	4 分	抽查 10 份知情同意书，实地查看	全部符合得 3 分 抽检信息缺如，每位受检者扣 1 分，3 分扣完为止		
营养筛查与评定 1. 患者是否接受规范的营养筛查并记录 2. 患者是否接受规范的营养评定并记录，记录中应包含患者的病史、人体测量结果、生化检测结果、老年综合评估等内容 3. 营养诊断是否规范、合理	6 分	抽查 10 份既往干预患者的病历，抽查营养筛查及评估记录	全部符合得 6 分 抽检信息缺如，每处扣 0.5 分，6 分扣完为止		
营养制剂 1. 有营养制剂制备工作制度、营养制剂配制场地清洁消毒制度。肠内肠外营养制剂配制室是否每日消毒、灭菌，操作规范是否符合医院管理标准要求 2. 是否制定肠内肠外营养配制、配送相关制度 3. 实地查看上述规范化制度的落实情况	10 分	查看相关规章制度、清洁消毒记录；实地查看并询问工作人员	全部符合得 10 分； 相关规章制度少一项扣 5 分，扣完为止 其他抽检信息缺如、回答不全，每处扣 1 分，10 分扣完为止		
营养干预 1. 是否制定规范化的营养治疗流程 2. 是否制定了结构化的营养干预记录表格 3. 患者是否接受了规范化的营养干预治疗 4. 制订持续而标准的随访计划，针对不同阶段，建立不同随访计划，专人负责定期随访，持续记录和指导患者营养不良的诊疗	15 分	查看相关治疗流程、抽查 10 份既往干预患者的营养干预记录、随访记录；抽查 NST 例会讨论记录	全部符合得 15 分； 相关治疗流程缺如扣 5 分 干预操作、记录、随访计划缺失或不符合规程，每处扣 2 分，15 分扣完为止		
结果质量（25 分）					
数据分析 1. NST 组长是否对营养评估报告核实确认签字 2. 营养干预记录是否完整 3. 营养干预治疗并发症及处理记录是否完整	5 分	抽查 10 份既往评估纸质资料	全部符合得 5 分 营养干预治疗、并发症记录不完整，每处扣 0.5 分，5 分扣完为止		

续表

项目及要求	分值	考评要点	评分方法	得分	扣分原因
内部质控指标 1. 至少 2 个月 1 次内部质控考核，包括但不限于下列周期性考核指标 2. 平均初始营养干预时间（d）＝入院后应该接受营养干预治疗的患者第一次接受营养治疗的平均起始时间 3. 营养干预准确率（%）＝复核后合理的营养干预例数 / 营养干预例数 ×100% 4. 诊断阳性率（%）＝诊断营养不良 / 营养风险 / 营养不良风险例数 / 营养评估人数 ×100% 5. 诊断符合率（%）＝复核诊断营养不良 / 营养风险 / 营养不良风险例数 / 初始筛查诊断营养不良 / 营养风险 / 营养不良风险例数 ×100% 6. 营养支持并发症发生率（%）＝发生营养治疗并发症患者数 / 所有接受营养治疗患者数 ×100% 7. 随访率（%）＝随访完成人数 / 受访人数 ×100% 8. 患者满意度（%）＝被抽查的干预患者满意人数 / 被抽查的受检者总数 ×100%	10 分	查看周期性考核指标登记本，实地查看	全部符合得 10 分 周期性考核指标缺 1 项扣 1 分		
随访观察 1. 是否建立合理有效的联系方式和在线沟通渠道 2. 是否有随访记录登记本，并定期进行了院外随访 3. 是否定期开展营养不良健康教育活动，包括患者讲座 4. 是否建立微信公众号 5. 是否有相应干预措施 6. 计算失访率	10 分	现场查看相应随访渠道、记录资料	全部符合得 10 分 1~5 项每项缺失扣 1 分；资料缺 1 项扣 1 分 随访受检者 1 年后的失访率大于 10% 扣 2.5 分，随访 2 年后的失访率大于 20% 扣 2.5 分		
	100 分				

质量评价考核结果：

（1）总分 >90 分为"优秀"；80 ~ 89 分为"良好"；70 ~ 80 分为"合格"。

（2）若总分低于 70 分，则判定为不合格，质控评价考核不通过，责令整改，3 个月后再行质控评价考核；若 3 个月后质控评价考核仍然不合格，则暂时取消其单位的认知功能评估资格，继续整改，每 6 个月再行质控评价考核，直至评价考核合格为止。

推荐阅读

1. VOLKERT D, BECK A M, CEDERHOLM T, et al. ESPEN guideline on clinical nutrition and hydration in geriatrics. Clin Nutr, 2019, 38(1): 10-47.

2. SCHUETZ P, FEHR R, BAECHLI V, et al. Individualized nutritional support in medical inpatients at nutritional risk: a randomized clinical trial. Lancet, 2019, 393(10188): 2312-2321.

3. MASTRONUZZI T, GRATTAGLIANO I. Nutrition as a Health Determinant in Elderly Patients. Curr Med Chem, 2019, 26(19): 3652-3661.

4. HUYNH DT, DEVITT AA, PANLE CL, et al. Effects of oral nutritional supplementation in the management of malnutrition in hospital and post-hospital discharged patients in India: a randomized, open-label, controlled trial. J Hum Nutr Diet, 2015, 28(4): 331-343.

5. COKER A, HOPANCI DB, ORUC N, et al. Effects of oral nutrition support on quality of life in cachectic pancreatic cancer patients. Clin Nutr, 2017, 36(1): 81-82.

6. BISCHOFF SC, AUSTIN P, BOEYKENS K, et al. ESPEN guideline on home enteral nutrition. Clin Nutr, 2020, 39(1): 5-22.

7. DREVET S, BIOTEAU C, MAZIÈRE, et al. Prevalence of protein-energy malnutrition in hospital patients over 75years of age admitted for hip fracture. Orth Traum Surg Res, 2014, 100(6): 669-674.

8. KAISER MJ, BAUER JM, RAMSCH C, et al. Validation of the Mini Nutritional Assessment short-form (MNA-SF): a practical tool for identification of nutritional status. J Nutr Health Aging, 2009, 13(9): 782-788.

9. DUPUY C, DE SOUTO BARRETO P, GHISOLFI A, et al. Indicators of oral nutritional supplements prescription in nursing home residents: A cross-sectional study. Clin Nutr, 2016, 35(5): 1047-1052.

10. ABIZANDA P, LOPEZ MD, GARCIA VP, et al. Effects of an Oral Nutritional Supplementation Plus Physical Exercise Intervention on the Physical Function, Nutritional Status, and Quality of Life in Frail Institutionalized Older Adults: The ACTIVNES Study. J Am Med Dir Assoc, 2015, 16(5): 439.

11. GUERRA-SÁNCHEZ L, FRESNO-FLORES M, MARTÍNEZ-RINCÓN C. Effect of a double nutritional intervention on the nutritional status, functional capacity, and quality of life of patients with chronic heart failure: 12-month results from a randomized clinical trial. Nutr Hosp, 2020, 34(3): 422-431.

12. KAUR D, RASANE P, SINGH J, et al. Nutritional Interventions for Elderly and Considerations for the Development of Geriatric Foods. Curr Aging Sci, 2019, 12(1): 15-27.

13. RASMUSSEN NML, BELQAID K, LUGNET K, et al. Effectiveness of multidisciplinary nutritional support in older hospitalised patients: A systematic review and meta-analyses. Clin Nutr ESPEN, 2018, 27: 44-52.

14. BECHTOLD M L, MIR F A, BOUMITRI C, et al. Long-Term Nutrition: A Clinician's Guide to Successful Long-Term Enteral Access in Adults. Nutrition in clinical practice: official publication of the American Society for Parenteral and Enteral Nutrition, 2016, 31(6): 737-747.

15. YANG PH, LIN MC, LIU YY, et al. Effect of Nutritional Intervention Programs on Nutritional Status and Readmission Rate in Malnourished Older Adults with Pneumonia: A Randomized Control Trial. Int J Environ Res Public Health, 2019, 16(23): 4758.

16. AVENELL A, HANDOLL H. Nutritional supplementation for hip fracture aftercare in older people. Cochrane Database Syst Rev, 2010(1): CD0018800.

17. HARVEY SE, PARROTT F, HARRISON DA, et al. A multicentre, randomised controlled trial comparing the clinical effectiveness and cost-effectiveness of early nutritional support via the parenteral versus the enteral route in critically ill patients (CALORIES). Health Technol Assess, 2016, 20(28): 1-144.

18. CAWOOD AL, ELIA M, STRATTON R J. Systematic review and meta-analysis of the effects of high protein oral nutritional supplements. Ageing Res Rev, 2012, 11(2): 278-296.

19. MARESCHAL J, GENTON L, COLLET TH, et al. Nutritional Intervention to Prevent the Functional Decline in Community-Dwelling Older Adults: A Systematic Review. Nutrients, 2020, 12(9): 2820.

20. TERP R, JACOBSEN KO, KANNEGAARD P, et al. A nutritional intervention program improves the nutritional status of geriatric patients at nutritional risk-a randomized controlled trial. Clin Rehabil, 2018, 32(7): 930-941.

21. BECK AM, DENT E, BALDWIN C. Nutritional intervention as part of functional rehabilitation in older people with reduced functional ability: a systematic review and meta-analysis of randomised controlled studies. J Hum Nutr Diet, 2016, 29(6): 733-745.

22. BALDWIN C, SPIRO A, AHERN R, et al. Oral nutritional interventions in malnourished patients with cancer: a systematic review and meta-analysis. JNCI J Nat Cancer Inst, 2012, 104(5): 371-385.

23. RAYNAUD-SIMON A, REVEL-DELHOM C, HÉBUTERNE X. Clinical practice guidelines from the French health high authority: Nutritional support strategy in protein-energy malnutrition in the elderly. Clin Nutr, 2011, 30(3): 312-319.

24. VAN WIJNGAARDEN JP, WOJZISCHKE J, VAN DEN BERG C, et al. Effects of Nutritional Interventions on Nutritional and Functional Outcomes in Geriatric Rehabilitation Patients: A Systematic Review and Meta-Analysis. J Am Med Dir Assoc, 2020, 21(9): 1207-1215.

25. SÁNCHEZ GARCÍA E, MONTERO ERRASQUÍN B, SÁNCHEZ CASTELLANO C, et al. Importance of nutritional support in older people. Nestle Nutr Inst Workshop Ser, 2012, 72: 101-108.

26. BISCHOFF SC, AUSTIN P, BOEYKENS K, et al. ESPEN guideline on home enteral nutrition. Clin Nutr, 2020, 39(1): 5-22.

27. GARIBALLA S, FORSTER S. Effects of dietary supplements on depressive symptoms in older patients: a randomised doubleblind placebo-controlled trial. Clin Nutr, 2007, 26(5): 545-551.

28. SNIDER JT, JENA AB, LINTHICUM MT, et al. Effect of hospital use of oral nutritional supplementation on length of stay, hospital cost, and 30-Day readmissions among medicare patients with COPD. Chest, 2015, 147(6): 1477-1484.

29. 于健春. 临床营养学. 北京: 人民卫生出版社, 2021.

30. 陈焰. 肠内营养的临床应用. 肿瘤代谢与营养电子杂志, 2015, 2（1）: 10-13.

31. 焦广宇, 李增宁, 陈伟. 临床营养学（供住院医师规范化培训使用）. 北京: 人民卫生出版社, 2017.

32. 中华医学会老年医学分会. 老年医学（病）科临床营养管理指导意见. 中华老年医学杂志, 2015, 35（12）: 1388-1395.

33. 中华医学会肠外肠内营养学分会老年营养支持学组. 中国老年患者肠外肠内营养应用指南（2020）. 中华老年医学杂志, 2020, 39（2）: 119-132.

34. 中国老年医学学会营养与食品安全分会, 中国循证医学中心,《中国循证医学杂志》编辑委员会, 等. 老年患者家庭营养管理中国专家共识（2017版）. 中国循证医学杂志, 2017, 17（11）: 1251-1259.

35. 中华医学会老年医学分会,《中华老年医学杂志》编辑委员会. 老年人肌少症口服营养补充中国专家共识（2019）. 中华老年医学杂志, 2019, 38（11）: 1193-1197.

36. 中国吞咽障碍膳食营养管理专家共识组. 吞咽障碍膳食营养管理中国专家共识（2019版）. 中华物理医学与康复杂志，2019，41（12）：881-888.

37. 中华医学会肠外肠内营养学分会. 成人家庭肠外营养中国专家共识. 中国实用外科杂志，2017，37（4）：406-411.

38. 中国老年医学学会营养与食品安全分会，中国循证医学中心，《中国循证医学杂志》编辑委员会，等. 老年吞咽障碍患者家庭营养管理中国专家共识（2018版）. 中国循证医学杂志，2018，18（6）：547-559.

39. 中华医学会肠外肠内营养学分会老年营养支持学组. 老年患者肠外肠内营养支持中国专家共识. 中华老年医学杂志，2013，32（9）：913-929.

40. 中华医学会肠外肠内营养学分会. 成人口服营养补充专家共识. 消化肿瘤杂志（电子版），2017（3）：151-155.

41. 毛拥军，吴剑卿，刘龚翔，等. 老年人营养不良防控干预中国专家共识（2022）. 中华老年医学杂志，2022，41（7）：749-759.

第二章　肌少症干预

第一节　概　述

近年来多项研究显示，运动、营养和药物是干预肌少症的主要手段，但三者的地位、效果、性价比、远期获益不尽相同。其中，运动干预作为非药物干预的最佳方式已被国内外多数学者认可，主要包括抗阻运动、抗阻运动联合营养补充、多种模式训练以及血流限制训练4种形式，而高强度的抗阻训练对改善老年人的肌肉质量、肌肉力量和身体功能具有最高水平的证据。此外，多种模式训练也可考虑用于预防和治疗肌少症。低强度血流量限制训练在增加肌肉力量方面比单独的低强度训练更有效，但不如高强度阻抗训练有效。为了达到良好的效果，建议以全身70%~80% 1RM（重复最大力量），每组重复8~15次，4组/d，2~3d/周，至少持续6~12周作为参考，如果条件允许，抗阻训练应该成为老年人每周例行训练的一部分。国内部分学者针对肌肉衰减综合征的运动干预方式，增加了具有中国特色的八段锦、太极拳、五禽戏、健身舞等形式。

然而，一项包括7个研究，619名参与者的综述显示，目前尚缺乏高质量的研究来证明通过锻炼可以治疗肌少症，且大部分研究均缺少对受试人群进行干预前的肌少症的统一诊断标准，所得结论有待商榷。因此，运动干预作为肌少症的治疗手段，其证据等级尚不一致。另一方面，研究显示，运动干预在改善老年人肌肉质量、肌肉力量和身体功能3个方面的效果不尽相同，可能与不同研究方案设计的异质性、样本量较少等因素有关。

营养干预也是肌少症治疗的靶点之一。比利时老年医学暨老年病学协会（BSGG）肌少症指南发展小组2021年发表的一篇关于肌少症营养干预的系统综述和荟萃分析指出，亮氨酸可以有效改善老年肌少症患者的肌肉质量，因此给予推荐。建议在阻力训练的基础上补充蛋白质，以增加肌肉质量和力量，特别是对于肥胖者，并建议持续≥24周。英国老年协会（BGS）指出，肌少症治疗方案需要考虑营养干预措施，尽管支持这一点的证据仍然有限，目前的营养建议包括优化蛋白质摄入和纠正维生素D不足。欧洲临床营养与新陈代谢学会（ESPEN）建议饮食应该提供蛋白质至少1.0~1.2g/（kg·d），如果合并营养不良，每天蛋白质摄入1.2~1.5g/kg，但这种建议是基于流行病学调查数据而非干预试验结果。

关于营养干预的研究大部分均建立在联合运动干预的基础上，相关的系统综述指出，阻抗运动与平衡运动是治疗的第一步，在运动的基础上增加营养补充，可能会改善结果。运动联合营养干预似乎是安全的，可以推荐给虚弱、肌少症甚至是健康的老年人。然而，由于现有的试验研究数量较少，且存在方法学上的局限性及偏倚风险，需要谨慎解释上述试验结果对预期的影响。亦有研究持不同观点，Miyazaki 等认为，运动联合营养干预的效果并未显著优于运动单因素干预，这一点与 Zhu 等运动联合营养干预并未呈现"叠加"效应的研究中结论相似。相比之下，国内部分类似的研究对于运动强度及营养补剂的用量等信息缺少详述，规范性尚待提高。当前，针对肌肉衰减综合征患者运动和营养干预的大规模临床试验正在进行中，如欧洲的 SPRINTT 试验（NCT02582138）等，其结果值得期待。

针对药物干预对肌少症的相关研究结论尚有争议。一项 meta 分析纳入了 10 种药物：维生素 D、脱氢表雄酮、雌孕激素复合剂、生长激素、生长激素释放激素、复合睾酮 - 生长激素、胰岛素样生长因子 -1、吡格列酮、睾酮和血管紧张素转换酶抑制药，结果显示，维生素 D 基线水平 <25nmol/L 的老年女性服用维生素 D 后，以及睾酮血清水平 <200～300ng/dl 并伴有肌肉无力症状的老年男性给予睾酮治疗，可以改善肌肉质量、肌肉力量和 / 或身体功能，其他 8 种药物均证据不足。亦有研究显示，睾酮或其他合成代谢类固醇对肌肉力量和肌肉质量有适度的积极影响，但由于不良反应如男性前列腺癌风险增加、女性男性化以及心血管事件的总体风险增加，均限制了其使用。迄今为止，FDA 尚未批准任何治疗肌肉衰减综合征的药物。关于植物性药物能否改善肌少症患者的肌肉质量亦受到关注。最近的一篇综述报道了大量对骨骼肌有作用的草药化合物。在人体研究中，一些草药化合物对骨骼肌有一定的作用，其中包括姜黄的姜黄素、茄科植物荆芥的生物碱和甾体内酯、山茶的儿茶素、葡萄籽的原花青素。但由于植物性药物的疗效以及潜在的药物相互作用和副作用比较复杂，支持这些药物在肌少症人群中使用的数据有限，尚需更多研究来证明其安全性和有效性。

第二节 肌少症干预通用技术标准

一、基本原则

（一）患者教育

1. 健康宣教　向患者宣教肌少症不仅是导致老年人跌倒、骨折、残疾、失能、住院乃至死亡等的危险因素，而且可作为心血管疾病、糖尿病、卒中、恶性肿瘤等疾病的合并症，加速上述疾病的进展。早期发现并合理干预，可有效治疗或延缓肌肉衰减综合征。

2. 签署知情同意书　根据中国国家法律法规、《赫尔辛基宣言》和《人体生物医学研究国际伦理指南》制订肌少症干预治疗的受试者知情同意书。知情同意书符合"完全告知"原则，采用受试者能够理解的文字和语言，使受试者能够"充分理解""自主选择"。知情同意书必须双方签字后方才有效。知情同意书纸质形式，一式两份，研究者保留一份，受试者保留一份。

（二）个性化管理

1. 明确老年肌少症分类　根据《中国老年肌肉衰减综合征防控干预专家共识》的诊

断标准，明确患者为肌少症或严重肌少症。

2. 评估基础疾病情况及心肺功能 根据患者既往史评估基础疾病情况，必要时行心肺运动试验，评估心肺功能，根据检查结果制订个体化运动处方。

3. 干预过程中风险评估 干预实施之前、过程中及实施后需对老年肌少症患者进行全面的风险评估，包括心肺功能、肢体运动协调性、跌倒风险、骨折风险等。针对上述风险制订应急处理预案。

（三）专业性

以老年医学科团队为基本架构，建立健全老年肌少症干预团队的组织结构。

建立健全老年肌少症干预的质量管理体系，制订质量管理方案，进行全员质量教育，增强质量意识，定期对质量管理进行监督、检查、评价，提出改进意见。

质控小组应定期开展活动，对干预人员的资质、干预措施管理、干预质量监控作出评价、分析，提出改进意见。

二、运动实施

（一）多学科团队

以老年医学科团队为基本架构，组长由老年医学科主任医师或副主任医师担任，组员由营养科医师或营养师、康复科医师或护师、社区卫生服务的全科医生、护理院的全科医生、二级医院和三级医院的老年科医师等组成。

（二）干预场所、设备和材料

1. 干预场地 干预场地应宽敞、安静、通风、温度舒适、光线良好，配备相应的健身器材及锻炼器械。各健身器材之间应相隔足够的空间，避免互相干扰。房间配备有办公桌、椅子、有记录保存病历资料的电脑、文件柜。配备相对健全的生命体征判断仪器：血压计、心电图机、指氧饱和度监测仪，配备并发症处置场所及相关设备：酒精、碘伏、纱布、绷带、胶布、吸氧设备、除颤仪、担架、轮椅、急救车等（图 2-2-1）。

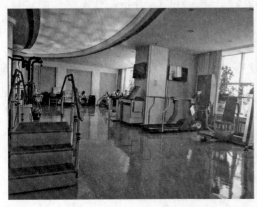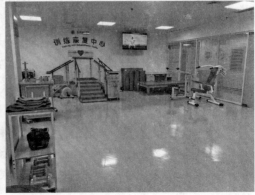

图 2-2-1 干预场地

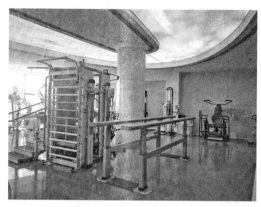
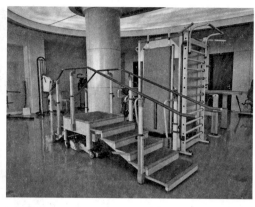

图 2-2-1（续）

2.干预记录日记卡　配备有专人负责记录和数据录入等质控工作，记录日记卡包括首次参加运动干预的"肌少症康复锻炼问卷调查""肌少症康复锻炼干预量表""肌少症营养补充干预量表""肌少症维生素 D 补充干预量表"。

3.器械和设备　包括常规的弹力带、哑铃、沙袋、弹簧、健身车、运动手环、营养补充制剂。干预所用的器械、工具，应按照规定进行检定或校准（图 2-2-2）。

（三）运动干预方法及实施

1.适宜人群　适用于存在肌少症的老年人群，骨质疏松、糖尿病、心血管疾病、卒中后遗症、营养不良等具有肌少症高风险的老年人群，以及预增加肌肉力量、改善机体活动能力、提高肌肉含量的健康老年人群。

2. 运动方案实施

（1）热身：进行主体运动训练之前进行 3～5 分钟热身运动是非常有必要的，运动前的热身一般选择慢走和关节活动，以调整身体功能和状态，从而增加运动的效能，还可以降低运动中肌肉、韧带、关节因运动损伤的可能性。

（2）抗阻训练：抗阻运动是运动干预的基础和核心部分，以渐进式增加运动强度为特点，使肌肉产生的力量能够移动或抵抗所施加的阻力，抗阻训练主要包括以下 5 个方面：

1）运动处方：可将抗阻训练分为初级、中级和高级 3 个阶段，开始时推荐以熟悉的抗阻训练流程及注意事项为主的初级阶段，时间 1～2 周，逐渐进展至中、高级阶段。

2）持续时间：每次抗阻训练建议持续 30～60 分钟，每周至少 2～3 次，两次训练的时间需间隔 48 小时。

3）运动强度：第 1～2 周的初级阶段推荐以低强度的阻力训练开始（40%～60%），1次重复最大力量（1RM），患者运动中和运动后的劳累程度进行自我评分，达到 Borg 自觉劳累程度（RPE）量表 12～14 分，可逐渐增加更高的阻力，每次增加 5%～10% 1RM阻力，在中高级阶段推荐中高强度的阻力训练计划（60%～80% 1RM）。

4）重复次数及组数：建议初级阶段每个动作重复 8～10 次为 1 组，每次进行 1～2组，组间休息 1～2 分钟，需要增加抗阻运动强度时，先增加重复次数，再增加训练负荷。

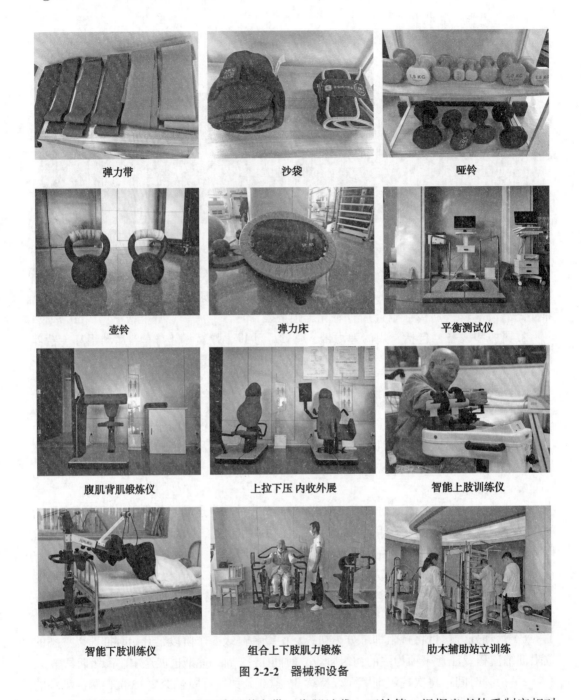

弹力带　　　　　　　　　沙袋　　　　　　　　　哑铃

壶铃　　　　　　　　　弹力床　　　　　　　　平衡测试仪

腹肌背肌锻炼仪　　　上拉下压 内收外展　　　智能上肢训练仪

智能下肢训练仪　　　组合上下肢肌力锻炼　　　肋木辅助站立训练

图 2-2-2　器械和设备

　　5）运动使用的器械：可以采用弹力带、绑腿沙袋、哑铃等，根据患者体重制定相对安全的重量阻力。

　　（3）有氧运动：有氧运动能改善老年人的心血管、呼吸系统，能帮助氧气有效、快速地运输到身体的每一个部位。有氧运动方式：如 6 分钟走、2 分钟高抬腿，还有骑功率车、健身舞，此外还可以选择我国传统的健身项目如太极拳、八段锦、五禽戏、等动作相对简单且易于实施的运动方式。其中 6 分钟走动作最为简单，无须复杂的器械、场地，运动强度、时间易于控制，个体间能量消耗差异小，因此 6 分钟走的有氧训练方式适合于老年人有氧运动健身的初始练习阶段，尤其适用于心肺耐力水平较低的老年人，6分钟走的训练方式来源于6分钟步行试验，6分钟步行试验是最常见的亚极量运动试验之一，能较好地体现出老年患者日常生理状态，评价老年患者的心肺功能储备和整体活动情况，6分钟走是一种简单易行、安全有效、接受程度高的、可重复性强的一种运动试验，因此，也可以作为可靠有效的老年人有氧运动的优先考虑的运动方式。

1）老年患者6分钟走有氧运动禁忌证：见表2-2-1。

表 2-2-1　6 分钟走有氧运动禁忌证

绝对禁忌证	相对禁忌证
急性病或绝症	静息心率 >110 次 /min
前 6 个月心肌梗死，有症状的冠状动脉疾病，或严重的心力衰竭	近 6 个月未控制的高血压（>160/100mmHg）或未控制的低血压（收缩压 <100mmHg）
近 6 个月上肢或下肢骨折	近 6 个月大型手术（需全身麻醉）或训练期间计划手术者
慢性肾脏疾病 4 或 5 期［估计肾小球滤过率 30ml/（min·1.73m²）]	由于严重的听力丧失或语言障碍而无法交流
严重的共同病态疾病，会损害参与以运动为基础的训练的能力，例如血液透析时的肾衰竭，严重的精神疾病（如双相情感障碍，精神分裂症）	水电解质异常
行动不便（没有轮椅等辅助设备无法行走）	
严重视力障碍（无法完成运动训练）	
严重的风湿病或骨科疾病，如等待关节置换，活动性炎症性疾病，或进行过髋关节或膝关节置换术	
装有心脏起搏器或严重心力衰竭或其他重大心脏病	
未控制的支气管哮喘发作	
急性呼吸衰竭	
急性传染病	
严重贫血、急性肝肾衰竭	

2）6 分钟步行训练操作流程

运动场地：室内或者室外均可，室内选择平坦长直且人流量小的硬质走廊，室外（天气好时）可选择操场，室内走廊宽度至少 2~3m，室内步行训练采用折返走形式，步行路线为 30m 长，每 2~3m 设置标志物（颜色醒目且不易绊住运动者的锥形桶），出发线、30m 处、出发点、折返点，使用颜色明亮的条带地标标示，不建议使用跑步机。

训练人员：需要对运动训练操作人员进行基本甚至高级的生命支持培训，在需要时，有医生可以及时赶到。

6 分钟步行训练所需设备：6 分钟步行训练无须复杂的设备要求，也因此被推荐为老年人有氧运动的优先选择方案，建议配备以下设备，包括计时器、圈数计数器、锥形桶用作标志转身返回点，血压计、指脉氧仪（可用运动手环代替）运动训练记录表，还必须配备急救相关设备如便携式心电监测装置、氧气源、急救药品（硝酸甘油、速效救心丸、布地奈德、沙丁胺醇等）、除颤仪等常用急救专用物品，带有靠背的椅子。

6 分钟步行训练准备工作

①首次训练前应向患者解释 6 分钟步行训练的原理及作用，告知每位患者运动训练的相关注意事项，患者仔细阅读并签署运动训练的知情同意书。

②患者不应该穿过紧、过厚的衣服，不穿拖鞋、高跟鞋或赤脚进行运动训练，最好穿着运动服装、鞋子。

③训练饮食需要配合营养干预方案，运动前不可空腹或者过量饮食。

④患者运动训练期间可使用其日常行走所需要的辅助工具（如拐杖、助行器等）。

⑤每次运动训练开始前应当测量基本体征如动脉血压、心率、血氧饱和度（SpO_2），使用 borg 量表对患者运动前呼吸和疲劳情况进行评分，并记录在运动训练记录表中，运动开始前还应该检查有无潜在的训练禁忌证。

⑥向患者交代运动注意事项，初次运动开始前应向患者示范整个运动训练过程，在折返处应当重点交代防止跌倒的可能性，并告知中途靠墙或靠椅休息及继续开始行走的方法。

⑦准备计时器、圈数计数器、血压计、指脉氧仪以及急救设备等物品就位。

⑧指导用语推荐如下："这项运动的目的是让您在 6 分钟内在规定的区域来回行走，请尽可能走得远一些"；"6 分钟时间比较长，您不可过于着急"；"不过请您记住是按照平时步行习惯和速度来步行，不要快走或跑步"；"您可能会觉得比较累，甚至气喘吁吁或筋疲力尽，您可以根据自己的疲劳或耐受程度自行减速、停止和休息"；"休息的时候可以靠在墙上，如果休息结束后觉得还可以继续就请再继续行走"；"时间到了我会提示您停下来"；"您沿着两个指示小椎体来回走动，在折返时避免跌倒"。

6 分钟行走训练执行事项：指导患者从出发标示线上开始行走，操作人员在患者行走过程中不可作出干扰患者步行节奏的行为，如跟着患者行走，突然大声呵斥等行为，运动训练过程中操作人员可以用带有均匀音调的标准用语鼓励患者，行走过程中每隔 1 分钟可以向患者报时 1 次，最后剩余 15 秒时提醒患者，6 分钟结束计时嘱咐患者停在原地不要走动。标准鼓励用语推荐如下：第 1 分钟："您走得很好，还剩 5 分钟"；第 2 分钟："您的节奏非常好，还剩 4 分钟的路程"；第 3 分钟："您做得很好，还剩一半的路程了"；第 4 分钟："您走得非常不错，还剩 2 分钟了"；第 5 分钟："继续像这样走，只有 1 分钟的路程了"剩余 15 秒时："时间到我会叫您立即停下来，当您停下来后请停留在原地等我"；6 分钟时："请停下来"。如果患者看上去十分疲惫、大汗淋漓、面色苍白，或者自诉任何主观感觉不适，应当立即让训练者靠墙、坐下或者躺下休息。如果患者在 6 分钟行走训练自行停止，可考虑用语推荐："请休息一下，如果需要您可以靠在墙上，假如还可以继续就请您尽最大努力行走"。同时监测 SpO_2、心率，询问患者停下来的原因。

6 分钟步行训练结束后完成工作：询问患者的主观疲劳程度，并用 borg 量表评估患者的呼吸及疲劳水平，记录 SpO_2 和心率、总的步行距离（精确到米），动脉血压以及患者不能行走更远的原因在运动记录表中。在患者训练结束后可以根据患者今日的训练表现对患者进行对应的鼓励和表扬，指导用语"您今天步行的节奏非常的棒，相信您下次会表现得更好"，训练场地内配备供患者饮用的淡水，嘱咐患者训练结束后留在训练场观察 10～15 分钟，患者无任何主观不适及其他体征心率、血压、血氧等异常后准许其离开。

6分钟步行训练注意事项：①首次运动前详细询问病史，根据具体情况完善相应的辅助检查来评估患者病情，如血常规、电解质、肝肾功能、凝血功能、心肌酶谱、心脏超声、心电图、肺部电子计算机断层扫描（CT）等；②患者既往慢性疾病的常规治疗方案无须停止，气管用药需要在运动前1小时内使用；③操作人员在不影响患者的步行节奏前提下对患者的SpO_2进行连续的监测；④如果患者长期接受氧疗，建议患者运动中使用自己平时使用的便携式氧气设备，尽量保证氧气来源和氧气流量与平时相同，并记录；⑤患者整个6分钟运动期间秒表都不需关闭，患者的休息或停止时间都包含在6分钟步行训练中。

6分钟步行训练信息记录：①患者基本信息数据：姓名、性别、年龄、身高、体重、BMI；②试验场地和设备；行走训练计划的走廊、操场长度、对于需要吸氧进行训练的患者应记录氧气流量和氧气来源；③6分钟步行距离；④动脉血压：休息时、运动高峰期（6分钟时）；⑤SpO_2：休息时、最低记录值、运动高峰期（6分钟时）、去饱和（静息时SpO_2与运动高峰时SpO_2之间的差异）；⑥心率：休息时、运动高峰期（6分钟时）；⑦borg量表呼吸困难评估：休息时、运动高峰期（6分钟时）；⑧行走期间停止和休息的信息；⑨操作技术人员的整体评价。

6分钟步行训练终止标准：如果患者出现以下症状应立即停止训练：①严重的呼吸困难让患者难以忍受；②怀疑是心绞痛的胸痛；③四肢出现痉挛或者主观上严重的肌肉疲劳感；④大汗淋漓、面色苍白；⑤步态失衡；⑥晕厥或严重的头晕；⑦SpO_2下降，持续低于85%；⑧收缩压≥180mmHg；⑨伴有心率加快的收缩压下降，≥20mmHg；⑩患者自觉无法耐受训练。

运动频率及时间，在进行抗阻训练的前提下，建议每次有氧运动10~20分钟，单独进行有氧运动，时长可相应延长至30~45分钟，每周至少3次。

3）运动强度：运动强度，可以用运动中患者的主观感觉-自觉劳累程度这一感觉方面来反映有氧训练的强度，小训练强度对应的感觉为"很轻松"，中等训练强度对应的感觉为"稍感费力"，较大训练强度对应的感觉为"很费力"，最大训练强度对应的感觉为"非常费力"。老年人有氧运动的强度循序渐进，以中等训练强度为主。

4）运动前评估：运动前做好全面的体格检查、病史询问，还应做好基本生命体征如心率、血压、SpO_2的检测。排查有无有氧训练的禁忌证，重点关注老年人心血管系统、呼吸系统以及运动系统有无运动禁忌证。

（4）平衡训练：可帮助肌少症患者在日常生活和其他活动中保持身体稳定性，降低跌倒风险。此类运动可分为：

1）静态平衡，指身体不动时，维持身体于某种姿势的能力，如三步势平衡、单腿站立等，建议每个静态动作从坚持10秒开始，逐渐增加至1~2分钟。①三步势平衡分别为并足站立，半足前后站立，双足前后站立，3种姿势依次进行；②单腿站立训练方法为睁眼或闭眼，双手叉腰或扶椅背，一腿弯曲，一脚站立，站立时注意力专注于脚底。

2）动态平衡，指身体在运动中保持平衡的能力，可以通过坐立坐训练、行走训练、我国传统健身方式。①坐立坐训练：帮助锻炼老年人日常从坐位到站位的平衡能力；②行走训练：有利于步速的改善，包括直线行走、倒退走、侧身走等方式；③其他训练：我国传统的健身方式，如健身舞、太极拳、五禽戏、八段锦等。训练过程中应根据具体情况适当调整、组合、变换运动方式，以免长期的单调运动训练引起老年人心理和生理疲劳。

3. 休息与放松　在进行了连续的抗阻力训练、有氧训练及平衡训练后，应当进行慢走 2 分钟 + 拉伸今日锻炼主要肌群关节、肌肉群放松活动，促进血液循环，有利于运动的持续规律进行。

4. 注意事项

（1）在有栏杆、墙壁、椅子等可支撑物附近进行练习，训练过程中方便老年人在暂时失去平衡时可以快速抓住或倚靠以保证安全；切勿在锋利物品边缘附近进行锻炼；保证训练场所宽敞、干净且没有干扰训练的杂物。

（2）平衡训练应当与抗阻力训练、有氧训练相结合，对改善老年人的平衡能力有显著的帮助，从而可以有效预防老年人跌倒。

（3）当同时需要进行抗阻力训练、有氧训练、柔韧性训练时，应该先进行平衡训练，不合适的训练顺序会导致有平衡功能受损的老年人发生意外损伤的风险增大。

5. 不良事件及处理　运动干预过程中的不良事件主要表现为：①严重的呼吸困难、大汗淋漓、面色苍白等；②心前区疼痛；③头晕、头昏或晕厥；④四肢痉挛或者主观上严重的疲劳感、疼痛感；⑤步态失衡；⑥收缩压≥180mmHg（1mmHg=0.133kPa）；⑦伴有心率加快的收缩压下降，下降幅度≥20mmHg；⑧血氧饱和度（SpO_2）下降，持续低于 85%；⑨患者自觉无法耐受训练。处理方式包括：操作者及时请患者停下休息，监测血压、心率以及 SpO_2 等生命体征，根据患者不良反应的具体情况现场作出紧急处理，必要时送往医院就诊。

（四）特殊人群运动方案

特殊人群的运动干预方案相关事项，如关节炎、高血压、糖尿病、心肺功能障碍人群、肥胖人群、运动平衡障碍人群的运动干预方法如下（表 2-2-2）。

表 2-2-2　特殊人群运动干预注意事项及禁忌证

疾病	注意事项	禁忌证
关节炎	可以选择患者日常生活常见的功能性动作来改善关节活动能力，包括站起、坐下和爬楼梯等； 训练开始阶段训练的重复次数少，强度低，持续时间短，随着患者对训练强度的适应逐渐提高训练强度、持续时间、重复次数及频率等； 一定程度的运动导致关节出现疼痛的患者可在无痛的运动强度范围内进行柔韧性训练； 以患者运动中关节出现的疼痛程度作为运动的强度参考，进行抗阻力训练时，重复次数可以从低重复次数 2～3 次逐渐增加到 10～20 次，增加时先增加重复次数再增加阻力值，每次增加 5%～10% 的阻力，增加训练强度过程中尤其关注患者的疼痛程度，不要让患者达到主观"非常疼痛"程度	避免过度用力，使用不稳定关节反复运动；如果出现与风湿性关节炎相关的晨僵，应避免早晨运动； 急性发作时避免运动； 如果患者出现不寻常或持久性疲劳、虚弱加重、运动范围减少、关节肿胀或运动后疼痛 >1h，停止运动

续表

疾病	注意事项	禁忌证
糖尿病	每周消耗的热量建议至少达到 1000kcal，根据情况可逐渐增加消耗热量至 2000kcal（相当于步行 20km），可有效地减轻体重；抗阻力训练应从较低阻力开始（40%～50% 1RM），训练时尽可能多地包含全身主要大肌群，每组动作重复次数从 5～6 次开始；禁止使用 Valsalva 方法；运动前做好全面的体格检查、病史询问，还应做好基本生命体征如心率、血压、SpO$_2$ 的检测还需要评估患者是否有心脑血管、肾脏和视觉系统等糖尿病常见并发症的危险性	避免进行高强度的抗阻力训练，可能会出现急性的高血糖效应和运动后低血糖表现，对于口服降糖药或使用了胰岛素的糖尿病患者尤其注意血糖的波动；合并有糖尿病并发症，如糖尿病肾病、视网膜病变等患者运动强度应适当降低；糖尿病合并周围神经病可能影响步态平衡，应降低抗阻训练的阻力值，并且注意患者的足部护理；如果患有自主神经病，强调做 Borg RPE 评分，监测患者的心率和血压对运动的反应、体温调节、隐匿性缺血的体征和运动后血糖水平；糖尿病合并多尿症可能出现运动后脱水和体温调节异常，运动后注意体温的变化及适当补水
高血压	高血压抗阻力训练、有氧训练重点肌群为全身大肌群运动时间及强度可根据血压的波动适当减少，运动时间可从 20 分钟开始逐渐增加至 1 小时，2～3 天 / 周，可以有效地改善血压，运动过程中严密监测血压；低、中强度的阻力训练（40%～70%）与高强度 70% 以上的抗阻力训练对于血压的控制效果是相同的；抗阻力训练应当结合有氧训练、平衡训练，运动时呼吸方式要恰当，避免采用 Valsalva 法；β 受体阻滞剂可降低心率反应和运动能力，其他降压药物有可能影响体温调节；因此运动后患者应有适当的放松运动，以防过低血压出现	
过度肥胖	建议的训练肌群也是大肌肉群，在可承受范围内可以适当地增加训练的强度、总的能量消耗、训练时间可以适当延长 10～15min，每周运动天数可考虑增加 1～2d；初始训练阻力值仍为低阻力 40%～50% 1RM，逐渐增加阻力值及重复次数，阻力值可考虑增加至 80%～90% 1RM，可以帮助患者快速消耗热量；训练强度、重复次数、持续时间也并非必须增加至高于普通患者水平，也要考虑患者耐受性、训练效果、体重控制情况及依从性等	为防止矫形外科性损伤，必要时，抗阻训练有氧运动可保持或低于通常所推荐的强度和持续时间，同时应进行非承重有氧运动或交替运动形式；对于过度肥胖的患者要注意训练器械（如平衡车、健身车）的承重安全性，适当作出调整，比如用自由重量代替器械重量；过度肥胖的患者运动过程中体温可能出现高热的可能，应及时补充一定的水分，避免穿着过厚过紧等不利于散热的衣服

续表

疾病	注意事项	禁忌证
骨质疏松症	重点在于改善平衡和功能性； 抗阻训练有氧运动，2~3d/周，平衡训练，5~7d/周；日常生活功能训练（例如站起、坐下、爬楼梯、行走）； 抗阻训练的强度可适当降低5%~10% 1RM； 运动中出现疼痛将会严重影响训练的计划，患者疼痛感需要重点关注	
外周血管病	外周血管病患者患有心血管病风险较高，患者在运动前应当进行充分心血管系统、呼吸系统的功能评估，可考虑做运动应急试验	
肺部疾病	训练的频率建议为3~5d/周，对于有肺部功能性容量损伤的患者，推荐每日都进行运动，组间及项目间休息时间可适当延长3~5min，直到逐渐减少运动间歇时间至1~2min； 正式运动训练开始前应教会患者使用心率呼吸量表评估运动强度，达到主观"稍感费力"程度即可，操作人员根据患者的评估情况对训练计划作出一定的调整； 推荐6分钟走训练，也可以选择固定自行车运动； 运动中注意呼吸的调整，肩胛带和上肢肌肉的RE是很重要的	
运动平衡障碍	针对具有平衡障碍的人群可以充分发挥我们传统的健身项目如太极拳、八段锦、五禽戏等； 训练时在有栏杆、墙壁、椅子等可支撑物附近进行练习，训练过程中方便老年人在暂时失去平衡时可以快速抓住或倚靠以保证安全	

三、营养实施方案

（一）适宜人群

由于老年人蛋白质及各种营养元素的摄入量减少会直接导致肌肉质量和肌肉力量下降，所以营养不良是肌少症发生的主要病因之一，营养素缺乏及其导致的肌蛋白合成降低是肌少症发生和进展的重要原因，也是其干预的主要靶点。现阶段营养支持治疗仍是肌少症的主要干预措施之一。对能量摄入不足的老年肌少症患者，应及时予以营养干预。

推荐所有肌少症和可能肌少症的老年人进行必要的营养筛查，如使用微型营养评估量表（mini-nutritional assessment，MNA）进行营养状况的评估。了解老年人的膳食习惯、咀嚼功能、食物摄入量和体质量的变化，以及是否存在其他影响营养的疾病，以便及早发现营养不良，及早干预，避免不良预后。对于住院的严重肌少症患者，建议检测营养生化指标如白蛋白、前白蛋白、转铁蛋白、视黄醇结合蛋白等。推荐所有存在营养不良或营养风险的肌少症患者在自由进食的同时，进行营养补充。

（二）营养教育及膳食指导

良好的营养摄入可以帮助延缓以及治疗增龄性的肌肉质量、肌肉力量和肌肉功能下降。合理膳食是防治肌少症的主要干预手段之一，饮食调节可直接影响到个体肌肉质量和力量。因此，要从根本上有效防治肌少症的患病风险，必须重视膳食营养因素。

加强对老年肌少症患者的营养教育及膳食指导，应宣教适量的蛋白质和热量摄入的重要性，向肌少症患者强调健康的饮食结构以及其他影响营养摄入的因素如药物的重要性，引导老年人建立科学的饮食观，维持健康的生活方式，做到食物多样、合理平衡膳食，提倡老年人根据营养情况和健康情况坚持合理的营养补充及适宜的体力活动，并增加其依从性。从而支持老年人的健康和积极的老龄化。

合理的营养干预可以在纠正营养不良的同时，通过优质蛋白摄入量及比例的提升促进骨骼肌合成，通过必需氨基酸的有效补充提高肌肉蛋白合成效率，通过维生素 D 的必要补充改善肌肉和骨骼功能。目前针对原发性老年肌少症，较为统一的建议是综合营养支持与运动干预，以此可能较有效地促进衰老个体的骨骼肌蛋白质合成并预防或延缓肌少症。

（三）营养干预成分

1. 蛋白质　骨骼肌肌量的稳定主要依赖于肌蛋白合成与分解代谢的动态平衡，二者失衡会导致老年人出现衰弱、肌少症等一系列老年综合征。老年人的蛋白质合成效率下降，线粒体蛋白和骨骼肌重链蛋白合成速率的降低导致了骨骼肌蛋白合成的不断下降，需要比年轻人更多的蛋白质进行肌纤维的合成，但老年人的口腔咀嚼功能下降，胃肠道消化功能明显减退，特别容易产生蛋白质的摄入不足，导致肌肉质量和力量明显下降。蛋白质的摄入量直接决定着血液中氨基酸的浓度和持续时间，而血液中氨基酸的浓度和持续时间又影响着骨骼肌蛋白质的合成速率。膳食蛋白质、氨基酸不仅是构成肌肉蛋白质合成的物质基础，也是肌肉蛋白质合成的促进剂，因此，蛋白质摄入量与肌肉的质量和力量呈正相关。研究表明随着年龄的增长，补充足够的蛋白质对于维持肌肉功能状态是至关重要的。口服氨基酸可有效抑制蛋白质的分解，使机体由分解代谢转向合成代谢。另外，口服氨基酸，机体合成类激素和细胞因子增加，可以提高机体合成代谢，促进蛋白质合成增加瘦体质量。因此，加强蛋白质营养是防治肌少症的重要举措，推荐所有存在营养不良或营养风险的肌少症患者在自由进食的同时，进行蛋白质补充。

（1）蛋白质摄入量：在肌肉减少症的老年患者中需要每天至少消耗 1g/kg 体重的高质量蛋白，如果运动，还需更多的蛋白摄入。老年人在较低剂量的蛋白质补给时，具有合成阻力的特性，即在相同剂量的蛋白质补给，老年人较青年人肌肉蛋白质合成的速率要明显变慢，但在高剂量补给时，老年人与年轻人就没有差别。因此，老年肌少症患者需要更多的蛋白摄入。每日蛋白质 1.4g/kg 体重（或更多）的摄入量对预防肌肉衰减的有效性得到认证，能抵消蛋白质合成率下降的影响。然而我国大部分的老年人蛋白质摄入量低于此标准。

因此，推荐对于我国非肌少症的 60 岁及以上老年人建议每日摄入 1.0～1.2g/（kg·d）的蛋白质以预防肌少症的发生；对于明确诊断的肌少症患者建议每日蛋白质摄入量达到 1.2～1.5g/（kg·d）；其中优质蛋白质比例最好能达到 50%，优质主要是指动物蛋白和乳清蛋白。而对合并严重营养不良的肌少症患者每日蛋白质则需要补充到 1.5g/（kg·d）以上。

（2）蛋白质的分配：建议将蛋白质摄入需平均分布于每日的 3～5 餐中。均衡分配比集中在晚餐能获得最大的肌肉蛋白质合成率。早期核素示踪研究显示，餐后机体蛋白质合成显著增加的主要原因是肌肉蛋白质合成速率的增加，几乎占整个机体所增加蛋白质的一半。后续研究表明，进食糖类、脂肪和蛋白质的混合膳，肌肉蛋白质合成的增加主要是蛋白质或氨基酸的作用，而这一刺激作用大多要归因于必需氨基酸。另有研究显示，进餐促进肌肉蛋白质的净合成主要是刺激肌肉蛋白质合成，抑制肌肉蛋白质分解的作用则较小。进餐后蛋白质合成代谢反应是短暂的，进餐后 1～4 小时肌肉蛋白质合成速率增加而分解速率下降，餐后 4 小时肌肉蛋白质合成速率下降。故经常摄入高蛋白的食物对增加肌肉蛋白质是必需的。在进行身体活动后，摄入相当于一餐中蛋白质的量时，可以弥补老年人蛋白质合成不足，使肌肉蛋白合成率与年轻人相似。在日常膳食和锻炼的基础上，每天额外补充 2 次，每次摄入含有 15～20g 蛋白质的补充剂［有时伴有其他营养物质，提供额外每餐 200kcal（836.8kJ）］，对预防虚弱老年人的肌肉衰减和改善肌肉衰减综合征患者的肌肉量、强度和身体组成，以及改善身体功能和平衡性有一定作用。

（3）蛋白质来源：为了解决老年人膳食蛋白质供给的不足，蛋白质、氨基酸及蛋白合成促进剂的补充是克服老年人摄食减少和消化吸收能力下降，防治肌少症的更为有效的方法。膳食蛋白质的质量对肌肉蛋白质的合成比供给量更重要。膳食蛋白质的质量有两个关键因素，一是膳食蛋白质中必需氨基酸含量，特别是亮氨酸含量；二是膳食蛋白质的消化、利用率，消化率和利用率高的膳食蛋白质无疑更有利于促进膳食蛋白质的合成。乳清蛋白是存在于牛乳清中的一类优质蛋白质，氨基酸组成与世界卫生组织人体必需氨基酸需要量模式相近，消化和吸收利用率高，特别是富含支链氨基酸，对减缓老年人骨骼肌丢失，防治老年肌肉衰减综合征有重要作用。研究证实，补充乳清蛋白能增加饱腹感，促进脂肪的减少，以及增加脂肪氧化功能的特性。乳清蛋白富含亮氨酸和谷氨酰胺，亮氨酸是全身和骨骼肌蛋白质合成的重要调控因子；而谷氨酰胺可增加肌肉细胞体积，抑制蛋白分解；包括保护细胞免受氧化应激及维持免疫系统功能等。乳清蛋白补充剂对老年人餐后补充必需氨基酸至关重要（图 2-2-3）。

亮氨酸是人体重要的必需氨基酸，有助于老年人机体的蛋白合成。研究表明，老年

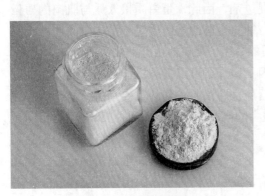

图 2-2-3　乳清蛋白粉

人的肌肉可能对摄入的食物蛋白质合成反应较为迟钝，数据显示摄入亮氨酸可以逆转老年患者肌肉蛋白合成对氨基酸或蛋白质摄入的迟钝反应；此外，亮氨酸具有抗蛋白质分解作用，因此可以通过抑制蛋白质的分解来增加蛋白质的合成代谢。富含亮氨酸等支链氨基酸，不仅是蛋白质合成的底物，同时通过活化并调节蛋白质周转的细胞信号，可与胰岛素一样调节骨骼肌蛋白质合成，更有益于预防肌少症。摄入富含亮氨酸的优质蛋白质，协同其他营养物质可有利于促进蛋白质合成、减少肌少症的发生，逆转老年人肌肉质量和功能的下降。

　　β-羟基-β-甲基丁酸（HMB）是一种亮氨酸及其酮酸 α-酮异己酸的代谢产物，在人体内自然存在于骨骼肌中，亮氨酸和 HMB 都被认为是有效的蛋白质合成促进剂。HMB 是蛋白质调节中的关键活性代谢产物，对骨骼肌的影响主要有 5 个方面（图 2-2-4），即：①抑制蛋白质分解，降低肌肉降解；②内质网钙释放增加；③骨骼肌脂肪含量降低；④氧代谢增加；⑤刺激卫星细胞，促进肌肉再生等。HMB 目前已经成为预防和治疗老年人肌肉衰减综合征的潜在补充。HMB 在食物中的含量很低，而且亮氨酸向 HMB 的转化率也很低，因此从正常的饮食中很难获得足够 HMB 含量，但是 HMB 在老年人肌肉减少症管理中却具有重要作用。

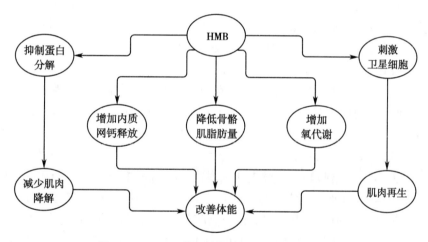

图 2-2-4　HMB 补充对骨骼肌的 5 个主要作用

　　推荐肌少症患者，补充乳清蛋白是较好的选择。补充量为每天 30g，如果补充 35g 则会取得更好的效果。同时亮氨酸的最低摄入量为 55mg/（kg·d）。此外，补充 HMB 对于肌少症具有有效的预防与治疗作用。在医院内的抗阻力训练联合营养补充包括支链氨基酸、维生素 D、乳清蛋白和 HMB 强化牛奶，可显著提高躯体功能、肌肉质量和力量。

　　不同蛋白质在体内消化、吸收、分布及排泄等代谢方式不同，摄入体内后其生理功能也不同。研究表明，蛋白质消化利用率是影响肌肉蛋白质合成的独立影响因子。对老年人而言，蛋白质/氨基酸的补充量必须考虑个体的代谢负担，如进行抗阻锻炼后给予含有乳清蛋白和酪蛋白的牛奶，其消化利用率对机体蛋白质合成的作用强于含有大豆蛋白的豆浆。应宣教适量的蛋白质和热量摄入的重要性，通过教育来改善肌少症患者蛋白质摄入的依从性（图 2-2-5）。

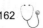

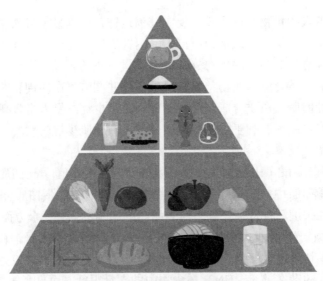

图 2-2-5　老年人膳食结构图

2.脂肪酸　n-3 多不饱和脂肪酸（n-3 polyunsaturated fatty acids，n-3 PUFAs）亦称为 ω-3 多不饱和脂肪酸，主要包括 α- 亚麻酸、二十碳五烯酸（eicosapentaenoic，EPA）和二十二碳六烯酸（docosahexaenoic acid，DHA），对老年人肌少症的预防有积极作用。DHA、EPA 可以由 α- 亚麻酸在体内转化而成，但效率不高，食物是 DHA、EPA 的主要来源。DHA、EPA 的食物来源有鱼类（尤其是海鱼）、海鲜、蛋黄、藻类等，其中首推鱼类。n-3 脂肪酸可以通过增加骨骼肌中胰岛素利用氨基酸和葡萄糖的敏感性，可刺激老年人骨骼肌蛋白合成增加，对肌少症的防治起到积极作用。此外，研究表明，n-3 脂肪酸具有调节炎性因子及抗氧化应激的作用，补充 n-3 脂肪酸尤其是 EPA 和 DHA 可以降低 IL-1β、IL-6、TNF-α 和 C 反应蛋白等炎症因子的释放，而炎症因子又是肌少症的重要发病原因，由此推论 n-3 脂肪酸可缓解老年人肌肉蛋白合成抵抗现象，能在一定程度上防治肌少症。一项随机对照研究表明给予老年人补充 n-3 脂肪酸对肌肉蛋白合成基础率无显著影响，但扩大了高血浆氨基酸状态以及高胰岛素状态引发的肌肉蛋白质合成效应。

现有研究表明老年人膳食中 n-3 脂肪酸的摄入量可能存在不足，每天食用 1.27g n-3 脂肪酸或每周食用 1 份多脂鱼与更高的骨密度、更大的腿部力量和较低的从椅子站起的时间有关。目前已有研究显示，在进行肌肉力量训练中只单纯补充脂肪酸没有显著效果，多不饱和脂肪酸通过与抗阻运动或其他营养物质联合使用能使老年人肌力和肌肉蛋白的合成能力显著提高。因为 n-3 脂肪酸具有安全、容易获取等特点，适用于老年人的长期干预，所以，n-3 脂肪酸可以作为肌少症的预防及改善肌少症有关的功能损害的有效手段。

根据国内相关专家共识建议对于肌肉量减少和肌肉功能衰减的老年人，在控制总脂肪摄入量的前提下，应增加深海鱼油、海产品、亚麻籽油等富含 n-3 多不饱和脂肪酸的食物摄入。我国推荐的老年人膳食脂肪的宏量营养素可接受范围（acceptable macronutrient distribution ranges，AMDR）与成人相同，为总能量摄入（E）的 20%～30%；老年人 n-3 多不饱和脂肪酸的适宜摄入量（AI）为 0.60% E；EPA+DHA 的 ADMR 定为 0.25～2.00g/d。膳食中 EPA/DHA 主要来源于鱼类和藻类，特别是深海鱼。但是由于 n-3

脂肪酸的防治作用及相关机制尚未完全明确，还需要进一步探索其在老年肌少症人群中使用的最佳剂量与最佳时机。

3. 维生素 D 维生素 D 是一种脂溶性维生素，是维持高等动物生命所必需的营养素，最主要的是维生素 D_3 与 D_2。前者由人皮下的 7-脱氢胆固醇经紫外线照射而成，后者由植物或酵母中含有的麦角固醇经紫外线照射而成。维生素 D 羟化形成有活性的 1,25（OH）$_2$D 后运送至靶器官发挥作用，主要功用是促进小肠黏膜细胞对钙和磷的吸收。老年人群由于身体活动受限阳光暴露不足及膳食摄入不足，每日维生素 D 摄入量达不到推荐标准，血清维生素 D 水平普遍较低，仅达到成年人的 25% 左右。在我国国民中维生素 D 缺乏现象普遍存在，在北京和上海进行的两次大规模调查表明，有高达 70%～90% 的调查者血清 25（OH）D 的浓度低于 50nmol/L。老年人维生素 D 缺乏并非由单一因素导致，除了饮食摄入不足，身体活动受限导致的紫外线照射不足外，药物相关因素以及老年共病等多种基础疾病相互作用也可引起。维生素 D 缺乏症的通用定义为血清 25（OH）D<25nmol/L，而维生素 D 不足通常被认为血清 25（OH）D<50nmol/L。

近期多个流行病学研究均证实了维生素 D 在保持和提高老年人肌肉力量和功能，运动能力和生活独立性作用。维生素 D 对肌肉功能有直接的影响，合并低维生素 D 的老年男性、女性发生肌肉衰减的风险是正常维生素 D 水平者的 5 倍。一项大型前瞻性研究显示，在 65 岁以上的老年人中血清维生素 D 低于 10ng/ml，其运动能力、下肢肌肉力量较正常者明显降低。另一项在 85 岁以上高龄老年人的研究中，经过 5 年的随访观察，维生素 D 水平与老年人的肌肉力量和运动能力密切相关。随机对照试验显示，补充维生素 D 400～800U/d 可有效改善老年人的四肢肌力、起立步行速度和肌肉力量，减少跌倒；一项涉及 70 岁以上老年人社区研究中，经过 12 个月日常钙剂和维生素 D 补充，相对于对照组，治疗组肌肉力量和运动能力分别提高了 27% 和 39%。一项 Meta 分析显示，老年人维生素 D 补充剂量达到 700～1000U/d 可使跌倒风险降低 19%，血清 25（OH）D 浓度低于 60nmol/L 或补充剂量低于 700U/d 可能无法降低老年人摔倒风险，维生素 D 的补充降低老年人跌倒风险的效果在那些低血清维生素 D 水平人群中效果更明显。维生素 D_2 与维生素 D_3 补充对血清维生素 D 水平具有同样的影响。多项研究提示维生素 D 的摄入的确可以降低老年人群跌倒的风险，但额外补充高剂量维生素 D 并不能改善患者的下肢活动功能，甚至会增加发生跌倒的风险，还需要进一步探索其在老年肌少症人群中的最佳剂量。

在老年肌少症患者中不推荐常规补充维生素 D，建议检测所有肌少症老年人体内维生素 D 的水平，当老年人血清 25（OH）D<50nmol/L 时，可考虑予以补充。根据《肌肉衰减综合征营养与运动干预中国专家共识》推荐，维生素 D 水平低下的老年肌少症患者需补充维生素 D，推荐剂量为 15～20μg/d（600～800U/d）；维生素 D_2 与维生素 D_3 可以替换使用；2019 年中华医学会老年医学分会制定的《老年人肌少症口服营养补充中国专家共识》，建议老年肌少症患者可选择维生素 D 含量较高的营养制剂以满足患者对维生素 D 的需求，必要时可单独额外补充。对肌少症患者，维生素 D 的补充应使血清 25（OH）D 的浓度维持在 50nmol/L 以上；而针对跌倒风险较高的肌少症患者，则建议维持在 >75nmol/L。

维生素 D 与亮氨酸和胰岛素具有协同作用，可共同刺激肌肉蛋白质合成。有研究发现，维持血 25（OH）D>50nmol/L 和蛋白质摄入量 >1g/（kg·d），肌少症患者才能获益。

因此，提倡针对肌少症的综合性预防措施，建议营养干预措施应重点关注适量的蛋白质和维生素 D 摄入，并与运动锻炼相结合，这将有助于提高肌少症患者的肌肉质量，减缓患者发展至失去独立活动能力的时间。因此，鼓励老年人增加户外活动，多晒太阳；适当增加深海鱼类、蛋黄和动物肝脏等维生素 D 含量较高食物的摄入将有助于提高老年人血清维生素 D 水平，预防肌肉衰减综合征。

4. 口服营养补充

（1）口服营养补充（oral nutrition supplementation，ONS）与肌少症的国内外研究现状：ONS 制剂含有蛋白质、氨基酸、糖类、脂肪、各类维生素、矿物质及微量元素等成分，使用方便、安全，符合生理，适合经口进食的老年肌少症患者，包括肌少症前期患者。

口服营养补充可有效预防身体虚弱老年人的肌肉衰减和改善肌肉衰减综合征患者的肌肉质量、强度和运动能力。根据营养评估结果给予足够的能量摄入是保证肌肉量和肌肉质量的必要条件。在饮食基础上进行口服营养补充可增加其能量和蛋白质摄入，有助于减少肌肉丢失、缓慢持续增加体重、加快康复。多个老年人的前瞻性研究表明，ONS 可使有营养不良风险的老年人肌少症发病率降低，同时伴有营养不良者严重并发症与再住院率的下降。肠内营养干预可以改善肌少症患者的骨代谢，增加患者的骨骼密度，缓解疼痛症状，提高运动能力，显著改善患者的生活质量。

因此，推荐所有存在营养不良或营养风险的肌少症患者在自由进食的同时，进行口服营养制剂的补充，并根据病情个体化选择适宜的肠内营养制剂。应选择高氨基酸 / 蛋白质含量、高维生素 D 含量、高多不饱和脂肪酸（主要是高 ω-3 脂肪酸）、高抗氧化素含量的制剂，尤其应将必需氨基酸含量作为首要选择标准。鉴于目前临床上所使用的口服营养补充制剂多为整蛋白型，我们推荐摄入以动物蛋白（如乳清蛋白、酪蛋白等）为其主要蛋白质来源的口服营养补充剂。

（2）干预时机及方案：当肌少症患者（包括肌少症前期人群）进食量不足推荐目标量 [20～30kcal/（kg·d）] 的 80% 时，推荐口服营养补充。口服营养补充制剂摄入量为 400～600kcal/d，应在两餐间或运动后服用，或 50～100ml/h 啜饮。研究显示，每次摄入 15～20g 富含必需氨基酸或亮氨酸的蛋白质及 200kcal（836.8kJ）左右能量，将有助于克服增龄相关的肌肉蛋白质合成抗性，对预防虚弱老年人的肌肉衰减和改善肌肉衰减综合征患者的肌肉质量、强度及功能，以及改善身体功能和平衡性有一定作用。当制剂不能满足患者维生素 D、ω-3 脂肪酸等的需求时，可额外单独增加相关营养素的补充。有吞咽障碍（洼田饮水试验 3 级及以上）、消化道梗阻、腹泻、消化道大出血、严重应激状态、严重代谢紊乱等禁忌使用。

（3）口服营养制剂的形式与准备：对于肠内营养制剂，许多患者存在这样一个误区：营养粉 = 蛋白粉。这两者虽然看着相似，却是完全不同。肠内营养粉是一种特殊医疗食品，主要成分有氮源（氨基酸、短肽、整蛋白）、脂肪、糖类、微量元素、维生素、电解质和矿物质等，有助于身体免疫力的提高，适合能量摄入不足或有进食障碍但又需要高能量补充的患者；而蛋白粉主要成分只有蛋白质，适用于单纯蛋白质摄入不足的人或是作为需要高蛋白饮食的人群的一种膳食补充。ONS 应遵循循序渐进的原则，啜饮、分次口服或加入日常饮食中，少量慢速开始并逐渐递增到目标量，温度一般以 40～50℃为宜。浓度应根据各种不同类型的 ONS 制剂而定,可由稀到浓,具体根据患者的胃肠道适应性调整。

老年人体内氧化应激损伤可致骨骼肌代谢异常,最终导致老年人肌肉功能紊乱。补充适量的抗氧化剂可助老年人维持内环境稳定和线粒体功能,从而预防肌肉衰减综合征的发生和发展。因此,鼓励增加深色蔬菜和水果以及豆类等富含抗氧化营养素食物的摄入,以减少肌肉有关的氧化应激损伤。适当补充含多种抗氧化营养素(维生素 C、维生素 E、类胡萝卜素、硒)的膳食补充剂。

(四)肌少症合并其他疾病的口服营养补充

口服营养补充剂型多样,可根据患者疾病不同选择适当的 ONS 剂型。

1. 肌少症合并糖尿病　糖尿病状态下,胰岛素抵抗、氧化应激及内质网应激、脂质异位沉积、晚期糖基化终末产物累积、神经病变及长期用药等因素均可打破骨骼肌的合成与分解平衡,使肌蛋白合成减少,分解增加,骨骼肌肌量损失,从而进一步引起肌少症的发生。合并糖尿病的肌少症患者,可使用对血糖影响小的糖尿病专用配方,如肠内营养乳剂(TPF-D)或肠内营养混悬液(TPF-DM)(图 2-2-6)。

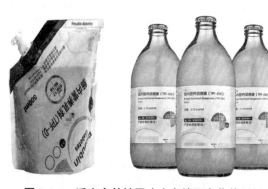

图 2-2-6　适宜合并糖尿病患者的肠内营养制剂

2. 肌少症合并心功能不全　长期的肺循环及体循环瘀血,可造成食欲下降、无法进食等症状,随病程的发展多数患者出现营养不良、负氮平衡状态,严重影响患者生活质量,且在老年肌少症患者中更为多见。合并心功能不全者应选用高能配方,避免摄入过多的液体量。肠内营养乳剂(TPF)、肠内营养乳剂(TP-HE)、肠内营养混悬液(TPF)均为 100ml 含有 150kcal 的能量,适合需要高能量及液体入量受限的患者(图 2-2-7)。

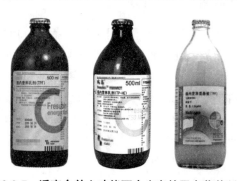

图 2-2-7　适宜合并心功能不全患者的肠内营养制剂

3. 肌少症合并恶性肿瘤　恶性肿瘤是慢性消耗性疾病，患者常表现为瘦体质量进行性下降、肌力下降和肌肉功能减退。合并恶性肿瘤的肌少症患者，可选择高脂肪、低糖类含量、富含 n-3 脂肪酸等的配方，如肠内营养乳剂（TPF-T）或肠内营养乳剂（TPF）（图 2-2-8）。

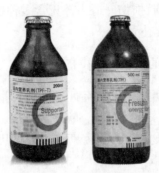

图 2-2-8　适宜合并恶性肿瘤患者的肠内营养制剂

4. 肌少症合并其他疾病　合并肝功能不全者宜选用含中链甘油三酯的配方；合并肾功能不全者可选用富含优质蛋白配方；慢性便秘患者则需要富含膳食纤维的配方。肠内营养乳剂（TP-HE）富含高中链脂肪酸，适宜合并肝功能不全的肌少症患者；肠内营养乳剂（TPF）含丰富的膳食纤维，有利于维持患者肠道结构和功能，适宜合并便秘的肌少症患者（图 2-2-9）。

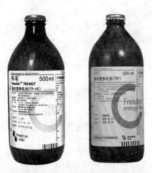

图 2-2-9　适宜合并其他疾病患者的肠内营养制剂

（五）ONS 实施过程中疗效评价及随访

口服营养补充剂需定时、定量服用，对肌少症患者进行口服营养补充过程中应定期监测肌肉质量、力量及功能的变化，评价脏器功能状态及营养状况，及时处理并发症，科学调整营养支持方案。住院患者应每 1～2 周监测评估，而社区患者应每 4 周随访 1 次，干预结束后每 3 个月随访 1 次。

患者在 ONS 时出现腹胀、腹泻及腹痛等，可通过调整肠内营养制剂的温度 / 浓度 / 速度、酌情增加一些辅助药物（如消化酶、微生态制剂、胃肠动力药物、通便药物）提高患者的耐受性，必要时可更换肠内营养制剂产品。如因乳糖不耐受而出现腹泻的患者，可更换为不含乳糖的口服营养补充制剂。

四、运动联合营养干预

多项研究已经证实单独的营养补充或运动干预对防治老年人肌少症有积极作用，但营养与运动相结合是维持肌肉功能的最佳选择。营养干预是改善老化肌肉卫星细胞功能的一项重要举措，而运动对卫星细胞功能的调控也有直接影响，因而运动结合营养干预可能会对肌肉衰减综合征患者的肌肉状况产生更明显的改善。证据表明抗阻力训练结合氨基酸补充是预防肌少症的强有力措施，运动和营养联合干预 3 个月对老年肌少症患者正常步速具有正向作用。充分蛋白质的摄入结合抗阻运动训练不仅能有效提高肌肉力量和身体活动能力，还能明显增加肌肉质量。此外，运动结束之后及时补充蛋白质对于蛋白合成与分解的平衡也有重要影响。因此建议老年人在运动训练之后及时补充一定量的蛋白质，从而达到更优的治疗效果。

五、药物治疗

迄今为止药物治疗肌少症的证据不足，尚无推荐的肌少症一线临床用药。过去有很多致力于改善肌少症的药物研究，但大多数药物仅能改善骨骼肌质量，对肌肉力量和步速等躯体功能并没有作用。目前治疗肌少症的药物主要包括选择性雄激素受体调节剂、肌生成抑制素和激活素 II 型受体通路拮抗剂类。一项关于肌少症药物治疗的综述纳入了 10 个药物的相关临床试验，其中只有维生素 D（特别是老年女性）和睾酮（临床肌肉无力和血清睾酮水平低的老年男性）具有改善肌肉质量、肌力和 / 或身体表现的作用，尚无证据推荐其他药物干预有效。

六、祖国医学治疗

1. 中国传统体育运动项目

（1）太极拳：太极拳是一种包含姿势调整、重心转移以及同呼吸协调配合的缓慢而有节奏的综合运动，美国和英国的老年病学会等共同提议将太极拳运动推荐为首选的平衡训练方式。推荐 24 式简化太极拳作为肌少症老年人首选传统运动项目，其简单易学，动作缓和，易于学习和记忆，安全性高，长期坚持可改善老年人膝关节、踝关节屈伸的肌肉力量以及下肢的本体感觉和灵敏度，还可以增加姿势控制能力、心肺功能以及下肢肌肉耐力，从而降低老年人的跌倒风险。建议作为老年人平衡训练、常规康复治疗以及社区规律性老年人体育锻炼方案。24 式简化太极拳一共有 24 个动作，熟练后完成一遍动作需要 5~8 分钟。建议每次重复练习 2~3 遍，每遍之间休息 3~5 分钟，每周训练 3~5 次，坚持 12 周以上。

（2）五禽戏：健身气功五禽戏相对简单易学，对场地、器械、干预指导人员要求不高，可有效改善老年肌少症患者平衡能力、下肢肌肉力量、步态、心肺功能和生活质量。建议先进行 1 周的学习期，熟练掌握后每周训练 3~5 次，每次持续时间 30~60 分钟，可将完整动作练习 2~3 遍，组间休息 3~5 分钟，建议坚持 12 周以上。

（3）八段锦：新编健身气功八段锦可改善老年人的平衡能力、降低体脂肪比例及血脂水平，对老年人骨骼、韧带、脊椎、关节及心肺功能起到系统锻炼的作用。步骤简单易操作，整体动作节奏舒缓，运动强度可控，对场地、器械、干预指导人员要求不高，符合我国老年人传统健身训练的需求，可作为我国老年肌少症人群的干预方案、心肺功能障碍人群的康复方案以及健康老年人群的日常锻炼方式。新编健身气功八段锦有 8 个动作，需要先进行 1 周的学习期，推荐每周训练 3～5 次，每次 30～60 分钟，每次可将完整动作练习 2～3 遍。

2. 中医中药　肌少症属于祖国医学"痿症"的范畴，病位在筋脉肌肉。中医理论而言，脾主肌肉，认为肌少症的病因病机多为脾虚导致消化不良，营养摄取不足所造成肌肉运动乏源。现代中医临床对本病的治疗主要集中于补益脾胃，具有补脾益气功能的药物能够提高线粒体的抗氧化能力，减少骨骼肌的损伤，进而延缓肌少症的发生和发展。多个调理脾胃为主的方剂（八珍汤、补中益气汤、四君子汤等）联合营养支持、运动锻炼治疗肌少症，证实可显著改善患者的肌肉质量、力量、功能及日常生活能力。但目前对于肌少症的中医治疗研究仍处于起步阶段，值得进一步尝试和探讨。

第三节　肌少症干预技术质量控制

一、概述

30 多年来，肌肉衰减综合征的筛查手段、评估方法、诊断标准以及诊断流程等一直处于不断探索的动态演变过程，相关干预措施的研究进展缓慢、样本量小、不成体系、部分结论不一致。我国正加速进入老龄化社会，肌肉衰减综合征作为年龄相关性疾病中的一种，因其发病率高、起病隐匿、症状逐渐加重、对机体影响广泛等特点，将对我国家庭医疗负担与社会公共卫生支出带来巨大的影响。因此，迫切需要制定一部中国老年肌肉衰减综合征的干预技术质量控制标准，希望通过该标准规范我国医务工作者、社区医护志愿者的干预手段，提高干预疗效，促进相关研究进展，从而降低老年人跌倒、骨折、失能、残疾、住院乃至死亡等的风险，更好地改善人民群众生活水平，减少不必要的家庭医疗负担与社会公共卫生支出。

我们以循证医学证据为依据，通过文献、综述、指南及共识的搜集及讨论提出各项质控标准。其次，结合我国实际情况，根据质控标准的证据充分度、对改善患者生活质量及影响疾病预后的程度、实施的可操作性和该指标的可评估性，对质控标准进行综合评价和制定。质控内容包括结构质量控制、干预过程的质量控制和干预结构的质量控制三方面。结构质量控制旨在规范肌少症干预场地、环境设备、机构资质、干预人员资质及技术水平。干预过程的质量控制包括肌少症筛查、评估、运动干预、营养干预、服务质量等。干预结果的质量控制包括干预记录、数据保存及随访标准化等。本标准通过相对严格和客观的方法建立，反映了全国范围内相当部分专家的观点和认同度，未来本标准还需要在不断实施的过程中进行进一步验证及完善。

二、质量控制组织管理

　　医疗机构建立健全老年肌肉衰减综合征干预质量控制管理组织，制订质量管理方案，制定质量控制评价标准，定期开展老年肌肉衰减综合征干预质量控制督查、评估。肌少症筛查及评估后形成了大量患者信息数据，医务人员需及时进行归纳整理、统计分析。定期召开科室例会开展干预质量控制讨论，在质控小组的指导下，分析讨论患者肌肉衰减综合征干预疗效及后续随访，及时回顾总结，持续改进。质控小组至少有 2 名副高级专业技术职称的执业医师担任评估员，具有丰富老年医学专业知识和较强临床技能的内科（亚）专业的正高级或副高级医师担任组长。质控小组组员由社区卫生服务中心、护理院的老年科医师，二级或三级医院的老年科医师代表组成。质控小组应定期对干预人员的资质、干预流程管理及干预治疗质量监控作出分析评价，提出改进意见。定期开展学术交流活动，提高小组成员和各级医师的业务水平。

三、质量控制内容

（一）结构质量控制

1. 场地、环境及设备（机构资质、环境设置）　干预场地应宽敞、安静、通风、温度舒适、光线良好，配备相应的健身器材及锻炼器械。各健身器材之间应相隔足够的空间，避免互相干扰。配有冰箱放置肠内营养制剂、蛋白粉等，保持冷藏温度，每日用消毒液擦拭柜内外。

2. 干预人员　质控小组组长由老年医学科主任医师或副主任医师担任，在老年肌肉衰减综合征诊治领域有丰富的专业知识和较强的临床技能。

　　质控小组组员由营养科医师或营养师，康复科医师、技师或护师，社区卫生服务的全科医生，护理院的老年医师，二级医院和三级医院的老年科医师代表组成。团队人员要求相对固定。

　　营养科医师或者营养师：除具备本专业资质之外，需对老年医学相关知识熟悉，能够配合老年医学科医护人员进行营养干预的途径、方案设计和并发症处理及后续跟踪随访等实践经验。

　　康复科医师、技师或护师：具备为老年肌肉衰减综合征患者制订个体化康复方案、指导进行正确的康复锻炼、评估康复锻炼过程中可能出现的风险并提前制订预案的能力。

3. 运行管理

（1）运行方案

　　1）建立干预质量的检查流程：老年肌肉衰减综合征干预质控体系包括三方面：组织架构、诊疗过程和诊疗结果。

　　首先，建立组织架构检查流程，包括医疗机构的资质，干预场地、干预环境及干预设备是否达标；干预医生、护师的资质，医务人员 / 患者比例，是否具有多学科团队；

电子病历系统以及认证水平，病历文书记录等。

其次，建立诊疗检查流程，包括是否按照"肌肉衰减综合征诊断标准"进行诊断与鉴别诊断，是否按照"肌少症干预技术通用标准"进行运动干预与营养干预。

第三，建立诊疗结果检查流程，旨在评价疗效指标，包括疾病活动、生活质量、并发症、致残率和病死率等。

2）建立干预质量的改进流程：定期召开质量控制会议，进行阶段性总结与讲评，持续改进及优化规章流程，每次质控会议由专人书面记录。建立重要异常评估结果管理制度，记录重要异常结果传递和反馈情况。建立投诉和建议征求制度，书面记录投诉与建议的听取、调查和持续改进情况。

（2）患者权益：见第一篇第七章第三节质量控制相关内容。

（3）感染防控：见第一篇第七章第三节质量控制相关内容。

（4）安全体系：见第一篇第七章第三节质量控制相关内容。

（二）干预过程的质量控制

1. 肌少症筛查

（1）筛查对象：存在相应的临床症状。机体功能下降或者受限，如非意愿性体重下降、抑郁情绪、营养不良、反复跌倒、认知受损的老年人群，以及存在骨质疏松症、糖尿病、心血管疾病、卒中后遗症、营养不良等具有肌肉衰减综合征高风险的老年人群。

（2）筛查方式：测量小腿围（男 <34cm，女 <33cm），或进行自评调查问卷 SARC-F 量表评分≥4 分，或 SARC-CalF 量表≥11 分。

（3）筛查后处理：符合上述肌少症筛查对象的肌少症可能患者应在 1 个月内预约到临床医疗机构进一步进行肌少症的评估。

2. 肌少症评估　常规体测包括身高、体重、腰围、小腿围测量、BMI 的计算。常规辅助检查，血常规、生化、白蛋白、CRP、血清 25（OH）D、人体成分分析。

肌肉力量：握力（男 <25kg，女 <18kg）

躯体功能：6m 步行速度 <1m/s 或 5 次起坐时间≥12 秒，或简易体能测量量表（SPPB）≤9。

四肢骨骼肌含量，生物电阻抗分析仪（BIA）测量法（男 <7.0kg/m^2，女 <5.7kg/m^2）或者双能 X 线吸收（DXA）测量法（男 <7.0kg/m^2，女 <5.4kg/m^2）。

肌少症诊断：骨骼肌含量减少 + 肌肉力量下降或躯体功能下降即可诊断为肌少症，若肌肉力量下降合并有躯体功能下降则可诊断为严重肌少症。

3. 运动干预

（1）抗阻训练的质量控制和质量保证

1）患者运动干预前工作人员应向患者和家属说明运动的计划方案及预期的目标，并签署知情同意书。

2）有专业且固定的运动专业干预团队，对突发的不良事件 / 后果具有临场处理能力。

3）抗阻训练的频率应达到 2～4d/ 周，先锻炼大肌群再锻炼小肌群，应进行多关节运动，在每个锻炼阶段对所有主要的肌肉群都需要进行锻炼。

4）抗阻训练持续时间保持在 30 分钟～1 小时内完成，训练组数设置在 1～3 组，重复次数需要根据患者每个动作的 1RM 进行调整。

5）抗阻训练强度应从低强度（40%～60% 1RM）开始，逐渐增加更高的阻力值，每次增加应在 5%～10% 1RM 范围内，最高可至 80% 1RM。

6）对于特殊人群如高血压、糖尿病、关节炎、过度肥胖等人群的训练强度可以根据患者具体情况进行调整，还有部分老年人群高负荷运动可能是禁忌证，如近 6 个月未控制的高血压（>160/100mmHg）或未控制的低血压（收缩压 <100mmHg）、前 6 个月心肌梗死，有症状的冠状动脉疾病，或严重的心力衰竭等。

7）对于无法执行常规的抗阻力训练项目，可以执行特定任务的功能性练习，比如从椅子上站起来、举起并搬运装满衣物的洗衣篮，甚至是上下一段楼梯。因此，应特别注意密切注意使用适当的锻炼形式。

8）抗阻训练过程、体征如血压、心率等以及患者主观感受应详细地记录在运动日记表中。

（2）有氧训练的质量控制和质量保证

1）首次训练前应向患者解释有氧训练的原理及作用，告知每位患者运动训练的相关注意事项。

2）首次运动前详细询问病史，根据具体情况完善相应的辅助检查来评估患者病情，如血常规、电解质、肝肾功能、凝血功能、心肌酶谱、心脏超声等。

3）有氧运动方式有多种选择，如 6 分钟走、2 分钟高抬腿，还有骑功率车、健身舞，此外还可以选择我国传统的健身项目如太极拳、八段锦、五禽戏等，其中 6 分钟走动作最为简单，无须复杂的器械、场地，运动强度、时间易于控制，因此 6 分钟走的有氧训练应作为老年人有氧运动健身的首选训练方式。

4）老年患者有氧训练应严格掌握禁忌证，如急性病或绝症、前 6 个月心肌梗死，有症状的冠状动脉疾病，或严重的心力衰竭、未控制的支气管哮喘发作、严重贫血、急性肝肾衰竭等。

5）有氧训练时患者不应该穿过紧、过厚的衣服，不穿拖鞋、高跟鞋或赤脚进行运动训练，最好穿着运动服装、鞋子。

6）有氧训练强度循序渐进，以中等训练强度为主，即患者主观感受为"稍感费力"。

7）如果患者出现 6 分钟步行训练终止标准，则应立即停止训练。

8）有氧训练过程，运动前、运动高峰期、运动后的血压、心率、血氧饱和度等以及患者主观感受应详细记录在运动日记表中。

（3）平衡训练的质量控制和质量保证

1）平衡训练前应向患者解释平衡训练的功能及注意事项。

2）平衡训练需要在保证稳定的基础上逐渐增加头颈、躯干和四肢的控制力，从睁眼状态平衡过渡到闭眼状态平衡，逐步减少平衡训练的身体支撑面积并提高身体重心，从稳定体位逐渐过渡到不稳定体位。

3）保证训练场所宽敞、干净且没有干扰训练的杂物，在有栏杆、墙壁、椅子等可支撑物附近进行练习，训练过程中方便老年人在暂时失去平衡时可以快速抓住或倚靠以保证安全。

4）平衡训练应当与抗阻力训练、有氧训练相结合。

5）平衡训练过程及患者的主观感受等应详细记录在运动日记表中。

4. 营养干预

（1）营养干预适宜人群：营养不良是引起老年人肌少症发生和进展的重要原因，也是其干预的主要靶点。所有肌少症和可能肌少症的老年人，应使用营养评估量表进行营养状况的评估，对于存在营养不良或营养风险的肌少症患者在自由进食的同时，均应进行合理的营养补充。加强对老年肌少症患者的营养教育及膳食指导，引导老年人建立科学的饮食观，维持健康的生活方式。

（2）营养干预成分

1）蛋白质补充：老年人普遍存在蛋白质摄入不足及骨骼肌蛋白合成效率下降，补充足够的蛋白质对于维持肌肉功能状态至关重要。推荐所有存在营养不良或营养风险的肌少症患者在自由进食的同时，进行蛋白质补充。对于非肌少症的 60 岁及以上老年人每日摄入 $1.0 \sim 1.2 g/(kg \cdot d)$ 的蛋白质来预防肌少症的发生；对于明确诊断的肌少症患者每日蛋白质摄入量应达到 $1.2 \sim 1.5 g/(kg \cdot d)$，其中动物蛋白或乳清蛋白等优质蛋白质比例需达到 50% 以上。而对于合并严重营养不良的肌少症患者每日蛋白质则需要补充到 $1.5 g/(kg \cdot d)$ 以上。

需将每日蛋白质的摄入平均分布于每日的 3～5 餐中，均衡分配比集中在单餐能获得更大的肌肉蛋白质合成速率。另外在日常膳食和运动锻炼的基础上，每天额外补充 2 次，每次摄入含有 15～20g 蛋白质的补充剂对于预防老年人的肌肉衰减和改善肌少症患者肌肉力量有益。

对肌肉蛋白质的合成，膳食蛋白质的质量比供给量更重要。决定膳食蛋白质的质量有两个关键因素是必需氨基酸含量和蛋白质的消化、利用率。乳清蛋白富含亮氨酸等人体必需氨基酸，消化和吸收利用率高，补充乳清蛋白对防治老年肌肉衰减综合征有重要作用，推荐乳清蛋白补充量为每天 30g。亮氨酸和 β- 羟基 -β- 甲基丁酸（HMB）都被认为是有效的蛋白质合成促进剂。对于老年肌少症患者，亮氨酸的最低摄入量为 $55 mg/(kg \cdot d)$；此外，补充 HMB 对于肌少症具有有效的预防与治疗作用。

2）脂肪酸补充：鱼类（尤其是海鱼）、海鲜、蛋黄、藻类等是 n-3 多不饱和脂肪酸的主要食物来源，老年人膳食中脂肪酸的摄入量通常存在不足。n-3 多不饱和脂肪酸通过与抗阻运动或其他营养物质联合使用能使老年人肌力和肌肉蛋白的合成能力显著提高。

对于肌肉量减少和肌肉功能衰减的老年人，在控制总脂肪摄入量的前提下，应增加深海鱼油、海产品、亚麻籽油等富含 n-3 多不饱和脂肪酸的食物摄入。老年人膳食脂肪的宏量营养素可接受范围（acceptable macronutrient distribution ranges AMDR）与成人相同，为总能量摄入（E）的 20%～30%；老年人 n-3 多不饱和脂肪酸的适宜摄入量为 0.60% E；二十碳五烯酸 + 二十二碳六烯酸的 ADMR 定为 0.25～2.00g/d。

3）维生素 D 补充：维生素 D 促进机体对钙、磷的吸收，是维持高等动物生命所必需的营养素。维生素 D 水平与老年人的肌肉力量和运动能力密切相关，而我国国民中维生素

D 缺乏现象普遍存在。补充维生素 D 可提高老年人肌肉力量和运动能力，降低跌倒风险。

在老年肌少症患者中不推荐常规补充维生素 D，建议检测所有老年肌少症患者体内维生素 D 的水平，当老年人血清 25（OH）D<50nmol/L 时，可考虑予以补充。根据《肌肉衰减综合征营养与运动干预中国专家共识》推荐，维生素 D 水平低下的老年肌少症患者需补充维生素 D，推荐剂量为 15～20μg/d（600～800U/d）；维生素 D_2 与维生素 D_3 可以替换使用；2019 年《老年人肌少症口服营养补充中国专家共识》，建议老年肌少症患者可选择维生素 D 含量较高的营养制剂以满足患者对维生素 D 的需求，必要时可单独额外补充。对肌少症患者，维生素 D 的补充应使血清 25（OH）D 的浓度维持在 50nmol/L 以上；而针对跌倒风险较高的肌少症患者，则建议维持在 >75nmol/L。

4）口服营养补充（oral nutrition supplementation，ONS）：根据营养评估结果，当日常膳食提供的能量、蛋白质等营养素不足时，则需要口服营养补充。ONS 可有效预防身体虚弱老年人的肌肉衰减和改善肌肉衰减综合征患者的肌肉质量、强度和运动能力。

当制剂不能满足患者维生素 D、n-3 脂肪酸等的需求时，可额外单独增加相关营养素的补充。有腹泻、吞咽障碍、消化道梗阻、消化道大出血、严重应激状态、严重代谢紊乱等禁忌使用。

口服营养补充剂型多样，可根据患者疾病不同选择适当的 ONS 剂型，推荐摄入以动物蛋白（如乳清蛋白、酪蛋白等）为其主要蛋白质来源的口服营养补充剂。

患者在 ONS 时出现腹胀、腹泻及腹痛等，可通过调整肠内营养制剂的温度/速度、酌情增加一些辅助药物（如消化酶、微生态制剂、胃肠动力药物、通便药物）提高患者的耐受性，必要时可更换肠内营养制剂产品。

（3）运动联合营养干预：营养补充与运动干预相结合是维持肌肉功能的强有力措施。因此，提倡针对肌少症的综合性预防措施，建议营养干预措施应重点关注适量的蛋白质和维生素 D 摄入，并与运动锻炼相结合，这将有助于增强肌少症患者的肌肉质量，减缓患者发展至失去独立活动能力的时间。

5. 服务质量 服务质量是在干预过程中，为了使患者达到良好的就医体验，提供的物质性和技术性服务。

医疗机构应在醒目位置公示机构布局和干预基本流程，引导标识应准确清晰，不断优化服务流程，缩短患者等候时间。

所有工作人员应佩戴身份识别卡，举止得体，仪表规范。

应采取适宜方法对患者身份进行实名确认，条件具备时可采用身份证识别和拍照存档等方式记录受检者身份信息。

制定保护患者隐私的相关制度和方案，加强对患者信息的保护，完善相关设施，设置独立营养筛查及评估室，主管医师与患者或其家属进行一对一面谈，避免患者评估过程遭受外界干扰。

在医疗机构及社区开展肌少症宣教和讲座，设立网络肌少症公众号用于宣传、科普工作，在门诊和病房有肌少症诊断及干预的科普资料。

为患者提供合理的联系方式，肌少症相关门诊、联系电话、肌少症公众号、干预云平台。

尽可能保证患者运动营养干预治疗的连贯性。

（三）干预结果的质量控制

1. 干预记录及数据保存（信息安全）

（1）制定干预记录表，建立每个参与干预患者档案册，患者原始资料应该完整保存。

（2）需收集的各种源数据类型，包括干预记录表、病历、不良事件、调查问卷、血尿标本实验室结果等，医疗机构指定有资质的专业人员收集数据，并核对收集数据的准确性与真实性。

（3）数据收集由医疗机构专人在负责人监督下进行，负责人将对报告数据的准确性、完整性、及时性负责。所有数据应清晰以保证其可溯源性。

（4）干预后及时整理、完善干预记录，录入系统形成电子化数据库，数据库应有密码保护，做好备份管理，数据库建立时应设立逻辑校对程序，确保数据安全、完整、连续、可使用。

2. 随访 制订持续的标准化随访计划，每次随访都评估患者握力、6m 步速、肌肉质量、躯体功能等，并持续记录和指导患者肌少症的诊疗。

营养补充需定时、定量服用，对肌少症患者进行营养干预过程中应定期监测的主要指标为肌肉质量、肌肉力量及躯体功能，次要评价指标包括日常生活活动能力、生存质量、营养代谢与生化学指标、炎症指标、跌倒史、入院史、衰弱程度、社会支持度、自我满意度等。对于住院患者，可观察肌少症对复杂医疗问题的影响以及综合干预对近期再住院、功能恢复，远期对入住养老机构、死亡的影响。

在营养干预过程中需及时处理并发症，根据反馈指标科学调整营养支持方案。住院患者应每 1～2 周监测评估，而社区患者应每 4 周随访 1 次，干预结束后每 3 个月随访 1 次。

有专人负责定期随访和随访档案管理。

由老年科医生、营养师及社区医生等组成的专业团队负责定期随访和随访档案的管理。3 年随访率≥90%，5 年随访率≥70%。

四、质量控制的评价标准

制定肌肉衰减综合征干预质量控制评价标准，描述考评内容，设置考核分数和细项分值，制定考核周期、合格分数线。

推荐阅读

1. SGRÒ P, SANSONE M, SANSONE A, et al. Physical exercise, nutrition and hormones: three pillars to fight sarcopenia. The Aging Male, 2018, 22(2): 75-88.
2. BECKWÉE D, DELAERE A, AELBRECHT S, et al. Exercise Interventions for the Prevention and Treatment of Sarcopenia. A Systematic Umbrella Review. The Journal of Nutrition, Health & Aging, 2019,

23(6): 494-502.

3. PHU S, BOERSMA D, DUQUE G. Exercise and Sarcopenia. Journal of Clinical Densitometry, 2015, 18(4): 488-492.

4. MOORE SA, HRISOS N, ERRINGTON L, et al. Exercise as a treatment for sarcopenia: an umbrella review of systematic review evidence. Physiotherapy, 2020, 107: 189-201.

5. 李海鹏，刘宇. 肌肉衰减症的动态识解及对我国运动科学研究的启示. 体育科学，2020，9：61-73.

6. DE MELLO RGB, DALLA CORTE RR, GIOSCIA J, et al. Effects of Physical Exercise Programs on Sarcopenia Management, Dynapenia, and Physical Performance in the Elderly: A Systematic Review of Randomized Clinical Trials. Journal of Aging Research, 2019: 1-7.

7. KIM H, HIRANO H, EDAHIRO A, et al. Sarcopenia: Prevalence and associated factors based on different suggested definitions in community-dwelling older adults. Geriatr Gerontol Int, 2016, 16 Suppl 1: S110-S122.

8. AKISHITA M, KOZAKI K, IIJIMA K, et al. Chapter 1 Definitions and diagnosis of sarcopenia. Geriatr Gerontol Int, 2018, 18 Suppl 1: 7-12.

9. FIELDING RA, VELLAS B, EVANS WJ, et al. Sarcopenia: an undiagnosed condition in older adults. Current consensus definition: prevalence, etiology, and consequences. International working group on sarcopenia. J Am Med Dir Assoc, 2011, 12(4): 249-256.

10. CRUZ-JENTOFT AJ, BAEYENS JP, BAUER JM, et al. Sarcopenia: European consensus on definition and diagnosis: Report of the European Working Group on Sarcopenia in Older People. Age Ageing, 2010, 39(4): 412-423.

11. CHEN LK, WOO J, ASSANTACHAI P, et al. Asian Working Group for Sarcopenia: 2019 Consensus Update on Sarcopenia Diagnosis and Treatment. J Am Med Dir Assoc, 2020, 21(3): 300-307.

12. DHILLON RJ, HASNI S . Pathogenesis and Management of Sarcopenia. Clin Geriatr Med, 2017, 33(1): 17-26.

13. TAN KT, ANG SJ, TSAI SY. Sarcopenia: Tilting the Balance of Protein Homeostasis. Proteomics, 2020, 20(5-6): e1800411.

14. DE SPIEGELEER A, BECKWÉE D, BAUTMANS I, et al. Pharmacological Interventions to Improve Muscle Mass, Muscle Strength and Physical Performance in Older People: An Umbrella Review of Systematic Reviews and Meta-analyses. Drugs & Aging, 2018, 35(8): 719-734.

15. VLIETSTRA L, HENDRICKX W, WATERS DL. Exercise interventions in healthy older adults with sarcopenia: A systematic review and meta-analysis. Australasian Journal on Ageing, 2018, 37(3): 169-183.

16. LOZANO-MONTOYA I, CORREA-PÉREZ A, ABRAHA I, et al. Nonpharmacological interventions to treat physical frailty and sarcopenia in older patients: a systematic overview & ndash; the SENATOR Project ONTOP Series. Clinical Interventions in Aging, 2017, 12: 721-740.

17. GIELEN E, BECKWÉE D, DELAERE A, et al. Nutritional interventions to improve muscle mass, muscle strength, and physical performance in older people: an umbrella review of systematic reviews and meta-analyses. Nutrition Reviews, 2021, 79(2): 121-147.

18. CRUZ-JENTOFT AJ, SAYER AA. Sarcopenia. Lancet, 2019, 393(10191): 2636-2646.

19. HITA-CONTRERAS F, BUENO-NOTIVOL J, MARTÍNEZ-AMAT A, et al. Effect of exercise alone or combined with dietary supplements on anthropometric and physical performance measures in community-dwelling elderly people with sarcopenic obesity: a meta-analysis of randomized controlled trials. Maturitas,

2018, 116: 24-35.

20. YOSHIMURA Y, WAKABAYASHI H, YAMADA M, et al. Interventions for treating sarcopenia: a systematic review and meta-analysis of randomized controlled studies. J Am Med Dir Assoc, 2017, 18: 553. e1-553.e16.

21. DENISON HJ, COOPER C, SAYER AA, et al. Prevention and optimal management of sarcopenia: a review of combined exercise and nutrition interventions to improve muscle outcomes in older people. Clin Interv Aging, 2015, 10: 859-869.

22. LANDI F, CESARI M, CALVANI R, ET AL. The " Sarcopenia and Physical fRailty IN older people: multi-componenT Treatment strategies" (SPRINTT) randomized controlled trial: design and methods. Aging Clin Exp Res, 2017, 29: 89-100.

23. MARZETTI E, CESARI M, CALVANI R, et al. The " Sarcopenia and Physical fRailty IN older people: multi-componenT Treatment strategies" (SPRINTT) randomized controlled trial: Case finding, screening and characteristics of eligible participants. Exp Gerontol, 2018, 113: 48-57.

24. ROBINSON SM, REGINSTER JY, RIZZOLI R, et al. Does nutrition play a role in the prevention and management of sarcopenia?. Clin Nutr, 2018, 37: 1121-1132.

25. DEER RR, VOLPI E. Protein intake and muscle function in older adults. Curr Opin Clin Nutr Metab Care, 2015, 18: 248-253.

26. BAUER J, BIOLO G, CEDERHOLM T, et al. Evidence-based recommendations for optimal dietary protein intake in older people: a position paper from the PROT-AGE Study Group. J Am Med Dir Assoc, 2013, 14: 542-559.

27. DEUTZ NEP, BAUER JM, BARAZZONI R, et al. Protein intake and exercise for optimal muscle function with aging: recommendations from the ESPEN Expert Group. Clin Nutr, 2014, 33: 929-936.

28. BHASIN S, APOVIAN CM, TRAVISON TG, et al. Effect of protein intake on lean body mass in functionally limited older men: a randomized clinical trial. JAMA Intern Med, 2018, 178: 530-541.

29. BAUER JM, VERLAAN S, BAUTMANS I, et al. Effects of a vitamin D and leucine-enriched whey protein nutritional supplement on measures of sarcopenia in older adults, the PROVIDE study: a randomized, double-blind, placebo-controlled trial. J Am Med Dir Assoc, 2015, 16: 740-747.

30. CRUZ-JENTOFT AJ. Beta-hydroxy-beta-methyl butyrate (HMB): from experimental data to clinical evidence in sarcopenia. Curr Protein Pept Sci, 2018, 19: 668-672.

31. SANZ-PARIS A, CAMPRUBI-ROBLES M, LOPEZ-PEDROSA JM, et al. Role of oral nutritional supplements enriched with beta-hydroxy-beta-methyl butyrate in maintaining muscle function and improving clinical outcomes in various clinical settings. J Nutr Health Aging, 2018, 22: 664-675.

32. SMITH GI, JULLIAND S, REEDS DN, et al. Fish oil-derived n-3 PUFA therapy increases muscle mass and function in healthy older adults. Am J Clin Nutr, 2015, 102: 115-122.

33. MIYAZAKI R, TAKESHIMA T, KOTANI K. Exercise Intervention for Anti-Sarcopenia in Community-Dwelling Older People. Journal of Clinical Medicine Research, 2016, 8(12): 848-853.

34. ZHU L-Y, CHAN R, KWOK T, et al. Effects of exercise and nutrition supplementation in community-dwelling older Chinese people with sarcopenia: a randomized controlled trial. Age and Ageing, 2018, 48(2): 220-228.

35. DHILLON RJS, HASNI S. Pathogenesis and Management of Sarcopenia. Clinics in Geriatric Medicine, 2017, 33(1): 17-26.

36. SAKUMA K, YAMAGUCHI A. Sarcopenia and Age-Related Endocrine Function. International Journal of Endocrinology, 2012, 2012: 1-10.

37. RONDANELLI M, MICCONO A, PERONI G, et al. A Systematic Review on the Effects of Botanicals on Skeletal Muscle Health in Order to Prevent Sarcopenia. Evidence-Based Complementary and Alternative Medicine, 2016, 2016: 1-23.

38. 孙建琴，张坚，常翠青，等. 肌肉衰减综合征营养与运动干预中国专家共识（节录）. 营养学报，2015，37（4）：320-324.

39. 中华医学会骨质疏松和骨矿盐疾病分会. 肌少症共识. 中华骨质疏松和骨矿盐疾病杂志，2016，9（3）：215-227.

40. 中华医学会老年医学分会老年康复学组. 肌肉衰减综合征中国专家共识（草案）. 中华老年医学杂志，2017，36（7）：711-718.

41. 中华医学会老年医学分会. 老年人肌少症口服营养补充中国专家共识（2019）. 中华老年医学杂志，2019，38（11）：1193-1197.

42. 中华医学会老年医学分会. 老年患者6分钟步行试验临床应用中国专家共识. 中华老年医学杂志，2020，39（11）：1241-1250.

43. NONE.Efforts to maintain the health of the older people during the COVID-19 pandemic-Development of NCGG-HEPOP 2020. Nippon Ronen Igakkai Zasshi Japanese Journal of Geriatrics, 2021, 58(1): 13-23.

第三章 功能受损干预

第一节 概 述

积极应对老年人失能问题、提高老年人晚期生活质量是一个亟须解决的公共健康问题，必须引起全社会的关注和参与。然而，我国对于老年人失能的研究仍处于初级探索阶段，对于老年人失能问题还缺乏足够的认识和重视。因此，应制定有针对性的失能预防及干预措施，从而提高老年人的健康管理能力，以降低失能的发生风险。

运动康复训练是预防和治疗失能的有效手段。运动训练是指利用计划性的、结构性的以及重复性的肢体活动来提高一个或多个身体部位健康状况的体力活动。体力活动能增加机体的有氧代谢能力，并降低久坐不动带来的氧化应激损伤；同时还能有效提升老年人的平衡能力及柔韧性，对提高其日常生活活动能力、减少跌倒事件风险与老年人衰弱有独特的疗效。在心理方面，规律的体力活动可通过增加社交活动、提高自我认同感等减少失能老年人的负面情绪，改善其生活质量，且在运动过程中，外界信息的刺激、视空间信息处理的需要、功能性活动的练习可在一定程度上延缓乃至逆转老年人认知衰退。

按照训练的目的与作用，运动训练可分为耐力训练、抗阻训练、柔韧性训练及平衡训练。耐力训练主要目的是促进心脑血管的健康，增强肌肉力量，改善老年人的平衡能力与灵活性，同时能降低各种代谢性疾病的风险，减少或延缓日常生活活动能力的丧失。抗阻训练有助于逆转或延缓老年人生理性或病理性肌肉质量与功能的下降，提高活动能力，改善坐立位平衡与步行稳定性，减少跌倒风险。平衡训练旨在提高老年人的反应控制速度与水平，提升机体灵活性，有效的平衡训练一方面能降低跌倒风险，提高运动的安全性，另一方面又能在跌倒事件不可避免时尽可能地降低伤害，保护重要脏器。柔韧性训练是以特定的身体姿势或位置来伸展关节周围肌肉与肌腱，通过合适的持续性或静态拉伸，可改善老年人关节活动度、减少运动损伤、减轻肢体疼痛或运动后酸痛不适。通常一个合适的训练计划应包含4个部分：热身部分、包含耐力/抗阻/平衡内容等在内的一个或多个训练项目的负荷运动部分、放松整理部分及柔韧性部分。由于老年人身体结构和生理功能的改变，且常合并有慢性疾病，因此训练计划需要做相应的调整。

多项研究通过评估训练者肌肉质量、肌肉力量及身体表现指标（12分钟步行测试、爬楼梯、定时起身测试）来测评抗阻训练的有效性；结果提示，与低强度家庭锻炼或标准康复相比，单纯抗阻训练即可提高训练者的耐力，身体表现有所改善。配合有氧运动及平衡训练的复合运动干预显著改善了训练者的肌肉质量、肌肉力量及身体表现。中高强度的抗阻训练已被证明可以提高疗养院老年人的活动能力。对于那些几乎没有能力安全行走或完全不能行走的老年人，在监督下进行坐式抗阻力训练被认为是一种可行的锻炼方式。Smith 等人通过纵向比较两个不同组（平均年龄为 72.5 岁）在 5 年期间的运动效果，第一组在整个 5 年期间进行抗阻训练，而另一组在 2 年后停止训练。两组都在自身 80% 的 1RM（最大肌力）下进行训练。两组在两年结束时肌肉力量均明显改善。然而，在 5 年的随访中，停止训练组的力量出现下滑。因此，临床医生应该坚信保持长期抗阻训练有助于减轻与衰老相关的肌肉力量与质量损失。

老年人跌倒的相关因素包括自我效能降低、行动不便和平衡不佳。一旦老年人拥有足够的力量与耐力后，便可保持个体站立能力，避免跌倒受伤。预防跌倒是躯体功能下降的干预措施中重要组成部分，主要依靠平衡训练、步态稳定性训练来进行。平衡训练包括太极锻炼、Otago 运动、使用弹性带进行力量训练、在光滑地面上的平衡锻炼及姿势控制训练。其中，太极拳作为中国传统武术和活动，已成为防止老年人跌倒的最常用的练习之一。太极强调缓慢和连续运动，以及躯干、上肢和下肢旋转的平稳整合。太极拳已被证明有利于提高老年人的灵活性、平衡性、下肢强度和姿势稳定性。同时，健身舞、五禽戏、八段锦等作为我国传统的健身方式，同样有利于提高平衡能力。Otago 运动在新西兰奥塔哥大学发明并广泛应用，由老年人力量训练和平衡训练组成。力量训练包括膝盖、脚踝和脚趾关节的屈伸运动，以及加强骨盆两侧的髋部张开运动。平衡训练包括向后行走、以"八"字形行走、脚跟 - 脚趾向后行走、从坐姿到站立和上楼梯。在治疗师的监督下，每周进行 3 次力量训练和平衡训练。训练持续 40 分钟，配合 5 分钟的热身和 5 分钟的放松练习。Otago 运动已被证明能够显著提高老年人平衡能力及行走速度。

老年人拥有了足够的肌肉力量和平衡能力，便能够独立行走，步态稳定性训练则显得尤为重要。传统的步态训练主要集中在躯干和下肢。有研究表明下肢及躯干训练运动速度与训练效果呈正相关，受试者在尽可能快的速度下作出指定训练动作，评估结果更好。上肢训练及训练速度同样被证实可影响步态速度，提示单一针对下肢和躯干训练并不能达到最好的效果，结合上肢训练可进一步改善步态，降低跌倒风险。

以上为出现不同程度躯体功能障碍老年人的干预措施，对于健康老年人及有发生躯体功能障碍风险的老年人，世界卫生组织（WHO）提出了一项针对 65 岁以上的老年人锻炼等级的指南。该指南不仅针对老年人体育锻炼的内容与模式进行详细介绍，对锻炼频率及强度也做了推荐。

近年来，将上述训练项目整合的"全能"训练计划可将健康体适能的各项构成有机融合，并按强度分级以适应不同能力老年人的需求，对失能老年人更具有吸引力。多项研究显示，多模式运动训练与常规照护模式相比，可有效改善老年人功能水平，减少肌肉量丢失，提高生活质量。Martínez-Velilla 团队对西班牙一家公立医院开展了一项单中心、单盲随机临床试验，共有 370 名高龄接受紧急护理住院治疗的功能下降患者被随机分配到运动或对照（常规护理）干预组，对照组接受常规护理，运动干预组接受包括个体化治疗中等强度的阻力、平衡和步行练习（每天 2 次）。研究结果提示，运动干预被证明是安全有效的，其可有效扭转高龄患者急性住院导致的功能下降。Magaziner 等针对老年髋部骨折术后运动步行能力恢复的训练方式，开展了一项多中心随机临床对照研究，研究组接受包括有氧、力量、平衡和功能在内的多组分家庭物理治疗训练；对照组接受经皮神经电刺激和运动幅度训练。两组均接受物理治疗师每周2～3次家访，并给予维生素D（2000U）、钙（600mg）和多种维生素的补充。研究结果显示，在髋部骨折的老年人中，与对照组相比，多组分家庭物理治疗干预组在16周后步行能力得到显著改善。此外，另一项前瞻性多中心随机临床对照试验显示，针对社区低收入老年人群，提供包括运动训练、日常照护、环境改造等指导（CAPABLE），可有效降低失能发生率。然而，通过调研及检索，我们发现，目前国内尚无相关全面规范的基于中国人群的前瞻性临床对照研究及数据支撑。

本文基于以上国内外研究现状，根据WHO最新指南及建议，以提高老年人内在能力，保障其功能有效发挥为指导原则，结合"中国老年综合评估技术应用专家共识"，针对中国老年人群的特点，开展了多中心前瞻性临床对照研究，评估验证了集患者教育、多模式运动与康复于一体的综合防控干预措施，对患者日常生活活动能力、移动平衡能力、认知、情绪、体能状态及生活质量等的作用及疗效。

本文拟从病因角度入手，将功能下降分为年龄相关功能下降及慢性病相关功能下降，结合国内外研究现状及作者所在项目组的前期研究成果，制定了中国老年人功能下降综合防控干预标准，以供相关领域从业者参考使用，为临床早期干预老年患者功能受损，延缓或逆转功能受损状态，提高患者生活质量提供理论依据及干预指导策略。

第二节　功能受损干预通用技术标准

一、干预基本原则

1.患者教育　定期对老年患者开展健康宣教，内容主要包含日常活动注意事项、运动与制动的利弊、运动训练基础知识及运动处方制定等。

2. 个性化管理　功能受损按照病因可分为年龄相关性功能下降，以及慢性病相关的功能下降。其影响因素众多而复杂，且患者的基础情况不同，面对功能下降干预方式的耐受性亦有所差异。因此，在具体施行干预管理时，需采取人性化的管理方案，在保证安全、有效等原则的前提下，综合考虑患者的经济条件、依从性、可持续性等方面选择适当的管理方式，使患者得到最大的获利。

3. 专业性　老年人功能下降、受损及失能预防是一项系统工程，需要政府、社会、个人和家庭的共同努力，以降低老年人失能发生率，促进健康老龄化，主要包括以下几方面措施：①倡导老年人及公众树立健康老年观，干预失能危险因素；②开展失能预防知识培训，提高防治老年失能理念和技能；③倡导社会广泛开展老年人失能预防活动。通过上述措施，倡导老年人正确认识衰老，树立积极的老龄观，从科学、权威的渠道获取健康知识和技能。一旦患者出现功能下降、受损或失能，即需要老年康复专业医师、治疗师等相关专业从业人员给予专业及时的运动康复训练干预，旨在通过康复干预预防不必要的并发症的发生或者使已经发生的残疾的程度得到减轻（运动康复训练知情同意书见本篇末附录

A）。此外，康复治疗不能忽视和其他临床学科的合作，以保证治疗的安全性和有效性。

4.循序渐进 功能下降运动康复训练应遵守以下原则：因人而异，根据疾病情况、康复需求等制定康复治疗目标和方案；循序渐进，运动强度应该由小到大，运动时间由短到长，动作复杂性由易到难；持之以恒，训练需要持续一定的时间才能获得显著效果，停止训练后训练效应将逐步消退。

二、运动实施

（一）多学科团队

鉴于老年功能下降由多种生理及病理性因素导致，建议采用老年多学科团队综合管理模式。

（二）干预实施流程

功能受损干预实施流程，见图 2-3-1。

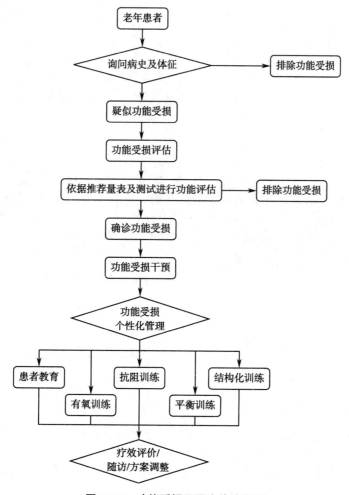

图 2-3-1 功能受损干预实施流程图

（三）干预场所、设备和材料

1. 干预场地

（1）总体原则：环境整洁、光线充足、空气清新、温度适宜、隔音效果良好，室内装饰色调柔和。评估室独立、不受干扰，采用无障碍设计及避免锐利尖角设计；干预训练场所设备齐全、宽敞明亮。

（2）位置：环境无污染，院内线路较便捷、采光通风良好，设有卫生间及无障碍通道。

（3）面积：总面积不小于 40m²，长不少于 8m（满足 6m 步行试验要求）。

（4）灯光：柔和暖色灯光，避免强光刺激。

（5）墙面：宜采用淡色涂料。

（6）地面：防滑、平整（图 2-3-2，图 2-3-3）。

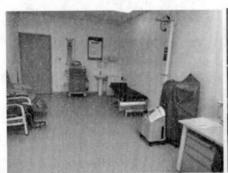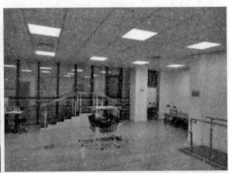

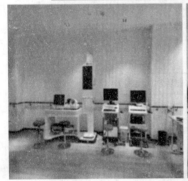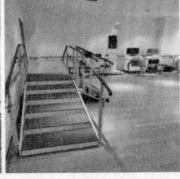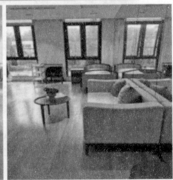

图 2-3-2　老年综合评估室

2. 干预记录日记卡　配备有专人负责记录和数据录入等质控工作，记录日记卡包括首次参加运动干预的"功能受损康复锻炼问卷调查""功能受损康复锻炼干预量表"。

3. 器械和设备　功率自行车、平板运动负荷试验仪、弹力带、悬吊床、平衡杠、模拟台阶、气垫盘、OT 训练仪等。

（四）干预方法及实施

1. 运动干预技术的适宜人群　老年人由于增龄相关功能下降、各类损伤、疾病等所致的功能受损，排除相关运动康复禁忌，均为适宜人群。

2. 运动方案实施 年龄相关的躯体功能下降主要还是依靠体育锻炼来进行干预，且不同行动能力的老年人有其对应的最佳训练类型和模式。如何改进枯燥单一的训练模式，在体育锻炼的同时提高老年人的自主意识及兴趣，从而提高依从性和持续性是今后干预技术的重点，如何在国内推广有效干预模式也是一大挑战。个性化干预模式，如community aging in place-advancing better living for elders（CAPABLE）和 advancing better living for elders（ABLE），是根据老年人的偏好和家庭环境等因素，实行个体化和全面的干预措施。除运动锻炼外，同时兼顾疼痛和抑郁等方面管理，可大大降低老年人失能概率。

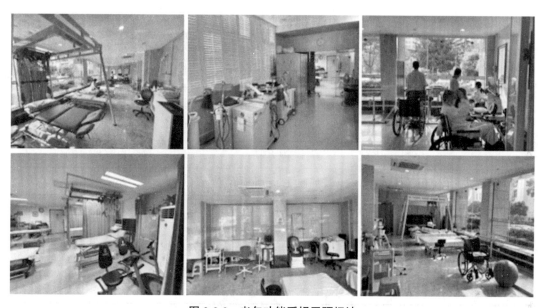

图 2-3-3　老年功能受损干预场地

（1）热身：与年轻人相比，老年人在运动量过大或运动速度过快时更易发生运动损伤。因此，老年人在运动时应坚持循序渐进的原则，而且一定要在运动前进行充分的热身。可以用慢跑、跳绳、做体操等来热身，一般来说，身体略微出汗，心跳稍为加快，5～10分钟即可。这不仅能够降低运动中肌肉、韧带、关节因运动损伤的可能性，还可以调整身体功能和状态，从而增加运动的效能。

（2）抗阻训练：抗阻训练是减缓功能受损的最有效干预技术之一。通过中、高阻力对各种肌肉群进行少量且重复训练，引起超微结构的肌肉损伤，释放炎症细胞因子和生长因子，如胰岛素样生长因子-1（IGF-1）、成纤维细胞生长因子（FGF）和机械生长因子（MGF），从而刺激肌卫星细胞的分化和增殖。来自卫星细胞的新核结合到现有肌纤维中增加了"肌核域"（即由肌核和周围肌质体积组成的解剖和功能单位）的数量，从而增加肌肉质量及力量，改善骨骼肌减少症和肌肉的功能状态。此外，抗阻训练能够提高骨密度，降低老年人骨折及跌倒的风险。

1）抗阻力训练频率：抗阻力训练频率是指每周运动的次数，对于进行 RET 训练的老年人，通常建议每周训练 2～4 天，通常交替进行（如周一、周三和周五）。开始 RET

计划的人最常见的方法是进行常规全身锻炼,即在每个锻炼阶段对所有主要的肌肉群进行锻炼,每周进行2~3次全身锻炼。另一种更常用于高级RET项目的替代方法是,每周锻炼选定的肌肉群一两天,其余肌肉群每周单独锻炼一两天(例如,周一锻炼胸部、背部和大腿;胳膊,肩膀和小腿;周四是胸部、背部和大腿;手臂、肩膀和小腿)。表2-3-1~表2-3-3是不同阶段抗阻力练习的训练强度、基本训练方式以及训练组数和重复次数。

表2-3-1　初级阻力练习训练计划(第1~6周)
初学者:第一阶段

40%~50%	1RM(低强度);3次/周	1周;熟悉阶段
身体部位	**锻炼方式**	**组数 × 重复次数**
胸部	弹力带	1×(8~10)
背部	弹力带	1×(8~10)
臀部	弹力带	1×(8~10)
肩部	弹力带	1×(8~10)
大腿	膝屈伸(椅子,不负重)	2×(8~10)
	髋屈伸(椅子,不负重)	2×(8~10)
小腿	踝屈伸(椅子,不负重)	2×(8~10)
	侧腿抬高(椅子,不负重)	1×(8~10)
两组之间休息:2分钟(根据需要)		总组数:11组

表2-3-2　初学者:第二阶段

50%~59%	1RM(低/中强度);3次/周	第2~6周;熟悉阶段
身体部位	**锻炼方式**	**组数 × 重复次数**
胸部	弹力带	1×(8~10)
背部	弹力带	1×(8~10)
臀部	弹力带	1×(8~10)
肩部	弹力带	1×(8~10)
大腿	膝屈伸(椅子,负重)	2×(8~10)
	髋屈伸(椅子,负重)	2×(8~10)
小腿	踝屈伸(椅子,负重)	2×(8~10)
	侧腿抬高(椅子,负重)	1×(8~10)
两组之间休息:2分钟(根据需要)		总组数:11组

表 2-3-3　中级阻力运动训练计划（第 6～12 周）

60%～69%	1RM（低/中强度）；3 次/周	第 6～12 周
身体部位	锻炼方式	组数 × 重复次数
胸部	弹力带	2×（8～10）
背部	弹力带	2×（8～10）
臂部	弹力带	2×（8～10）
肩部	弹力带	2×（8～10）
大腿	膝屈伸（椅子，负重）	2×（8～10）
大腿	髋屈伸（椅子，负重）	2×（8～10）
小腿	踝屈伸（椅子，负重）	2×（8～10）
小腿	侧腿抬高（椅子，负重）	2×（8～10）
两组之间休息：2 分钟（根据需要）		总组数：16 组

2）抗阻力训练持续时间：抗阻力训练持续时间指的是每次训练的长度。抗阻力项目的总持续时间是高度可变的，因为有许多外部因素影响了持续时间（例如，组间的休息时间），但是一般来说，大多数的抗阻力训练课程都可以在 30 分钟到 1 小时内完成（高级课程可能需要更多的时间）。组间休息的时间是一个非常有影响力的变量，它会影响总时长（以及组数、练习等）。关于固定的休息间隔，建议在训练计划中进行 1～2 分钟的休息间隔，以刺激新手和中等健康阻力锻炼者的肌肉肥大。

3）抗阻力训练组数设置：建议在一组到三组之间，可以观察到肌肉力量和大小的显著改善。建议每个人从一个为期 1～2 周的熟悉期开始，在此期间，每种锻炼都要进行一组，并着重强调安全性和形式。接下来，根据个人需要，在初学者阶段，如果认为合适的话，增加到三组是合理的。随着发展到中级和高级阶段，可以增加额外的训练或额外的练习，以增加总的训练量（每次训练的总组数），这对肌肉增厚是至关重要的。另外，如前所述，组间休息间隔是很重要的，要有足够的休息，避免过度疲劳（也就是说，要有足够的休息，使剩下的组可以以适当的形式进行），但也要避免休息时间过长。

4）抗阻力训练强度：第 1～2 周的熟悉阶段推荐以低强度的阻力训练开始（40%～60% 1RM），在每周的训练后，根据他们对自感劳累程度的评分，达到主观上稍感费力即 Borg 量表（12～14）分程度，逐渐增加更高的阻力，每次增加 5%～10% 1RM 阻力。在中高级阶段推荐中高强度的阻力训练计划（60%～80% 1RM）。一般来说，老年人可耐受高强度运动训练（80% 1RM），然而部分老年群体高负荷运动可能是禁忌的，尤其是无法控制的高血压或心血管疾病患者，同时考虑运动坚持度和强度呈负相关，因此，建议运动强度从低强度 40%～60% 1RM 开始逐渐调整，以减少骨骼肌肌肉损伤等不良风险。

5）抗阻力训练重复次数：重复指的是一个人完成一项运动的次数。一个人可以做的重复次数与运动强度成反比（即强度越高，可以做的重复次数越少）。若以最大力量的 60% 进行训练，每个训练动作重复 18～32 次；以个人最大力量的 80% 训练时，重复 8～15 次；以个人最大力量的 90% 训练，重复 4～12 次。

6）抗阻力训练进展：是指运动过程中身体逐渐超载或增加压力，个体通过不断调整来满足更高的生理需求时作出的反应。由于老年人通常合并有其他健康问题（如心血管疾病等），临床护理人员在制定运动干预处方时需要特别考虑运动相关变量，如频率、持续时间、强度、重复、进展及不良反应，增加抗阻运动强度时，先增加重复次数，再增加训练负荷。

7）抗阻力训练项目的修改：有些人将无法执行上述的抗阻力训练项目，因为他们无法使用锻炼设备或健身设施。然而，有许多方法可以成功地克服这些限制。例如，可以执行特定任务的功能性练习，如从椅子上站起来、举起并搬运装满衣物的洗衣篮，甚至是上下一段楼梯。因此，应特别需要密切注意使用适当的锻炼形式。

8）建议：抗阻力训练练习，运动通常分为多关节运动和单关节运动。多关节练习是指多关节参与的练习，如胸部按压和腿部按压。单关节运动是指只涉及一个关节的运动，如二头肌弯曲和腿部伸展。对于老年人，应该鼓励多关节运动（由于其功能相关性）。此外，相对于自由举重（如杠铃和哑铃），建议初学者使用简易阻力训练器械（如弹力带），因为使用简易器械时需要的技能较少，而且为使用者提供了更大的安全。具体的训练项目可以根据设备的可用性进行高度变化，但一个全面的抗阻力计划应该包括所有主要肌肉群的训练。这些肌肉群通常被定义为胸部、背部、手臂、肩膀、上肢（股四头肌、腿筋和臀肌）和小腿。每个肌肉组织 1～2 个运动适合初学者和中级，关节运动应该注意，建议在特定肌肉群的单关节练习之前进行多关节练习，并且在每次训练中，在小肌肉群之前进行大肌肉群的练习。

9）运动处方：上肢肌群的训练以简易阻力训练器械-弹力带为训练工具，按照主要上肢肌群，胸部、背部、手臂、肩部为训练目标肌群（图 2-3-4），下肢肌群训练方式采用借助椅子的髋屈伸、膝屈伸、踝屈伸训练方式。训练计划开始前，测量每一个受试者每一个动作的 1RM（单次最大负荷，使用可以承受的最大阻力重复 6～8 次进行评估，单位为 kg），做好每一个受试者每一个动作的 1RM 的记录。表 2-3-4 是上肢肌群的弹力带训练动作。

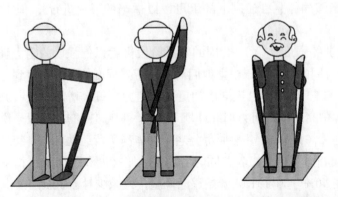

图 2-3-4　弹力带练习示意图：两脚站稳和肩同宽，练习时注意保持肘关节伸展

表 2-3-4　上肢肌群弹力带训练动作

训练部位	训练动作	动作要领
手臂	动作（1）：弹力带锤式交替弯举	（1）脚掌踩实弹力带，双手自然下垂握紧弹力带，这是动作起始位置 （2）手臂用力交替向上屈肘，掌心朝上，保持大臂垂直地面并且贴近身体 （3）向上时，嘴巴呼气，感受肱二头肌充分收紧；向下还原时，鼻子吸气，感受肱二头肌持续紧张，动作无须太快 （4）重复次数及组数见上述阻力练习训练计划表
	动作（2）：弹力带站姿臂弯举	（1）脚掌踩实弹力带，双手自然下垂握紧弹力带，这是动作起始位置 （2）手臂用力向上屈肘，掌心朝上，保持大臂垂直地面并且贴近身体 （3）动作缓慢持续进行，感受肌肉的持续紧张，肌肉收缩放松的节奏可以配合呼吸的节奏
	动作（3）：弹力带坐姿臂弯举	（1）双手反握弹力带，臀部坐实，两腿打开，踩实地面，固定好弹力带，腹部收紧，背部绷紧 （2）手臂用力向上屈肘，掌心朝上，保持大臂垂直地面并且贴近身体 （3）动作缓慢持续进行，感受肌肉的持续紧张，肌肉收缩放松的节奏可以配合呼吸的节奏
	动作（4）：弹力带颈后单侧臂屈伸，坐姿	（1）臀部坐实，两脚打开，踩实地面，（以左侧手为例）握实弹力带一端 （2）屈肘约成90°，保持大臂竖直，将弹力带置于颈后，固定好弹力带；收腹挺胸，背部挺直，两眼平视 （3）动作缓慢持续进行，感受肌肉的持续紧张，肌肉收缩放松的节奏可以配合呼吸的节奏
肩部	动作（1）：弹力带站姿侧平举	（1）双脚踩着弹力带，身体直立，挺胸收腹。双手握住弹力带的两端，手臂自然放在双腿两侧。这是动作的起始位置 （2）然后用肩部力量，将双臂向侧面举起，上举过程中手臂微屈并略微倾斜，使双手呈倒水的角度。上举的过程中呼气 （3）双臂举到略高于水平位置，稍事停留，然后再缓慢放回起始位置，放回的过程中吸气
	动作（2）：弹力带站姿前平举	（1）两脚分立并且踩着弹力带，双手自然下垂并握紧弹力带。这是动作的起始位置 （2）双手握紧弹力带拉直大臂水平位置，避免手臂伸得过直 （3）动作缓慢持续进行，感受肌肉的持续紧张，肌肉收缩放松的节奏可以配合呼吸的节奏
	动作（3）：弹力带直立划船	（1）两脚分立，双手握紧弹力带并保持直立姿态，这是动作的起始位置 （2）将弹力带拉起置于锁骨高度，并且顶峰收缩1~2秒 （3）动作缓慢持续进行，感受肌肉的持续紧张，肌肉收缩放松的节奏可以配合呼吸的节奏
	动作（4）：弹力带坐姿推肩	（1）开始，将弹力带打开至肩宽，握住把手将它们提到两侧都与肩同高 （2）旋转手腕让掌心向前，你的肘部应该弯曲，上臂和前臂与身体成一条直线，这是动作的初始姿势 （3）当呼气时，将把手举高超过头顶，直到手臂完全伸展开 （4）动作缓慢持续进行，感受肌肉的持续紧张，肌肉收缩放松的节奏可以配合呼吸的节奏

训练部位	训练动作	动作要领
胸部	动作（1）：弹力带站姿平举推胸	（1）两脚分立并且踩着弹力带，双手自然下垂握紧弹力带 （2）保持手臂微屈，收缩三角肌把前臂抬起到水平位置，然后水平向后拉动肘关节并且保持肘关节 90°，直到大臂回到和身体同一平面，收缩胸大肌使手臂向前水平推出，再缓缓还原到起始位置 （3）动作缓慢持续进行，感受肌肉的持续紧张，肌肉收缩放松的节奏可以配合呼吸的节奏
	动作（2）：弹力带站姿推胸	（1）将弹力带绕过身体，肘关节打开 90° 并使弹力带保持张力，这是动作起始位置 （2）收缩胸大肌推起弹力带，使手臂自然伸直但不锁死，在顶峰稍作停留，缓缓还原，直到肘关节成 90° 即可 （3）动作缓慢持续进行，感受肌肉的持续紧张，肌肉收缩放松的节奏可以配合呼吸的节奏
背部	动作（1）：弹力带俯身划船	（1）俯身，双脚踩住弹力带，肩膀在膝盖的前面，双手握住弹力带，这是动作起始位置 （2）收缩肩胛骨把大臂提起，并且曲臂将弹力绳拉到小腹位置 （3）动作缓慢持续进行，感受肌肉的持续紧张，肌肉收缩放松的节奏可以配合呼吸的节奏
	动作（2）：弹力带单臂划船	（1）弓步，单脚踩住弹力带，稍稍俯身，这是动作起始位置 （2）收缩肩胛骨把大臂提起，并且曲臂将弹力带拉到小腹位置 （3）两侧交替进行 （4）动作缓慢持续进行，感受肌肉的持续紧张，肌肉收缩放松的节奏可以配合呼吸的节奏

下肢抗阻力训练，基于椅子的髋屈伸、膝屈伸、踝屈伸练习（图 2-3-5～图 2-3-14），第 1 周的熟悉阶段可以不负重进行动作训练，第 2 周开始可以根据患者耐受程度进行负重训练，负重器材推荐腿部绑腿沙袋，建议从 0.5kg 开始，随着患者对运动训练的逐渐适应，适当增加负重，每次增加 0.5kg，注意不建议负重超过 2kg，动作要点：站立位时躯干直立稳定，坐位时取端坐位，不倚靠椅背。

站立位（图 2-3-5～图 2-3-8）

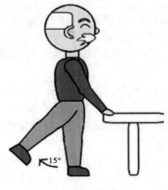

图 2-3-5　伸髋练习

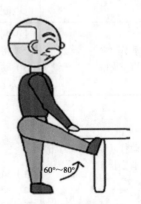

图 2-3-6　屈髋练习

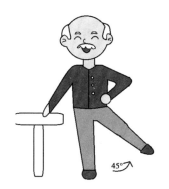

图 2-3-7　外展髋练习

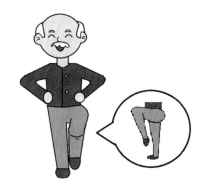

图 2-3-8　屈膝练习

坐位（图 2-3-9 ～图 2-3-11）

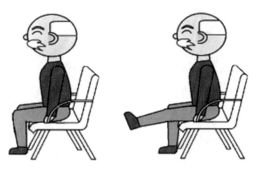

图 2-3-9　伸膝练习

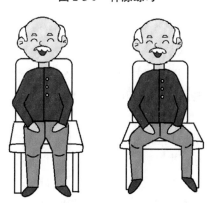

图 2-3-10　内外旋髋练习

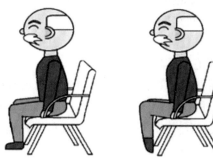

图 2-3-11　踝屈伸练习

仰卧位（图 2-3-12 ～图 2-3-14）

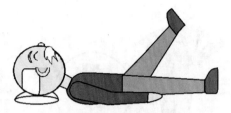

图 2-3-12 屈髋伸膝练习

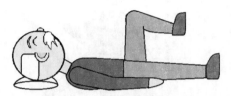

图 2-3-13 屈髋屈膝练习

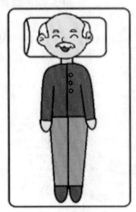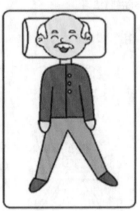

图 2-3-14 外展髋练习

（3）平衡训练

1）平衡训练的主要原则：从稳定体位开始逐渐进展到不稳定体位；逐步缩小人体支撑面积和提高身体重心。从睁眼状态过渡到闭眼状态；从静态平衡进展到动态平衡，保持稳定的前提下逐步增加头颈、躯干和四肢的控制力。

2）平衡训练的方法

①坐位平衡训练：利用长坐位、端坐位进行训练，逐渐缩小基底面积，保持稳定姿势的同时进行各方向伸触练习，坐位平衡训练适合长期卧床、平衡能力较差的老年人。

②跪位平衡训练：根据老年人的具体情况，在帮助和独立两种情况下完成膝手卧位 -4 点支撑 -3 点支撑 -2 点支撑 - 跪位行走，躯干与地面平行，呈一条直线，骨盆不要旋转。

③坐 - 立 - 坐训练：老年人完全坐在椅子上，双脚平放于地面，躯干前倾，双手支撑椅子臀部发力站起，从立位回到坐位时，躯干前倾，同时臀部向后移动坐下，可根据具体情况调整椅子的高度，高度越低难度越大，当能力得到改善时，可双手交叉放于胸前进行无支撑的坐 - 立 - 坐训练（图 2-3-15）。

④立位平衡训练：站立位进行重心左右转移、骨盆前后倾以及外力作用下的重心变化控制，可逐渐进阶：足尖对足跟站立 - 单腿站立（静态）- 单腿站立（动态）- 不稳定面上站立 - 立位平衡反应训练，每种姿势下保持稳定 10 秒，逐渐增加练习时间，在不引起疲劳的情况下每天多次练习，不稳定面可选用枕头或软垫，可将立位平衡训练融入日常生活，如足尖对足跟站立或单腿站立姿势下刷牙、看电视（图 2-3-16～图 2-3-18）。

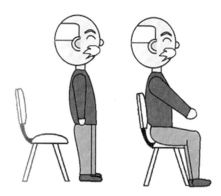

图 2-3-15　坐 - 立 - 坐训练：站在椅子前反复缓慢起立坐下，选择带有靠背和扶手的椅子，采用中坐
　　　　　 姿势，落座面积占椅面的 2/3

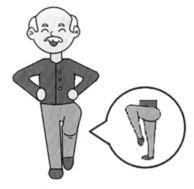

图 2-3-16　金鸡独立：睁眼或闭眼，双手叉腰或扶
　　　　　 椅背，一腿弯曲，一脚站立尽可能长的
　　　　　 时间，站立时注意力专注于脚底

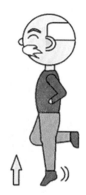

图 2-3-17　单脚跳练习：双手叉腰，两腿轮
　　　　　 流做单腿跳跃，每单脚各跳 10
　　　　　 个，两次之间休息 30 秒

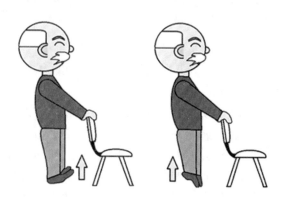

图 2-3-18　"不倒翁"练习：挺直站立，手扶椅背，前后晃动身体，脚尖与脚跟循环着地以锻炼下肢
　　　　　 肌肉，达到控制重心的目的，身体晃动幅度避免过大，脚尖 / 脚跟与地面角度 30°

　　⑤行走训练：倒退行走 - 足跟行走 - 足尖行走 - 足尖对足跟行走 - 侧方行走 -8 字绕
圈走，每种类型走 10 步，根据老年人身体情况可增加强度，可每天练习，有利于行走恢
复和步速改善（图 2-3-19～图 2-3-21）。

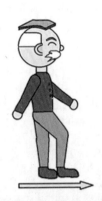 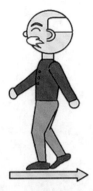

图 2-3-19　直线行走：前脚的脚后跟紧贴后脚的脚趾向前迈步，步行轨迹尽量保持直线，向前行走 10~20 步后，把身子转过来按照同样的方式走回去，可以头上顶纸盘练习

图 2-3-20　倒退走：找一块平坦的空地作为练习场所，倒着走并尽量保持直线。前脚的脚后跟紧贴后脚的脚趾向后迈步，即倒退走，步行轨迹尽量保持直线，向后行走 10~20 步后，把身子转过来按照同样的方式走回去

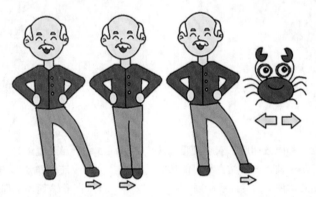

图 2-3-21　侧步走：俗称"蟹步"，顾名思义，就是像螃蟹一样横着走。前脚的脚后跟紧贴后脚的脚趾向前迈步，步行轨迹尽量保持直线，向前行走 10~20 步后，把身子转过来按照同样的方式走回去

⑥其他训练：太极拳、五禽戏、八段锦等传统养生功法柔和缓慢、安全易学，可以提高老年人的四肢肌力和平衡功能。

（4）注意事项：①在栏杆或双杠附近进行练习，老年人可以抓住以保证安全；不要在锋利边缘附近进行锻炼；确保地板干净，没有杂物；②平衡训练与肌力训练结合，在提高老年人平衡能力、预防老年人跌倒方面有显著效果，肌力训练应包括臀中肌、股四头肌、腘绳肌、小腿三头肌、核心肌群等；③当肌肉力量/耐力运动、柔韧性训练、平衡训练共同进行时，应该先进行平衡训练，对于平衡功能受损的老年人，不恰当的训练顺序会增加意外损伤的风险。

3. 有氧训练　当老年人能够独立站立行走时，增加轻度有氧训练（如水疗等），可提高耐力，使老年人能够持续行走。有氧运动（也称作耐力训练）主要作用体现在提高肌肉质量。大量重复使用大型肌群后，可提高线粒体质量和数量，增加毛细血管密度，并抑制骨骼肌降解，从而产生更大的氧气提取和提高肌肉的代谢功能，但单一的平衡训练并不能提高力量或有氧能力，而有氧训练一般也不能提高平衡或力量，且有氧运动需要更高强度来达到最好的效果。因此，对于站立行走能力较弱的老年人，有氧运动并不是最主要的训练方式。传统的中高强度的有氧训练更适合具有独立站立行走能力的轻中度衰弱老年人。有研究证明，每周进行 3 次 50 分钟（150min/ 周）步行能够增加老年人的氧合能力，并且 150min/ 周的步行的运动强度为 55%～65% HRR（储备心率），属于中等强度运动，能够让老年人依从性更好，有利于坚持长期有氧运动，效果更好。

有氧运动训练的方式多样，如 6 分钟走、2 分钟高抬腿，此外还有健身舞、骑功率车、太极拳、五禽戏、八段锦等。快走动作简单，运动强度容易控制，个体间能量消耗差异小，适用老年人有氧运动健身的初始阶段，特别适用于心肺耐力水平较低的老年人。

（1）运动频率：推荐的频率是 5d/ 周以上的中等强度运动，3d/ 周以上的较大强度运动，3～5d/ 周的中等强度与较大强度的交替运动。

（2）运动强度：可以用运动中的吃力程度反映运动强度，"比较轻松"为小运动强度，"稍感费力"为中等运动强度，"非常费力"为较大强度，"极度费力"为最大强度，老年人有氧运动的强度循序渐进，以中强度为主。

（3）运动时间：对于体质好的老年人，每次运动时间 30～45 分钟为宜，一天累计时间不超过 2 小时；对体质弱、耐力差的老年人，慢慢增加运动时间，每次至少 10 分钟，一天累加时间达到 30 分钟。

（4）注意事项：运动前，做好全面的身体检查。重点是对心肺系统和运动系统的评估，尤其是患有慢性病的老年人，从事运动健身前，应该进行运动风险评估；对于患有慢性病的老年人，应该听取医生和运动康复师、运动处方师的建议（图 2-3-22）。

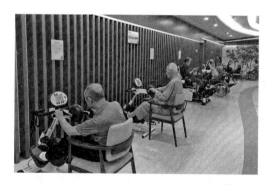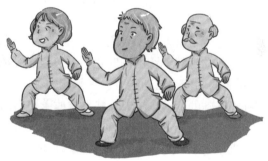

图 2-3-22　有氧运动

4. 结构化训练　以上是对于缺乏步行能力的老年人采取的分阶段的干预技术，对于轻中度衰弱的老年人，可以在保障安全前提下同时进行三种形式的运动（抗阻、平衡和有氧），就躯体功能障碍的干预效果而言，这种锻炼模式相较于单一的、非结构化的训练模式更佳。LIFE 研究提示结构化训练可减少中轻度衰弱老年人发生严重躯体功能障碍的风险。在 LIFE 研究的后期研究中，强调了每日体力活动和较低的久坐时间的重要性，并表明加速度的测量可能是评估躯体功能障碍风险的有用工具。而另一项类似的针对已经出现严重躯体功能障碍的老年人研究结果表明，结构化训练仅提高老年人的活动强度，并不能完全消除躯体功能障碍的老年人日常活动总量的整体下降。要想得到更好的干预效果，结构化训练建议尽早干预，即对于轻中度的衰弱老年人而言，推荐在出现明显躯体功能障碍前进行；对于有躯体功能障碍风险的老年人，同样推荐尽早进行结构化训练的干预。

结构化训练的早期、长期干预离不开患者较高的依从性，以家庭为基础的结构化训练更能满足这一条件。美国一项多中心随机临床试验，通过对比家庭为基础的结构化训练和主动定期物理治疗这两种干预措施对躯体功能下降 - 行走能力提升的影响，结果表明前者并没有明显提高老年人的行走能力。但与常规护理相比，这两组干预措施均可为患者带来更多获益。扩大样本量和延长随访周期是否会产生不同的研究结论仍需进一步探索。另外，结构化训练组患者的依从性较定期物理治疗组低，也可能是导致这两种干预措施差异较小的原因。一项西班牙单中心双盲随机试验证明结构化功能训练亦可逆转老年人的急性躯体功能下降，特别是在增加抗阻训练强度后，可有效阻止肌肉退化。此外，该研究还发现，通过结构化功能训练后，认知功能也可得到相应改善。

5. 放松　在进行了连续的抗阻力训练、有氧训练及平衡训练后，应当进行慢走 2 分钟 + 拉伸锻炼，主要肌群关节、肌肉群放松活动，促进血液循环，有利于运动的持续规律进行。

6. 特殊人群的运动方案

（1）帕金森病：PD 是多发于老年人的神经退行性疾病，患者往往存在下肢运动功能障碍及肌强直，因肌力和平衡能力下降，肌张力增高，行走时容易跌倒，随病情进展，患者出现全身僵硬伴冻结步态，严重者丧失行走能力最终导致卧床，严重影响患者生活质量及预后。现有的干预措施，包括传统康复治疗、水疗、结合现代科技的新型干预手段等，均提示可改善患者功能下降情况。

传统的康复治疗的训练方法较多，包括被动牵伸训练、肌肉力量训练、耐力训练、平衡功能训练和步态训练等，但是这些康复训练仅能够减缓患者病情进展。"双任务训练"在运动功能训练的同时进行认知功能训练，较单一的运动训练方法能够更好地改善 PD 患者的功能性活动能力、平衡能力和步态，但效果有限。对病情较重的患者，单纯以家庭为基础的运动步法训练并不能改善患者康复及预后。

水疗是近年来用于慢性神经系统康复的有氧运动项目，通过在水中进行平衡功能及步态训练等，能够锻炼躯体不同部位的运动和平衡反应，提高 PD 患者运动能力，从而降低 PD 患者的跌倒风险和疼痛等。水疗联合水中障碍训练，比传统水疗方案更有效。值得注意的是，老年 PD 患者通常伴有认知功能障碍，已有研究证实水疗无法给患者的认知康复带来更多益处。

随着科技的发展，人工智能、机器人及虚拟现实（virtual reality，VR）等一系列干预技术的出现为 PD 患者提供了新方法。机器人辅助步态训练通过重复运动训练提高神经可塑性来恢复患者的步态功能，目前已被应用于步态训练中。但有研究发现机器人步态训练在改善轻度至中度帕金森病患者的姿势不稳定性方面并不优于平衡训练。VR 技术训练对 PD 患者的治疗效果同样存在争议。与常规康复训练相比，PD 患者通过 VR 康复训练可达到相同治疗效果，而 VR 训练组在步态和平衡方面有更好的表现。综上，当传统的康复训练对 PD 患者效果欠佳时，人工智能、VR 和机器人辅助康复训练可作为替代治疗或联合治疗。

（2）慢性病所致的卒中：卒中是老年人致残的常见原因，除传统的肌力训练、关节运动功能训练外，机械和机器人辅助步态训练也可改善不能独立行走的亚急性卒中患者的行走独立性。美国心脏协会／美国卒中协会成人卒中康复指南建议将机器人辅助训练应用于卒中患者，推荐证据等级为ⅡB级。功能性电刺激利用低频电刺激患肢收缩，也可帮助受损的肌肉恢复正常。此外，步态诱发功能性电刺激可以矫正卒中患者的步态异常。在改善卒中后上肢远端大肌肉的运动能力方面，基于VR的康复治疗比功能性电刺激更有效，提示VR康复治疗也是卒中后引起躯体功能障碍的有效干预手段之一。

（3）阿尔茨海默病：AD患者通常表现为神经症状、精神和认知功能障碍，其生活能力和社会功能在此基础上渐进性发展，最终导致难以逆转的进展性下降，因此，AD患者的干预技术以认知功能训练为主，躯体功能训练为辅。两种训练相结合，可提高出现躯体功能障碍的AD患者的认知和躯体功能。在仅表现为认知功能障碍的AD患者中，与单纯的认知功能训练相比，躯体功能联合认知功能训练改善AD患者临床症状效果更好。因此，无论AD患者是否存在躯体功能障碍，均建议增加躯体功能训练。

7. 展望 现阶段的干预技术，无论是针对躯体功能还是认知功能障碍，治疗效果都十分有限，因此早期干预是"健康老龄化"的重中之重。各种形式的体力活动是干预技术的根本。在体力活动基础之上，通过认知训练、减少疾病危险因素及营养管理等综合模式，不仅可以提高老年人的躯体运动功能，同时也减缓了认知功能的下降和衰退。但是这种模式需要多团队合作的"个性化精准干预"，如何推广实施是现阶段面临的难题。与此同时，该干预模式需要长期参与，如何丰富干预内容，从而提高老年人的依从性，也是后续研究重点。另外，现有的研究缺乏针对国人的大型临床研究数据，供参考的研究结果存在地域、种族异质性等问题，因此，寻找更适合我国老年人的干预措施显得尤为重要。

"主动老龄化"指的是衰老过程中保持身心健康的一种生活方式，强调了积极的心理暗示也是减缓躯体功能及认知功能下降的重要干预措施。抑郁、焦虑等不良心理因素与老年人紧密相关，因此，建议老年人必要时可采取专业的心理学治疗。计算机、机器人、人工智能及VR等信息技术辅助干预措施在躯体功能下降和认知功能下降中均体现了良好的效果，若能得到更充分开发利用，必会给老年躯体功能及认知功能下降干预技术提供新的思路。AD的干细胞治疗和PD的基因治疗也为相关功能下降的治愈带来了希望。

三、个性化干预技术措施举例

1. 下肢MOTOmed（智能运动训练系统） 有氧训练＋抗阻训练，每周3次，每次30分钟。

（1）电助力训练：阻力降为0，受试者用极微小的力量就可以踩动踏板。不仅可以帮助受试者活动关节，并且可以帮助其激发肌肉力量，增强信心。以此模式作为受试者热身项目。

（2）主动抗阻训练：40%～50% 1RM适用于刚开始锻炼的受试者以提高肌力。受试者完全使用自己的力量去踩动脚踏板，阻力默认值为 5 牛顿 / 米（N/m），每周递增一个阻力。从 20 分钟每次开始，每两周增加 5 分钟直至在第四周达到 30 分钟每天。≥30 分钟每天可达到有氧训练的目的（图 2-3-23）。

（3）对称性训练：受试者在电助力或主动抗阻训练中可得到左右腿力量对比的参考值，根据屏幕所显示的参考数值可以调整左右腿的力量分布，使左右腿的力量变得均衡对称（图 2-3-24）。

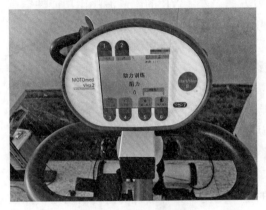

图 2-3-23　抗阻训练仪

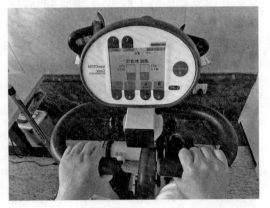

图 2-3-24　屏幕上显示左右腿力量参考数值

（4）被动训练：主动抗阻训练结束后进行 3～5 分钟的被动训练，通过机器带动肢体活动，从而避免抗阻训练后的肌肉紧张。

（5）训练调整：训练期间和训练结束后，都会显示运动里程、运动时间、各种动力供给及速率大小。治疗师可以通过这些数据了解患者的状况，并调整训练方案（图 2-3-25～图 2-3-26）。

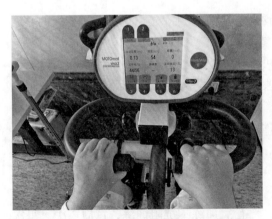

图 2-3-25　屏幕上显示运动里程、运动时间、
各种动力供给及速率大小

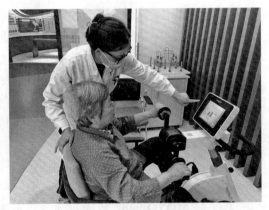

图 2-3-26　指导患者观测数据

（6）注意事项：受试者必须在康复治疗师指导下完成下肢 MOTOmed 训练，如发生疼痛、眩晕等征兆立即中断训练。

2. 步行训练（针对不愿参加 MOTOmed 的受试者）　受试者在康复治疗师陪同指导下

进行步行有氧训练，每周 3 次，每次 30 分钟。每两周增加阻力难度（增加负重，如 500g 小沙袋）；训练强度：≥500～1000MET-min/ 周，每日步数 >7000 ；模式：可以是一组，也可以是通过多组（≥10 分钟），累积达到每天总量（图 2-3-27）。

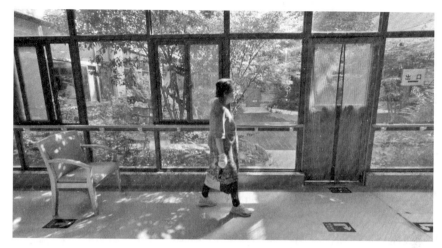

图 2-3-27 步行训练

3. 水下训练 平衡训练 + 柔韧性训练，每周 3 次，每次 40 分钟。

（1）运动控制及平衡协调的训练：在水中因为获得了水浮力的支持，使肌力出现了可以看得见或感觉得到的移动效果，激发潜在的肌力，增强肌肉力量及肌肉控制程度。通过康复动作的设计加强全身肢体的协调性及平衡性。时间为 25min/ 次（图 2-3-28）。

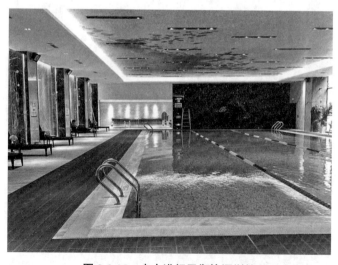

图 2-3-28 水中进行平衡协调训练

（2）柔韧性和肌肉康复训练：利用温水疗法（图 2-3-29）缓解身体不适和疼痛，促进血液和淋巴的流动，提高肌肉的工作能力。并且使结缔组织更易于伸展，从而牵伸全身主要的肌肉肌腱单元。柔韧性较差的受试者在康复治疗师的帮助下，从小关节开始，逐一到大关节做被动屈伸和外展等牵伸运动。时间为 15min/ 次。

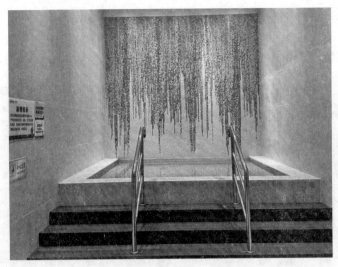

图 2-3-29　温水疗法

（3）活力操：平衡训练 + 柔韧性训练，每周 6 次，每次 20 分钟。

通过趣味性活力操训练提高受试者的参与兴趣。牵伸全身主要的肌肉肌腱单元，增加各个关节活动度，改善上下肢协调性，加强全身血液循环。并且在活力操中强调呼吸方式及频率，从而增加肺的换气功能（图 2-3-30）。

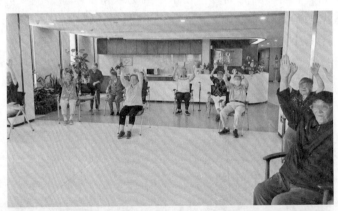

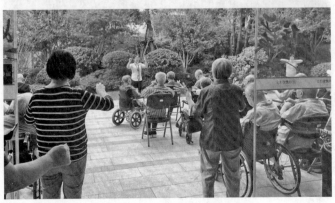

图 2-3-30　趣味性活力操训练

四、不良事件的观察及处置预案

1. 老年人运动耐力较差，运动过程中如出现头晕眼花、心悸、明显气促或心绞痛时应立即停止训练。

2. 训练期间，记下每次运动的完成情况，包括血压、心率、负荷、完成次数、不良反应，及上次训练后的疲劳恢复情况。

3. 通过实时心率监测和受试者的主观反应监控运动强度，并通过调整自行车阻力来改变运动负荷。每次训练记录受试者的运动负荷和心率反应，并随有氧能力的提高作相应调整。

4. 运动期间，血压、心率控制，每次训练前，均用水银血压计测试基础血压，若血压值≥150/95mmHg，嘱受试者暂停训一次，注意休息及调整用药，血压值至少 <150/95mmHg方可继续训练。心率控制严格按照计划进行，最高不超过年龄预测最大心率的85%，即心率 <85%×（220- 年龄）。

第三节　功能受损干预技术质量控制

一、质量控制组织管理

医疗机构建立健全的功能受损干预质量控制管理组织，制订质量管理方案，制定质量控制评价标准，定期开展老年功能受损质量控制督查、评估。功能受损筛查及评估后形成了大量患者信息数据，医务人员需及时进行归纳整理、统计分析。定期召开科室例会开展功能受损干预质量控制讨论，在质控小组的指导下，分析讨论患者功能受损干预疗效及后续随访，及时回顾总结，持续改进。质控小组至少有 2 名副高级专业技术职称的执业医师担任评估员，具有丰富老年功能受损专业知识和较强临床技能的内科（亚）专业的正高级或副高级医师担任组长。质控小组组员由社区卫生服务中心、护理院的全科医生，二级或三级医院的老年科医师代表组成。质控小组应定期对干预人员的资质、干预流程管理及功能受损干预质量监控作出分析评价，提出改进意见。定期开展学术交流活动，提高小组成员和各级医师的业务水平。

二、质量控制内容

（一）结构质量控制

1. 场地、环境及设备

（1）康复治疗所需要的各种场地、环境、相关设备要求

1）场地：根据需求和条件，治疗场地满足规范要求的用房面积，主要是作为治疗和训练场地使用，应有专门的评定室、物理治疗室，包括运动治疗和理疗室。

2）环境：治疗室应设在院区中比较方便有功能障碍患者抵达的场所，并且通行区域和患者常使用的设备区应采用无障碍设计和防滑地面。康复治疗室的地板、墙壁、天花板及有关管线应易于康复设备及器械的牢固安装、正常使用和检查检修。治疗室应具有良好的通风和室温的调节设备，不同功能与作用的房间色彩设计与布置应有利于患者的治疗与训练。

3）设备：常用的康复设备包括功能评定设备、运动康复设备、物理因子治疗设备。

康复评定应配备相应心肺、肌电图与临床生理学检查设备、肌力评定设备、关节评定设备、平衡功能评定设备等。

运动康复应配备训练用 motomed、平衡杠、训练用阶梯、肌力训练设备、（训练用沙袋、哑铃、训练用球）活动平板、平衡训练设备、悬吊减重设备、生物反馈训练设备、关节活动设备等。

物理因子治疗应配备低频、中频、磁疗、光疗等肌肉训练后放松理疗设备。

（2）老年综合评估所需要的各种场地、环境、相关设备要求

1）场地及环境要求：安静整洁、光线充足、空气清新、温度适宜、隔音效果良好，室内装饰色调柔和，评估室独立、不受干扰，采用无障碍设计及避免锐利尖角设计。

2）设施要求

①基本设施：老年综合评估软件或调查问卷，配备至少有 2 套办公系统、电脑、打印机、纸、笔、橡皮等。

②主要设施：体温计、听诊器、血压计、手电筒、体重计、身高标尺、软尺、诊疗床、测试椅（无扶手、高度46cm）、握力计、秒表、手表、视力表、音叉、大字体阅读材料、人体成分分析仪或双能 X 线吸光仪（DXA）（DXA 不单独配置，可医院共享）、日常生活能力评估工具、吞咽评估工具、有条件单位可增配评估电脑等。

③辅助设施：拐杖、助行器、弹力带（保护带）、老视镜、放大镜、助听器等。

④安全设施：抢救车等急救用品及设施。

⑤标识：主要包括 6m 步行标识、平衡试验脚印标识等。

⑥宣传资料：标准化上墙资料、宣传科普手册。

2. 干预人员

（1）康复干预人员：由老年康复专业医师、康复治疗师组成。

康复医师组配备 1 名副高级及以上专业技术职称的执业医师担任组长，每个项目点至少配备 1 名康复医师跟进开展康复工作。所有康复医师执业类别为：临床医学，执业范围为：康复医学。

康复治疗师组配备 1 名中级职称及以上专业技术职务任职资质的康复治疗师担任组长，以完成监督、指导、回访及调整治疗方案等工作；每个项目点至少配备 1 名康复治疗师以完成评估、治疗工作。康复治疗师均应当具有治疗师及以上职称，取得相应执业资格证。每位治疗师需熟练掌握康复评定技术、运动康复治疗技术、物理因子治疗技术，并能独立完成患者评估、治疗、操作相应治疗设备（MOTOmed、肌力训练用设备、平衡训练用设备、低频、中频等）。及时完善相应治疗表格，定期与上级治疗师汇报康复进展。

（2）老年综合评估人员：从事老年医学相关专业人员：具有医学、护理学等专业背

景，经国家老年医学培训基地专门培训并考试合格获得老年综合评估技能证书；或为获得相应资质的老年多学科团队成员（包括老年科医生、护师、营养师、康复师、临床药师、精神卫生科医师等），至少配置 1 名专职人员。

（3）老年多学科团队：鉴于老年功能下降由多种生理及病理性因素导致，建议采用老年多学科团队综合管理模式。老年多学科团队由老年医学科医师、精神心理科医师、营养师、康复师、护师或相关专科医师等组成。团队将针对不同的筛查及评估结果，尊重患者及家属意愿，选择适当的处理方式，以延缓或改善器官功能状态，改善患者衰弱状态，提高生活质量。

3. 质量控制流程　功能受损干预质量控制流程图如下（图 2-3-31）。

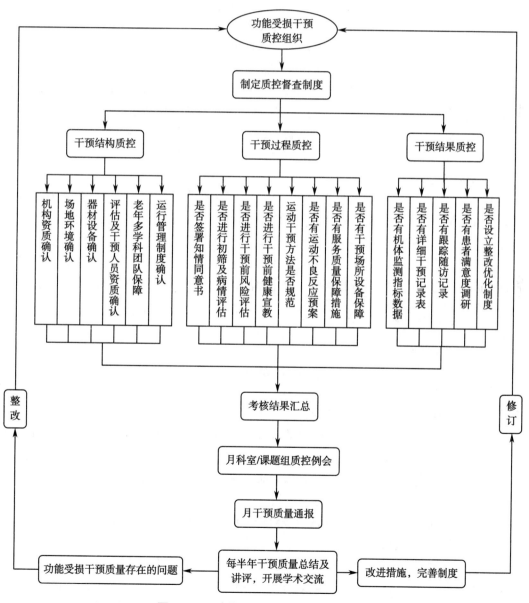

图 2-3-31　功能受损干预质量控制流程图

4.运行管理

（1）运行方案

1）成立功能受损干预质量管理小组，制定并实施完善功能受损干预管理规范、操作流程和质量控制标准；制定完善评估功能受损诊断及干预随访的相应表格；完善治疗记录表：记录功能受损干预项目、频率、时间；完善每周、每月治疗记录表格；主管治疗师完善随访记录。

2）各类康复设备维护良好，每两周检查一次；每两周针对功能受损干预情况组织一次进展汇报会议，提出开展过程中所存在问题，讨论解决方案；定期开展多学科联合会议，与老年科、营养科、精神心理、临床护理、药师等共同讨论治疗进展与方案。

3）建立投诉和建议征求制度，书面记录投诉与建议的听取、调查和持续改进情况；定期召开质量控制会议改进及优化规范及流程；定期进行满意度评估，根据满意度完成整改。

（2）患者权益：见第一篇第七章第三节质量控制相关内容。

（3）感染防控：见第一篇第七章第三节质量控制相关内容。

（4）安全体系：定期组织相关工作人员进行医疗安全事故（件）应急预案的培训和演练，开展消防、水电安全等应急知识培训学习，并组织应急演练，所有工作人员知晓应急流程，各种应急设施定期检查、维修，处于备用状态。

1）医疗安全：见第一篇第七章第三节质量控制相关内容。

2）消防安全

①火灾：突发火灾后立即报告保卫处及应急预案管理小组领导，火灾严重时立刻拨打火警电话119；根据火势，使用现有的灭火器材灭火，组织人员积极抢救，并有序引导患者避险；打开安全通道和门窗，排除烟雾；尽量关闭水、电、气；查找火灾原因。

②停电、停水：安抚患者，保持正常秩序，夜间开启应急灯，检查相关抢救设备是否正常运行；与工程师共同查找停电、停水原因，尽快恢复正常供电、供水。

（二）干预过程的质量控制

1.功能受损筛查

（1）一般情况：年龄≥65岁，一般情况明确，包括患者心率、血压、呼吸情况；饮食、睡眠及大小便情况。

（2）基础疾病情况：基础疾病明确，是否规范治疗。

（3）日常生活活动能力：Barthel指数（BI）及Lawton IADL指数量表分别判断BADL及IADL，评估规范，结果可靠。

（4）移动平衡：Tinetti量表（Tinetti assessment tool）对患者移动平衡能力及步态准确评估，评估规范，结果可靠。

（5）跌倒风险：Morse跌倒评估量表对跌倒情况调查，询问方式合适，结果可靠。

2.功能受损评估及诊断

（1）评估详尽、准确，诊断命名规范：通过上述筛查，有潜在问题的患者，需进一步判断评估准确性，可予以Katz指数、EARRS量表、SMAF量表等进一步评估病情。

（2）诊断依据充分：患者症状及体征典型，病史明确，能完全理解并配合评估员的问题及指示，专业评估员进行了详细核对并进一步确定了诊断准确性，相应给出了规范准确评分，评估结果符合判断标准。

（3）鉴别诊断：活动功能下降需注意与锥体外系疾病、锥体系统疾病导致的运动功能障碍相鉴别，后者主要临床特点以瘫痪（肌力减退）为主，一般不难鉴别。另外不同类型锥体外系疾病之间的鉴别也较为重要。

（4）完善检查：根据患者症状、体征及病史，需完善颅脑 CT、头颅 MRI、体格检查、肌电图、颈动脉、上下肢动静脉超声、二维超声心动图、肺功能等检查以进一步评估病情。

3. 运动干预

（1）健康宣教：在进行运动干预前及干预中，建议定期对干预对象进行相关健康宣教，以保证依从性及配合度最优化。宣教内容包括运动与制动的利弊、运动训练和认知训练基础知识、运动及认知处方制定等。

（2）运动训练：包括拉伸运动、有氧运动、渐进抗阻运动和平衡训练。受试者于入组后一周内完成运动心肺试验，评估受试者的最大运动能力。

1）热身与拉伸运动：每次训练前热身 5～10 分钟，热身运动内容包括慢跑和动态拉伸运动，拉伸运动主要包括大腿后侧肌群、颈肩部大肌群等。

2）有氧训练

A. 类型：功率踩车 / 户外徒步，根据受试者的爱好、场地、天气等因素自由选择。

B. 强度：低至中等强度，即 50%～75% HR_{max}，其中 HR_{max} 计算公式为 211－（0.64×年龄）。

C. 时间：20～40 分钟

D. 频率：3 次 / 周

E. 质量控制及质量保证

a. 训练结束后进行 5～10 分钟放松运动，放松运动等内容包括慢走和静态拉伸运动等。

b. 训练强度从低强度开始缓慢增加至最适强度，最适强度定义为受试者自感舒适且运动的同时能够自由交谈的运动强度。到达最适强度后记录其运动心率（后期进行低强度与中等强度亚组分析）。

c. 若最适强度为低强度，即 50%～65% HR_{max}，运动时间控制在 30～40 分钟，若最适强度为中等强度，即 65%～75% HR_{max}，运动时间控制在 20～30 分钟。

d. 记录每次训练完成的总时间和总距离。

3）渐进抗阻训练

A. 训练动作

a. 仰卧位直腿抬高：受试者仰卧位，膝关节伸直，踝关节处于中立位，屈髋 30°～50°，在终末端维持 6 秒，缓慢放下。

b. 侧卧位直腿抬高：受试者侧卧位，膝关节伸直，踝关节处于中立位，髋关节外展 15°～30°，在终末端维持 6 秒，缓慢放下。

c. 坐位伸膝：受试者坐位，屈髋屈膝 90°，踝关节处于中立位，然后膝关节伸直，在终末端维持 6 秒，缓慢放下。

d. 肩关节前屈：受试者坐位或站立位，肩关节前屈 90°～120°，在终末端维持 6 秒，缓慢放下。

e. 肩关节外展：受试者坐位或站立位，双手置于身体两侧，肩关节于冠状面外展 90°～120°，在终末端维持 6 秒，缓慢放下。

f. 肩关节水平外展：受试者坐位或站立位，肩关节前屈 90°，肘关节伸直，双臂置于胸前，肩关节与水平面外展 90°，在终末端维持 6 秒，缓慢放下。

B. 强度：用弹力带或哑铃作为阻力施加工具，从 30% 1RM 开始，根据患者的训练反应每周逐渐增加训练强度。

C. 频率与次数：10～12 个 / 组，3～5 组 / 天，3 天 / 周。

D. 质量控制及质量保证

a. 至少有 1 名医务人员站在受试者身边，根据患者的实时反应调整训练量，当出现头晕、恶心、呕吐、眼花、面色苍白、四肢无力等不良反应时及时终止训练。

b. 记录每次完成的动作时间、频次，评估是否达标。

4）平衡训练

A. 类型

a. 双脚站立：双手交叉置于胸前，安静站立，双脚与肩同宽，然后逐渐减小双脚之间的距离，直至双脚并拢，每次至少维持 30 秒，重复 3～5 次。

b. 前后脚站立（半）：双脚并拢，一脚脚尖紧贴对侧脚内侧缘重点，安静站立，每次至少维持 30 秒，重复 3～5 次。

c. 前后脚站立：双脚前后放置，后侧脚脚尖紧贴前侧脚脚跟，安静站立，每次至少维持 30 秒，重复 3～5 次。

d. 单脚站立：双手交叉置于胸前，一侧下肢屈髋屈膝 90° 抬离地面，单脚站立，每次至少维持 30 秒，重复 3～5 次。

e. 前后脚步行：动作同上述第 c 条，交替向前迈步，15 步 / 组 ×6 组。

f. 原地转圈：向左和向右各原地转身 360°，每个方向完成 5 次，每次之间适当休息，在没有头晕眼花等不适症状的前提下再行下一次转身。

g. 脚跟抬起站立：双脚脚跟抬起站立，每次至少维持 30 秒，重复 3～5 次。

h. 脚尖抬起站立：双脚脚尖抬起站立，每次至少维持 30 秒，重复 3～5 次。

i. 闭眼站立：双脚和单脚分别进行，双脚每次至少维持 20 秒，单脚每次至少维持 5 秒，重复 3～5 次。

B. 强度：上述每组动作维持时间和重复次数即为强度。

C. 频率：3 次 / 周。

D. 质量控制及质量保证。

a. 至少有 1 名医务人员站在受试者身边防止其跌倒，当出现头晕、恶心、呕吐、眼花、面色苍白、四肢无力等不良反应时及时终止训练。

b. 平衡训练方案可以录制成视频教程循环播放。

4. 服务质量　服务质量是在干预过程中，为了使患者达到良好的就医体验，提供的物质性和技术性服务。

医疗机构应在醒目位置公示机构布局和干预基本流程，引导标识应准确清晰，不断优化服务流程，缩短患者等候时间。

所有工作人员应佩戴身份识别卡，举止得体，仪表规范。

应采取适宜方法对患者身份进行实名确认，条件具备时可采用身份证识别和拍照存档等方式记录受检者身份信息。

制定保护患者隐私的相关制度和方案，加强对患者信息的保护，完善相关设施，设置独立老年综合评估室及专业康复训练场所，主管医师、治疗师与患者或其家属进行一对一面谈，避免患者评估及干预过程遭受外界干扰。

三、干预结果的质量控制

1. 干预记录及数据保存

（1）制定干预记录表：表明功能受损干预项目、频率、时间（附录 C），形成档案册，原始资料应完整保存。

（2）设置专职记录员，完善每周、每月治疗记录表格，妥善保管纸质记录资料，定期核查档案资料等。

（3）干预后及时整理、完善干预记录，录入系统形成电子化数据。

（4）干预记录电子化存储需做好备份管理，确保数据安全、完整、连续、可使用。

2. 随访

（1）随访计划及管理：由主管治疗师负责制订随访计划，跟进定期随访和随访档案管理；指出治疗过程中所存在问题，与责任治疗师及主管医师讨论并提出相应改善方案，随后完成整改。

（2）随访率要求：至少每两周进行一次随访（附录 C）。

四、质量控制的评价标准

从功能受损干预相关结构质控、过程质控及结果质控方面，针对各项指标，制定了老年功能受损干预质量控制的评价标准，总分 100 分，90 分及以上为合格标准，每季度考核 1 次，考核不合格，可补考，连续三次不合格，吊销干预资格，具体内容见本篇末附录 B。

推荐阅读

1. YU P, GAO C, LEI P, et al. Chinese expert consensus on core information for disability prevention in the elderly. Chinese Journal of Geriatrics, 2019, 38(10): 1073-1074.

2. COKER R H, HAYS N P, WILLIAMS R H, et al. Bed Rest Promotes Reductions in Walking Speed, Functional Parameters, and Aerobic Fitness in Older, Healthy Adults. The Journals of Gerontology Series A: Biological Sciences and Medical Sciences, 2014, 70(1): 91-96.

3. NELSON M E, REJESKI W J, BLAIR S N, et al. Physical activity and public health in older adults: recommendation from the American College of Sports Medicine and the American Heart Association. Med

Sci Sports Exerc, 2007, 39(8): 1435-1445.

4. LIU C, LATHAM N. Can progressive resistance strength training reduce physical disability in older adults? A meta-analysis study. Disability and Rehabilitation, 2010, 33(2): 87-97.

5. KEUERLEBER J, HENSCHKE N. Progressive resistance strength training can reduce physical disability in older adults. BRITISH JOURNAL OF SPORTS MEDICINE, 2012, 46(5): 323-324.

6. SUETTA C, ANDERSEN JL, DALGAS U, et al. Resistance training induces qualitative changes in muscle morphology, muscle architecture, and muscle function in elderly postoperative patients. J Appl Physiol (1985), 2008, 105(1): 180-186.

7. BUNOUT D, BARRERA G, DE LA MAZA P, et al. The impact of nutritional supplementation and resistance training on the health functioning of free-living Chilean elders: results of 18 months of follow-up. J Nutr, 2001, 131(9): 2441-2446.

8. GOODPASTER BH, CHOMENTOWSKI P, WARD BK, et al. Effects of physical activity on strength and skeletal muscle fat infiltration in older adults: a randomized controlled trial. J Appl Physiol (1985), 2008, 105(5): 1498-1503.

9. THIEBAUD R S, FUNK M D, ABE T. Home-based resistance training for older adults: A systematic review. Geriatrics & Gerontology International, 2014, 14(4): 750-757.

10. SMITH K, WINEGARD K, HICKS AL, et al. Two years of resistance training in older men and women: the effects of three years of detraining on the retention of dynamic strength. Can J Appl Physiol, 2003, 28(3): 462-474.

11. SON NK, RYU YU, JEONG HW, et al. Comparison of 2 Different Exercise Approaches: Tai Chi Versus Otago, in Community-Dwelling Older Women. J Geriatr Phys Ther, 2016, 39(2): 51-57.

12. LEEM SH, KIM JH, LEE BH. Effects of Otago exercise combined with action observation training on balance and gait in the old people. J Exerc Rehabil, 2019, 15(6): 848-854.

13. HONG Y, LI JX, ROBINSON PD. Balance control, flexibility, and cardiorespiratory fitness among older Tai Chi practitioners. Br J Sports Med, 2000, 34(1): 29-34.

14. AZADIAN E, TORBATI H R T, KAKHKI A R S, et al. The effect of dual task and executive training on pattern of gait in older adults with balance impairment: A Randomized controlled trial. Archives of Gerontology and Geriatrics, 2016, 62: 83-89.

15. IWATA A, HIGUCHI Y, KIMURA D, et al. Quick lateral movements of the trunk in a seated position reflect mobility and activities of daily living (ADL) function in frail elderly individuals. Archives of Gerontology and Geriatrics, 2013, 56(3): 482-486.

16. PAHOR M, GURALNIK J M, AMBROSIUS W T, et al. Effect of Structured Physical Activity on Prevention of Major Mobility Disability in Older Adults. JAMA, 2014, 311(23): 2387.

17. MARTÍNEZ-VELILLA N, CASAS-HERRERO A, ZAMBOM-FERRARESI F, et al. Effect of Exercise Intervention on Functional Decline in Very Elderly Patients During Acute Hospitalization. JAMA Internal Medicine, 2019, 179(1): 28-36.

18. CHUNG C L H, THILARAJAH S, TAN D. Effectiveness of resistance training on muscle strength and physical function in people with Parkinson's disease: a systematic review and meta-analysis. Clinical Rehabilitation, 2015, 30(1): 11-23.

19. TAKAHASHI K, DOMEN K, SAKAMOTO T, et al. Efficacy of Upper Extremity Robotic Therapy in Subacute Poststroke Hemiplegia. Stroke, 2016, 47(5): 1385-1388.

20. 中国老年保健医学研究会老龄健康服务与标准化分会. 居家老年人运动功能评估与干预专家共识. 中国老年保健医学, 2018, 16（3）: 52-56.

21. 失能老年人居家养护标准专家共识项目组. 失能老年人居家养护标准专家共识（草案）. 中国老年保健医学，2017，15（4）：3-6.
22. 中华医学会老年医学分会. 预防老年人失能核心信息中国专家共识（2019）. 中华老年医学杂志，2019，38（10）：1073-1074.
23. 中国老年保健医学研究会老龄健康服务与标准化分会. 中国老年人上肢功能评估技术应用专家共识（草案）. 中国老年保健医学，2019，17（4）：39-41.

附录 A　老年功能受损运动康复训练知情同意书
（规范性附录）

尊敬的受试者：

我们将邀请您参加功能受损康复治疗。本知情同意书目的是告诉您有关医生建议患者进行康复治疗的相关事宜，请您仔细阅读，并及时提出与本次康复有关的任何疑问，决定是否同意进行康复治疗。

由于已知或未知的原因，任何治疗都有可能不能达到预期疗效，出现并发症、损伤甚至死亡。因此，医生不能对康复治疗的效果作出保证。您有权知道康复治疗的性质、目的、存在的风险、预期的效果或对人体的影响。在康复治疗实施前或康复治疗期间的任何时间，您都有权接受或拒绝本次治疗。

1. 临床诊断：＿＿＿＿＿＿＿＿＿＿

2. 您的康复治疗医生：＿＿＿＿＿＿＿＿

3. 拟实施的治疗方案：□有氧运动　□阻抗运动　□平衡训练　□气功　□太极拳　□八段锦

4. 康复治疗的目的：□缓解症状　□改善功能　□改善关节活动度　□改善神经功能　□增强肌力　□提高日常生活活动能力　□提高身心健康　□其他：＿＿＿＿＿＿

5. 一般情况下，康复治疗是安全可靠的，但因每位受试者的健康状况、基础疾病、个体差异及某些不可预测的因素，在接受治疗过程中可能会出现以下不适、并发症或风险：

- 治疗过程中损伤周围组织（皮肤、肌腱、骨骼、韧带、软骨、神经、血管等）
- 损伤部位创面延迟愈合或不愈合甚至感染
- 内、外固定物松动、断裂，需要再次手术
- 骨化性肌炎发生，需要暂停、调整治疗或手术治疗
- 治疗中出现皮肤过敏或烫伤
- 症状缓解、功能改善不理想、不满意，不能达到预期效果

6. 如果您因参与这项康复治疗而受到伤害：如发生与该项临床研究相关的损害时，您可以获得免费治疗和/或相应的补偿。

7. 如果您没有遵守康复治疗计划，或者违背了康复指导人员的意见或建议，研究医师可以终止您继续参与本项治疗。

8. 本知情同意书一式两份，受试者和研究者各留存一份，经受试者和研究者签字后生效。

9. 受试者签字

我已经阅读了本知情同意书。

我有机会提问而且所有问题均已得到解答。

我理解参加本项康复治疗是自愿的。

我可以选择不参加本项康复治疗，或者在任何时候通知研究者后退出而不会遭到歧视或报复，我的任何医疗待遇与权益不会因此而受到影响。

如果我需要其他治疗，或者我没有遵守研究计划，或者发生了与研究相关的损伤或者有任何其他原因，研究医师可以终止我继续参与本项研究。

我将收到一份签过字的知情同意书副本。

最后，我决定同意参加本项康复治疗。

受试者签名：_____   签名日期：____年____月____日

受试者联系电话：

10. 研究者签字

我已准确地将这份文件告知受试者，他 / 她准确地阅读了这份知情同意书，并证明该受试者有机会提出问题。我证明他 / 她是自愿同意的。

研究者签名：_____   签名日期：____年____月____日

研究者联系电话：

附录 B   老年功能受损干预康复治疗质量控制评价标准
（规范性附录）

老年功能受损干预质量评价考核标准

项目	内容	分值	考评要点	得分	扣分原因
一、结构指标（30 分）					
干预机构	资质	5	机构具有相应干预资质		
干预场所	干预环境	6	1. 干预场地宽敞、安静、通风、温度舒适、光线良好 2. 各健身器材之间相隔足够的空间，避免互相干扰 3. 房间配备有办公桌、椅子、有记录保存病历资料的电脑、文件柜 4. 配备相对健全的生命体征判断仪器：血压计、心电图机、指氧饱和度监测仪 5. 配备不良反应处置场所及相关设备：酒精、碘伏、纱布、绷带、吸氧设备、除颤仪、担架、轮椅、急救车等 6. 辅助设施：拐杖、助行器、弹力带（保护带）、老视镜、放大镜、助听器等		

续表

项目	内容	分值	考评要点	得分	扣分原因
干预场所	干预器材、设备	6	1.康复评定应配备相应心肺、肌电图与临床生理学检查设备、肌力评定设备、关节评定设备、平衡功能评定设备等 2.运动康复应配备训练用 motomed、平衡杠、训练用阶梯、肌力训练设备、（训练用沙袋、哑铃、训练用球）活动平板、平衡训练设备、悬吊减重设备、生物反馈训练设备、关节活动设备等 3.物理因子治疗应配备低频、中频、磁疗、光疗等肌肉训练后放松理疗设备		
干预医务人员	老年康复医师	6	1.康复医师组至少配备1名副高级专业技术职称的执业医师担任组长 2.康复团队至少配备1名康复医师跟进开展康复工作 3.所有康复医师执业类别为：临床医学，执业范围为：康复医学		
	老年康复治疗师	4	1.康复治疗师组配备1名中级职称以上专业技术职务任职资质的康复治疗师担任组长 2.已完成监督、指导、回访及调整治疗方案等工作 3.干预团队至少配备1名康复治疗师以完成评估、治疗工作 4.康复治疗师均应当具有治疗士及以上职称，取得相应执业资格证		
	老年多学科团队	3	1.以老年医学科团队为基本架构，组长由老年医学科主任医师或副主任医师担任 2.组员由营养科医师或营养师、康复科医师或护师、社区卫生服务的全科医生、护理院的全科医生、二级医院和三级医院的老年科医师等组成 3.具备多学科团队治疗工作模式：联合会诊制订个体化治疗方案，定期针对干预患者开展健康宣教和讲座		
二、过程指标（50分）					
功能受损初筛及评估	筛查	4	按照 Barthel 指数（BI）及 Lawton IADL 指数量表分别判断患者日常生活活动能力		
	评估	8	1.Katz 指数、EARRS 量表、SMAF 量表等进一步评估病情 2.Tinetti 量表、Morse 量表评估移动平衡能力及跌倒风险		

项目	内容	分值	考评要点	得分	扣分原因
功能受损干预	风险评估	3	1. 评估基础疾病情况 2. 评估心肺功能 3. 跌倒风险评估		
	干预前健康宣教	4	1. 在进行运动干预前及干预中，建议定期对干预对象进行相关健康宣教，以保证依从性及配合度最优化 2. 宣教内容包括运动与制动的利弊、运动训练和认知训练基础知识、运动及认知处方制定等		
	运动干预	10	包括拉伸运动、有氧运动、渐进抗阻运动和平衡训练受试者于入组后一周内完成运动心肺试验，评估受试者的最大运动能力		
运动并发症	处理预案	10	1. 跌倒后处理预案 2. 外伤、骨折等处理预案 3. 心血管疾病处理预案 4. 呼吸系统疾病处理预案 5. 消化系统疾病处理预案		
服务质量提升	服务质量	8	1. 干预流程清晰，优化就医体验感 2. 工作人员应佩戴身份识别卡，举止得体，仪表规范 3. 制定保护患者隐私的相关制度和方案，加强对患者信息的保护，完善相关设施，设置独立老年综合评估室及专业康复训练场所 4. 主管医师、治疗师与患者或其家属进行一对一面谈，避免患者评估及干预过程遭受外界干扰		
	建立环境场地、器械设备使用维修档案	3	指定专（兼）职人员进行环境场地、各种器械设备的日常维护保养和消毒，建立使用、维修档案，定期进行质量控制		
三、结果指标（20 分）					
干预随访记录	定期监测各项指标	4	1. 每次干预前测量血压、心率、体重等项指标 2. 每 3 个月复查 6min 步行试验、4m 步行速度、移动平衡能力、肌肉质量等 3. 每 6 个月复查血常规、生化指标		
	干预记录	4	每次干预时，最好干预记录，内容包括患者基本信息、干预方案实施情况、不良反应处置情况等		
	随访记录	4	1. 定期电话或视频等多种形式随访，监督患者干预落实情况，了解干预过程中有否并发症出现，并做好随访记录 2. 收集每次的检查、检验结果，查看有否异常并做好记录		

续表

项目	内容	分值	考评要点	得分	扣分原因
满意度及整改措施	患者对干预效果评价	2	1. 对运动干预体验的评价 2. 对干预效果的评价		
	患者对干预人员评价	2	1. 对医师、治疗师的评价 2. 对其他工作人员的评价		
	整改措施	4	1. 针对患者病情的反馈调整干预方案 2. 针对患者对干预流程及医务人员的态度体验持续改进		
总分		100			

备注：每季度考核 1 次，90 分及以上为合格分数。

附录 C　老年功能受损干预计划及随访表

C-1　功能受损干预训练记录表（第 1 周）

每日	完成情况	周一、三、五	完成情况	周二、四	完成情况
早操 15min		踩车 20min		八段锦 / 活力操 20min	
早操 15min		踩车 20min		八段锦 / 活力操 20min	
早操 15min		踩车 20min		八段锦 / 活力操 20min	
早操 15min		踩车 20min		八段锦 / 活力操 20min	
早操 15min		踩车 20min		八段锦 / 活力操 20min	
早操 15min		踩车 20min		八段锦 / 活力操 20min	

康复治疗点：_____　　日期：_____；第 1 周

C-1　功能受损干预训练记录表（第 2 周）

姓名	每日	完成情况	周一、三、五	完成情况	周二、四	完成情况
	早操 15min		踩车 20min/ 阻力 1		八段锦 / 活力操 20min	
	早操 15min		踩车 20min/ 阻力 1		八段锦 / 活力操 20min	
	早操 15min		踩车 20min/ 阻力 1		八段锦 / 活力操 20min	
	早操 15min		踩车 20min/ 阻力 1		八段锦 / 活力操 20min	
	早操 15min		踩车 20min/ 阻力 1		八段锦 / 活力操 20min	
	早操 15min		踩车 20min/ 阻力 1		八段锦 / 活力操 20min	

康复治疗点：_____　　日期：_____；第 2 周

C-1　功能受损干预训练记录表（第 3 周）

姓名	每日	完成情况	周一、三、五	完成情况	周二、四	完成情况
	早操 15min		踩车 25min/ 阻力 1		八段锦 / 活力操 25min	
	早操 15min		踩车 25min/ 阻力 1		八段锦 / 活力操 25min	
	早操 15min		踩车 25min/ 阻力 1		八段锦 / 活力操 25min	
	早操 15min		踩车 25min/ 阻力 1		八段锦 / 活力操 25min	
	早操 15min		踩车 25min/ 阻力 1		八段锦 / 活力操 25min	
	早操 15min		踩车 25min/ 阻力 1		八段锦 / 活力操 25min	

康复治疗点：_____　日期：_____；第 3 周

C-1　功能受损干预训练记录表（第 4 周）

姓名	每日	完成情况	周一、三、五	完成情况	周二、四	完成情况
	早操 15min		踩车 30min/ 阻力 2		八段锦 / 活力操 30min	
	早操 15min		踩车 30min/ 阻力 2		八段锦 / 活力操 30min	
	早操 15min		踩车 30min/ 阻力 2		八段锦 / 活力操 30min	
	早操 15min		踩车 30min/ 阻力 2		八段锦 / 活力操 30min	
	早操 15min		踩车 30min/ 阻力 2		八段锦 / 活力操 30min	
	早操 15min		踩车 30min/ 阻力 2		八段锦 / 活力操 30min	

康复治疗点：_____　日期：_____；第 4 周

C-1　功能受损干预训练记录表（第 5 周）

姓名	每日	完成情况	周一、三、五	完成情况	周二、四	完成情况
	早操 15min		踩车 30min/ 阻力 3		八段锦 / 活力操 30min	
	早操 15min		踩车 30min/ 阻力 3		八段锦 / 活力操 30min	
	早操 15min		踩车 30min/ 阻力 3		八段锦 / 活力操 30min	
	早操 15min		踩车 30min/ 阻力 3		八段锦 / 活力操 30min	
	早操 15min		踩车 30min/ 阻力 3		八段锦 / 活力操 30min	
	早操 15min		踩车 30min/ 阻力 3		八段锦 / 活力操 30min	

康复治疗点：_____　日期：_____；第 5 周

C-2　功能受损干预随访记录表

序号	姓名（住院号 / 门诊号 / 编号）	康复训练方案	存在问题	整改方案
1			1.	1.
			2.	2.
			3.	3.

续表

序号	姓名（住院号/门诊号/编号）	康复训练方案	存在问题	整改方案
2			1.	1.
			2.	2.
			3.	3.
3			1.	1.
			2.	2.
			3.	3.
4			1.	1.
			2.	2.
			3.	3.

第三篇　老年综合征评估及干预从业人员培训及考核方案

第一章　老年常见综合征评估从业人员培训及考核方案

第一节　培　训　总　则

一、基本原则

1. 采取规范的培训及考核标准　规范培训教师和参加培训人员资质，按照标准培训形式和内容开展培训，制定统一规范的考核标准。

2. 培训及考核内容全面、科学　开展 5 种常见老年综合征的评估和干预技术培训。详细介绍本套评估及干预系统的构建过程及科学依据。介绍和示范本套评估及干预系统的操作规范和注意事项。从理论到实践，最大限度地提高评估及干预从业人员的专业性和规范性。

3. 严格、客观地实施培训及考核过程　培训过程中严格执行考勤制度，督促学员认真完成培训，培训中进行实例评估，纠正学员不规范的操作。按照考核标准对学员进行严格的考核，考核合格者获取常见老年综合征评估及干预技术资格证书，方能参加临床实践。在临床实践中，对技术从业人员进行监督，不合格者则取消评估及干预资格。

二、培训目的

通过对常见老年综合征的评估及干预技术进行系统的理论知识及技能的培训，推广、普及、规范、提高各级医生对老年常见综合征的评估及干预的理论水平和临床实践能力，促进和提高评估及干预的一致性和可信性。这为未来老年综合征评估及干预的标准化、规范化、精准化提供可靠保障，以实现对老年综合征的早期干预，满足日益增长的临床和科研需求，真正实现主动健康目的。

三、培训要求

1. 师资人员要求　老年科的医生及护士或康复科、营养科、药剂科中级职称及以上从业人员。培训师资必须熟悉本套 5 种常见老年综合征评估工具，在老年功能受损诊治、肌少症及营养不良领域有丰富的专业知识和较强的临床技能。培训师资必须经过老年综合征评估及干预专业培训，获得培训师资资格证书。

2. 从业人员要求

（1）评估从业人员要求：有医学背景的相关人员都有资格参加培训。

（2）干预从业人员要求：老年科的医生，营养师或康复科医生。

（3）培训机构应符合以下基本条件：

1）有组织机构和管理制度。

2）具备与培训任务相适应的教师。

3）具备进行培训所需的场所、设施、设备。

4）课程设置符合评估人员专业要求。

四、培训方式

1. 集中讲授培训　以多媒体课堂讲授为主，可安排适当的课堂讨论。

2. 集中讲授与实践带教相结合培训　可安排适当的带教实践培训。进行现场实践培训，针对干预过程中可能出现的并发症进行模拟演练。

3. 网络视频培训　针对因为疫情等无法组织现场教学的特殊情况，以网络视频教学为主，登录"老年综合评估与干预云平台"的网站或安装 App（操作详见附录 G），结合网络答题进行考核。

公众号等形式进行科普宣传为辅，结合网络答题进行考核。

4. 自学方式培训　发放纸质版或电子版教学材料，学员可按照大纲要求进行自修，并参加网络答题进行考核。

五、学员考勤

线下培训，培训前要求参加培训班的学员在《培训签到表》上签到，培训中无故离开培训现场的，按缺勤记录；线上培训，会议开始前及结束后进行线上签到及签退。培训教师根据学员出勤情况，真实记录培训学员的出勤时间。病假、事假不能参加培训者，需提前向领导组长请假并事后补课。不能完成总课程时间 70% 的学员，本次不予考核结业，需重新进行培训。

第二节　考　核

一、考核内容

1. 培训考勤（完成 70% 及以上培训时间的学员方可参加考核）。
2. 本套常见老年综合征的评估工具（包括快速筛查量表、全面评估量表自评部分、全面评估量表他评部分）的使用正确性及规范程度。

二、考核形式

1. 培训考勤以实际记录的考勤时间为准。
2. 评估工具使用的正确性和规范程度，按实操得分为准。
3. 如偏远地区或疫情关系，实操过程可远程在线进行，评分标准同上。

注：每次实际操作评分应由两位考核团队的考官同时打分，两个得分的平均分为最终实操评估得分。

三、考核标准

（一）合格标准

1. 培训考勤时间达到 70% 及以上。
2. 实操评估 80 分及以上者。

以上 2 项均达标者，判为合格，方可获得《常见老年综合征评估合格证书》。

（二）不合格标准或取消资质标准

1. 培训考勤时间未达到 70%。
2. 实操评估未达到 80 分者。

以上 2 项任意 1 项未达标，判为不合格，无法获得《常见老年综合征评估合格证书》。取得老年综合征评估培训合格证书的从业人员，在后续的临床评估督查中，弄虚作假经教育不改者，或医德医风问题被患者投诉超过 2 次者，取消评估资格。

第三节　培训内容

一、培养目标

通过理论与实践学习，掌握运用评估工具，干预措施，以达到独立承担老年综合征评估及干预的目的。

二、总学时

共 18 学时。

三、考核大纲

详见表 3-1-1。

表 3-1-1 培训大纲

课程设置	培训内容	课程要求	教学形式	占总学时比例 /%
第1阶段	（1）介绍 5 种常见老年综合征的发病机制、发病率及其危险因素 （2）介绍 5 种常见老年综合征的分类及临床表现 （3）介绍 5 种常见老年综合征的诊治进展 （4）介绍 5 种常见老年综合征评估量表的概念、评估量表在早期干预、诊断随访、疗效评估中的意义 （5）介绍本套 5 种常见老年综合征筛查工具、全面评估工具（自评和他评部分）的各个条目、临床意义、评估流程、指导用语、评分标准和注意事项，根据预试验的结果，对评估人员在评估过程中常见的错误及其原因进行解析和纠正 （6）对本套老年综合征快速筛查量表和全面评估量表进行讲解、操作示范、答疑	了解老年综合征基本理论、基本知识与技能；熟悉量表的概念、评估量表在 5 种常见老年综合征的早期干预、诊断随访、疗效评估中的意义 掌握本套 5 种常见老年综合征量表及筛查工具、全面评估工具（自评和他评部分）的评估条目、临床意义、评估流程、指导用语、评分标准、注意事项，以及临床评估人员常见的错误及其原因解析	集中讲授、自学、网络教学	40
第2阶段	（1）了解肌少症、功能受损、营养不良干预的临床意义及国内外研究现状 （2）能完全掌握肌少症、功能受损的运动干预的详细内容，如抗阻训练、平衡训练、有氧训练、传统医学、结构化训练、特殊人群运动干预、注意事项等相关内容。能熟练掌握运动干预所有相关并发症，能给予并发症处理方案 （3）能完全掌握肌少症营养不良的营养干预的详细内容。如：营养教育与膳食指导、肠内营养干预技术、肠外营养干预技术 （4）能熟练掌握老年营养不良干预所有相关并发症，能给予并发症处理方案	掌握三种老年综合征的运动及营养干预的方法，熟练掌握干预相关并发症，并能给予处理方案。了解干预的意义及研究现状	集中讲授、自学、网络教学	30

续表

课程设置	培训内容	课程要求	教学形式	占总学时比例/%
第3阶段	（1）组织学员进行临床实例评估，重点是规范指导用语和评分标准，纠正不规范的误导和偏倚。进行一致性评估以及一致性评估错误原因解析 （2）组织学员针对真实病例进行现场运动干预指导，培训讲师进行讲解、操作示范、纠正错误、答疑 （3）组织学员针对真实病例进行现场营养干预指导，培训讲师进行讲解、操作示范、纠正错误、答疑 （4）培训结束后，对培训对象提供的病例评估录音资料和纸质资料进行考核，考核通过者，颁发常见老年综合征评估/干预资格证书，方可参与本研究项目的评估及干预	掌握评估量表/干预措施的运用，通过考核	现场观摩、模拟训练、讨论	30

附　　录

附录1　实操评估考核评分表

	评分标准	扣分标准	扣分
评估场所事宜	10分	完全不适宜扣10分 中度不适宜扣6分 轻度不适宜扣3分	
评估过程体现人文关怀	10分	完全无关怀扣10分 中度不适宜扣6分 轻度不适宜扣3分	
评估工具准备	10分	缺失一项扣2分	
筛查量表部分	20分	有一处错误扣2分 有一处瑕疵扣1分	
自评量表部分	20分	有一处错误扣2分 有一处瑕疵扣1分	
他评量表部分	30分	有一处错误扣2分 有一处瑕疵扣1分	
得分			

1. 功能受损的考核形式、内容及标准

（1）理论考核：总分100分，80分以上合格。

	参考标准	参考标准	参考标准	权重	得分
老年功能受损的基本定义	完整叙述老年功能受损的基本定义，了解当下的治疗进展	基本了解老年功能受损的基本定义	不了解或者叙述中错误较多	20	
干预前风险评估	熟悉患者既往史，评估心肺功能、神经系统、消化系统、骨骼肌肉系统状况	初步完善部分评估	不熟悉患者既往史，无法评估各脏器功能	10	

续表

		参考标准	参考标准	参考标准	权重	得分
评估方案掌握	肌力评定	能完全掌握老年功能下降的评定技术，包括评定量表的运用	基本掌握老年功能下降的评定技术	不能或者仅能掌握极少老年功能下降的评定技术	25	
	肌耐力评定					
	平衡评定					
	协调评定					
	步行评定					
治疗技术掌握	热身与拉伸	能完全掌握老年功能下降的治疗技术理论内容	基本掌握老年功能下降的治疗技术理论内容	不能或者仅能掌握极少老年功能下降的治疗技术理论内容	25	
	有氧训练					
	渐进抗阻训练					
	平衡训练					
并发症的处理		能熟练掌握老年功能下降的所有相关并发症，能给予并发症处理方案	只了解一部分老年功能下降相关并发症及处理方式	不了解或者仅能掌握极少数老年功能下降相关并发症及处理方式	20	
考核组长意见					考核成绩：	

（2）评估实践考核

考核内容	考核项目	权重	得分
评估前准备	（1）评估场地及器械 （2）急救设备 （3）详细询问患者病史情况，完成干预过程中的风险评估 （4）告知患者评估的原理、作用及相关注意事项，并签署知情同意书 （5）干预前的生命体征监测及记录	10	
评定技术考核	（1）肌力评定：独立运用徒手肌力检查法表针对患者进行评定 （2）肌耐力评定：独立操作仪器进行：等长肌肉耐力评定、等速肌肉耐力评定；独立指导患者完成背肌耐力、腹肌耐力评定 （3）平衡评定：独立运用 Berg 量表针对患者进行评定 （4）协调评定：指导患者完成轮替试验、指鼻试验、指 - 指试验、拇指对指试验、示指对指试验、握拳试验、拍膝试验、旋转试验 （5）步行评定：独立运用步行能力分级量表针对患者进行评定	15	
评定过程的规范性	能够按照正确的流程及规范指导患者完成评定，操作者在干预中使用标准指导用语	5	
并发症处理	能熟练掌握评定中可能发生的并发症，并能口述并发症的处理方式	10	
考核组长意见		考核成绩：	

（3）干预治疗技术实践考核

考核内容	考核项目	权重	得分
治疗前准备	（1）运动场地及运动器械 （2）急救设备 （3）详细询问患者病史情况，完成干预过程中的风险评估 （4）告知患者训练的原理、作用及运动训练的相关注意事项，并签署知情同意书 （5）干预前的生命体征监测及记录	10	
治疗技术考核	（1）根据评定结果，结合患者具体情况制订治疗计划 （2）热身与拉伸运动：指导患者正确完成热身并对相应肌肉，要包括大腿后侧肌群、颈肩部大肌群等进行拉伸 （3）有氧训练：可根据患者自身情况计算得到训练强度，即50%～75% HR_{max}，根据强度指导患者完成有氧训练 （4）渐进抗阻训练：指导患者完成相应训练动作，并且选择适合的强度与频率 （5）平衡训练：指导患者完成相应训练动作	15	
评定过程的规范性	能够按照正确的流程及规范指导患者完成治疗，操作者在干预中使用标准指导用语	5	
并发症处理	能熟练掌握评定中可能发生的并发症，并能口述并发症的处理方式	10	
考核组长意见		考核成绩：	

2. 肌少症的考核形式、内容及标准

（1）运动干预理论考核：总分100分，80分以上合格。

		参考标准	参考标准	参考标准	参考标准	权重	得分
肌少症干预的临床意义		完整叙述肌少症的临床意义，了解肌少症运动干预的研究背景及国内外研究现状	基本了解肌少症干预的临床意义及国内外研究现状	基本了解肌少症干预的临床意义	不了解或者叙述中错误较多	20	
干预前风险评估		熟悉患者既往史，评估心肺功能、神经系统、消化系统、骨骼肌肉系统状况	初步完善心肺功能、神经系统、消化系统、骨骼肌肉系统功能的评估	初步完善心肺功能评估	不熟悉患者既往史，无法评估各脏器功能	10	
干预方式掌握程度	抗阻运动 有氧运动 平衡运动 祖国传统体育项目 特殊人群运动干预	能完全掌握肌少症的运动干预的详细内容，如干预方式的运动处方、持续时间、运动强度、运动器械、注意事项等相关内容	基本能掌握肌少症运动干预的处方，持续时间、强度、重复次数等内容	能掌握部分肌少症运动干预的方式	不能或者仅能掌握极少数肌少症的运动干预方式	50	

续表

	参考标准	参考标准	参考标准	参考标准	权重	得分
并发症的处理	能熟练掌握肌少症运动干预所有相关并发症，能给予并发症处理方案	能掌握绝大部分肌少症运动干预相关并发症及相关并发症的处理方式	只了解一部分肌少症运动干预相关并发症及处理方式	不了解或者仅能掌握极少数肌少症运动干预相关并发症及处理方式	20	
考核组长意见					考核成绩：	

（2）运动干预实践考核：组织学员针对 3 个真实的肌少症病例进行运动干预的现场指导：普通肌少症患者、肌少症合并心肺疾病的患者、肌少症合并肥胖的患者等。培训教师进行讲解、操作示范、答疑。并发症的处理考核只需干预过程中及干预过程后由考核教师进行提问，学员口述即可。总分 100 分，80 分以上合格。

考核内容	考核项目	权重/分	得分
运动干预前准备	（1）运动场地及运动器械 （2）急救设备 （3）详细询问患者病史情况，完成干预过程中的风险评估 （4）告知患者训练的原理、作用及运动训练的相关注意事项，并签署知情同意书 （5）干预前的生命体征监测及记录	10	
干预运动中	（1）根据患者具体情况制定运动处方 （2）操作者在干预中使用标准指导用语 （3）定期监测患者生命体征：运动中的血压、心率、呼吸频率、SpO_2 等 （4）根据患者运动干预过程中的自觉症状及客观指标判断调整运动方案：运动时间、运动频率、运动强度、重复次数等	40	
干预运动后	（1）询问患者的主观疲劳程度，并用 Borg 量表评估患者的主观疲劳水平 （2）记录运动后的血压、心率、呼吸频率、SpO_2 等 （3）记录具体运动项目，持续时间，运动强度，重复次数，患者中途出现停下的详细原因和情况 （4）运动结束后应有恰当的指导用语，如"您今天完成得非常不错，请继续加油" （5）提供饮用水和休息处 （6）观察 10～15min 后确认患者无不适及生命体征无异常，嘱患者离开	20	
运动干预动作的规范性	能正确且规范指导患者进行运动干预	10	
并发症处理	能熟练掌握肌少症运动干预所有相关并发症，并能口述并发症的处理方式	20	
考核组长意见		考核成绩：	

（3）营养干预理论与实践考核：总分100分，80分以上合格。

考核项目		指标具体内容	权重/分	得分
健康宣教及膳食指导	健康宣教	了解肌少症发病机制及常用防治方法	5	
	膳食指导	针对不同人群给予合理化膳食指导	5	
营养状况评估	专业知识	掌握常用的老年人营养评估量表	5	
	专业技能	能够熟练应用营养评估量表 根据评估结果制订个性化干预方案	10	
营养干预方案制订	蛋白质补充	掌握每日蛋白质补充量、蛋白质来源形式、蛋白质如何分配	20	
	维生素D补充	掌握维生素D补充的指征及不同患者维生素D补充的剂量	10	
	口服营养补充	掌握口服营养补充的定义、指征、剂量及补充形式选择，并了解不同合并症患者肠内营养制剂的选择和患者对口服营养不耐受的处理方法	20	
	脂肪酸补充	掌握多不饱和脂肪酸食物来源、构成、补充剂量及相关配比	10	
常见并发症的防治	专业知识	明确不同营养干预疗法的常见不良反应、并发症	5	
	专业技能	能够正确识别及处理各种相关并发症	10	
考核组长意见			考核成绩：	

3. 营养不良的考核形式、内容及标准

（1）理论考核：总分100分，80分以上合格。

		参考标准	参考标准	参考标准	权重/分	得分
老年营养不良的基本定义		完整叙述老年营养不良的基本定义，了解其流行病学及当下诊疗进展	基本了解老年营养不良的基本定义	不了解或者叙述中错误较多	20	
干预前风险评估		熟悉患者既往史，评估心肺功能、神经系统、消化系统、骨骼肌肉系统状况	初步完善部分评估	不熟悉患者既往史，无法评估各脏器功能	10	
干预方式掌握程度	目标量制定	能完全掌握老年营养不良的干预技术	基本能掌握老年营养不良的干预技术	不能或者仅能掌握极少数老年营养不良干预技术	50	
	营养教育与膳食指导					
	肠内及肠外营养干预					

续表

	参考标准	参考标准	参考标准	权重/分	得分
并发症的处理	能熟练掌握老年营养不良干预所有相关并发症，能给予并发症处理方案	能掌握绝大部分老年营养不良干预相关并发症及相关并发症的处理方式	不了解或者仅能掌握极少数老年营养不良干预相关并发症及处理方式	20	
考核组长意见				考核成绩：	

（2）实践考核

考核内容	考核项目	权重/分	得分
干预前准备	（1）干预场地及物品准备 （2）患者详细信息采集，完成干预过程中的风险评估 （3）告知干预措施，签署知情同意书 （4）干预前的生命体征监测及记录	10	
干预技术考核	营养评估及目标量确定	10	
	营养教育与膳食指导	10	
	肠内营养干预技术	20	
	肠外营养干预技术	20	
	并发症监测及处理	15	
	随访计划	5	
干预过程的规范性及语言沟通能力	能够按照正确的流程及规范指导患者完成干预治疗，操作者在干预中使用标准指导用语	10	
考核组长意见		考核成绩：	

（3）不合格标准：考核每年2次，夏、冬季各1次。每人2年内限3次考核。如从业人员考核成绩低于80分判定为不合格，3次未通过者，取消从业资质，需自选培训单位进行系统培训一年后再次参加岗位能力考核，以此类推直至通过考核，经考评小组评议后可予恢复从业资质。

具备以下任意一项者为不合格：

1）考勤不达标者。

2）理论考试成绩不合格者。

3）实践操作成绩不合格者。

附录2 常见问题解答及注意事项

一、常见问题解答

（一）如果自评时，没有合适的知情者，该如何进行?

答：自评时，最好由了解受试者的知情者来回答，如果没有合适的知情者，也可由受试者自己回答，采用受试者最容易理解的语言交流。

（二）自评时，对相关条目变化发生有没有时间限制?

答：自评时，对相关条目变化发生的时间范围没有限制。

（三）整个评估过程限时吗?

答：整个评估过程不限时，可计时。

（四）什么样的老年人不适宜该评估?

答：有认知障碍、言语障碍、情绪激动欠合作、视觉听力严重受损、手脚活动不灵活者不适宜进行该评估。

二、注意事项

1. 检测环境应安静、通风、舒适、光线良好。
2. 他评时，室内通常只有评估员和受试者两人，即使在床边也要注意避免旁人和家属的干扰。
3. 面对受试者，评估员应态度和蔼、语气温和，以消除受试者的不合作情绪。
4. 评估员应使用统一的指导语，有时间限制的要严格执行，按照规定提供一定范围的帮助；评估员使用的语言应能让受试者充分理解，要避免超过指导语和规定内容的暗示，也不要敷衍了事，减少应该告知受试者的信息。

附录3　自学入口

一、"老年综合评估与干预云平台"培训考试的网站入口：云平台网站网址，https://gs.wchscu.cn/

二、专业版 App 下载安装、操作说明

用户手机打开浏览器，输入网址 https://gs.wchscu.cn/hxpf_v1.0.0_20221107.apk。下载专业版使用的 App，下载好数据包后在手机中安装老年综合评估，点击对应图标即可进入程序。

进入登录页面，用户通过输入正确的账户和密码进入专业版老年综合评估 App。通过点击首页的【开始评估】按钮进入详细的评估流程，首先需要选择一个量表库版本，分别是【医院版】【社区版】【养老机构版】，每种版本的量表评估流程及标准各不相同，请谨慎选择。确定好需要进行的量表版本后，需要从对应的版本库中，也就是当前页面所展示的量表列表里，选择一个量表开始评估。需要注意的是，当前量表列表都是需要做的，并且如果当前受试者为第一次进行评估，必须首先进行一次【医院快速筛查量表】，否则无法进行其他量表的评估，选择好后点击【确定】，即可进入下一步进行老年综合评估。

附录 4 营养不良评估量表

附录 4-1 通用 SGA 记录表

1. 病史
（1）过去 6 个月体重减少___kg，下降百分比___%。 过去 2 周体重的变化：___增加，___无变化，___减少。
（2）与平常比较，饮食摄入的变化： 无变化：_____。 有变化：时间_____周，_____天。 类型：半流质：_____，流质_____，其他_____
（3）胃肠道症状（持续超过 2 周） 无___，恶心___，呕吐___，腹泻___，厌食___
（4）活动能力 无功能障碍___ 存在功能障碍：时间：___周，___月。 类型：减轻工作量___，坐轮椅活动___，卧床___。
（5）疾病及其与营养需求的关系 原发疾病的诊断：_____ 代谢需求 / 应激状态：无___，轻度___，中度___，重度___
2. 体格检查（对每一项检查 0 代表正常，1+ 代表轻度，2+ 代表中度，3+ 代表重度）
（1）皮下脂肪丢失（肱三头肌、胸壁）
（2）肌肉消耗（股四头肌、三角肌）
（3）水肿：踝部水肿___；骶部水肿___；腹腔积液___
3. SGA 评分： 营养良好 A___ 中度（或可疑存在）营养不良 B___ 重度营养不良 C___
记录者：_____ 记录时间：_____

附录 4-2 老年营养不良筛查量表

条目	评分	
Q1：BMIkg/m² （千克 / 平方米） 目前的体重：kg（千克） 目前的身高：m（米）	☐ <18.5	2 分
	☐ 18.5～20	1 分
	☐ >20	0 分

续表

条目	评分	
Q2：在过去的 1 周内有摄食减少吗？	□有	1 分
	□没有	0 分
Q3：近 3 个月内是否有摄入减少？	□食量重度减少（减少大于 2/3）	3 分
	□食量中重减少（减少 1/3～2/3）	2 分
	□食量轻度减少（减少小于 1/3）	1 分
	□食量无减少	0 分
Q4：近 3 个月体重是否有下降？ 3 个月前的体重：kg（千克）	□下降 >3kg	3 分
	□不清楚	2 分
	□下降 1～3kg	1 分
	□下降 <1kg 或无下降	0 分
Q5：近 6 个月体重下降 6 个月前的体重：kg（千克）	□>10%	2 分
	□5%～10%	1 分
	□<5% 或无下降	0 分
Q：6 活动情况	□卧床或长期坐位	2 分
	□能离床或椅子，但不能外出	1 分
	□能独立外出	0 分

总分 13 分，≥3 分时建议完善营养不良全面评估量表自评与他评部分。

附录 4-3　老年营养不良评估量表（自评部分）

条目	评分	
Q1：近 1 个月体重减轻程度（如无相关资料则评估 6 个月情况；如无相关资料则按无法确定时的情况）	您现在的体重：kg（千克） 您 1 个月前的体重：kg（千克） 近 1 个月减轻标准：	
	□≥10%	4 分
	□5%～9.9%	3 分
	□3%～4.9%	2 分
	□2%～2.9%	1 分
	□0～1.9% 或无下降	0 分
	您 6 个月前的体重：kg（千克） 近 6 个月减轻标准：	
	□≥20%	4 分
	□10%～19.9%	3 分
	□6%～9.9%	2 分
	□2%～5.9%	1 分
	□0%～1.9% 或无下降	0 分
	无法确定时的标准：	
	□极重度下降	4 分
	□重度下降	3 分
	□中度下降	2 分
	□轻度下降	1 分
	□无下降	0 分

续表

条目	评分	
Q2：近1个月进食变化情况	□没变化 / 增加	0分
	□减少	1分
Q3：目前的进食情况	□正常饮食 / 管饲进食 / 静脉营养	0分
	□较正常情况有减少	1分
	□软食	2分
	□流食 / 营养制剂	3分
	□几乎不吃	4分
Q4：对营养状况的自我评价	□不好 / 不确定	1分
	□好	0分
Q5：近1个月活动是否正常	□正常	0分
	□不比往常但能轻微活动	1分
	□不想起床但卧床或座椅不超过半天	2分
	□大多数时间卧床或座椅 / 完全卧床	3分

总分13分，≥2分时建议完善营养不良他评量表评估。

附录 4-4　老年营养不良评估量表（他评部分）

条目	评分	
Q1： BMI：kg/m²（千克每平方米） 目前的体重：kg（千克） 目前的身高：m（米）	□<18.5	2分
	□18.5～20	1分
	□>20	0分
Q2：近6个月体重有无下降 6个月前的体重：kg（千克）	□下降≥10%	2分
	□下降<10%	1分
	□无下降	0分
Q3： 蛋白质摄入量：①每日至少1份奶制品（300g）；②每周2～3份豆制品或鸡蛋；③每日吃肉、鱼或家禽	□0～1个是	2分
	□2个是	1分
	□3个是	0分
Q4：皮下脂肪丢失程度	□重度	3分
	□中度	2分
	□轻度	1分
	□无丢失	0分
Q5： 腰围：cm（厘米）	□男<85cm/ 女<80cm	1分
	□男≥85cm/ 女≥80cm	0分

总分10分，≥9分时建议老年病科进一步诊治。

附录 5 肌少症评估量表

附录 5-1 肌少症筛查量表

条目	评分	
Q1: 小腿围测量值：cm（厘米） （填写两侧小腿围平均值）	□男性≥34cm/ 女性≥33cm □男性 <34cm/ 女性 <33cm	0分 1分
Q2: 握力：kg（千克） （填写 2 次握力最大值）	□男性≥28kg/ 女性≥18kg □男性 <28kg/ 女性 <18kg	0分 1分
Q3：提起并平移 5kg 重物是否困难?	□无困难 □有一些困难 □有很大困难或不能完成	0分 1分 2分
Q4：步行走过房间是否困难?	□无困难 □有一些困难 □有很大困难，需要辅助，或不能完成	0分 1分 2分
Q5：从床上或椅子上起身是否困难?	□无困难 □有一些困难 □有很大困难，或没有他人帮助不能完成	0分 1分 2分
Q6：上 10 级台阶是否困难?	□无困难 □有一些困难 □有很大困难或不能完成	0分 1分 2分
得分		

总分 10 分，≥4 分时建议完善肌少症全面评估量表自评与他评部分。

附录 5-2 肌少症全面评估自评量表

条目	评分	
Q1：上楼是否需要拐杖?	□是 □否	1分 0分
Q2：是否害怕跌倒	□是 □否	1分 0分
Q3：从床上或椅子上起身是否困难?	□无困难 □有一些困难 □有很大困难，或没有他人帮助不能完成	0分 1分 2分
Q4：提起并平移约 5kg（千克）重物是否困难?	□无困难 □有一些困难 □有很大困难或不能完成	0分 1分 2分

续表

条目	评分	
Q5：步行走过房间是否困难？ （从一个房间到另一个房间）	☐无困难	0 分
	☐有一些困难	1 分
	☐有很大困难，需要辅助，或不能完成	2 分
Q6：上 10 级台阶是否困难？	☐无困难	0 分
	☐有一些困难	1 分
	☐有很大困难或不能完成	2 分
得分		

总分 10 分，≥3 分时建议完善肌少症他评量表评估。

附录 5-3　肌少症全面评估他评量表

条目	评分	
Q1：双足并拢站立	☐ <10s	1 分
	☐ ≥10s	0 分
Q2：双足半前后站立	☐ <10s	1 分
	☐ ≥10s	0 分
Q3：重复椅子坐立试验	☐ >60s 或无法完成	4 分
	☐ 16.70～60s	3 分
	☐ 13.70～16.69s	2 分
	☐ 11.20～13.69s	1 分
	☐ <11.20s	0 分
Q4：站立位从地上拾物	☐能安全而轻易地捡起物品	0 分
	☐需要在监护下捡起物品	1 分
	☐不能捡起但能够到达距离物品 2～5cm 的位置并且独立保持平衡	2 分
	☐不能捡起并且当试图尝试时需要监护	3 分
	☐不能尝试或需要帮助以避免失去平衡或跌倒	4 分
Q5：床椅转移	☐需要两个人帮忙或监护才能完成转移	4 分
	☐需要一个人帮助才能完成转移	3 分
	☐需要言语提示或监护才能完成转移	2 分
	☐必须用手帮忙才能安全转移	1 分
	☐用手稍微帮忙即可安全转移	0 分
Q6：步行 4m 直线距离并计时：秒	☐无法完成	4 分
	☐ >8.70s	3 分
	☐ 6.21～8.70s	2 分
	☐ 4.82～6.20s	1 分
	☐ <4.82s	0 分
Q7：解决日常问题的能力（如进食、梳洗修饰、洗澡、穿衣、如厕等）	☐完全不能解决日常问题	2 分
	☐只能部分解决日常问题	1 分
	☐能自行解决日常问题	0 分
得分		

总分 20 分，≥7 分时建议老年病科进一步诊治。

附录6 功能受损评估量表

附录 6-1 功能受损筛查量表

条目		评分	
		完全自理	需要辅助
个人生活功能	Q1：洗澡	□1分	□0分
	Q2：上下楼梯	□1分	□0分
家庭和 社会活动功能	Q3：乘车、使用交通工具	□1分	□0分
	Q4：购物（外出或网购）	□1分	□0分
	Q5：打电话	□1分	□0分

总分5分，≤4分时建议完善功能受损全面评估量表自评与他评部分。

附录 6-2 功能受损全面评估自评量表

条目		评分	
		完全自理	需要辅助
个人生活功能	Q1：洗澡	□1分	□0分
	Q2：进食	□1分	□0分
	Q3：穿衣	□1分	□0分
	Q4：如厕	□1分	□0分
	Q5：床椅转移	□1分	□0分
	Q6：上下楼梯	□1分	□0分
家庭和 社会活动功能	Q7：乘车、使用交通工具	□1分	□0分
	Q8：购物（外出或网购）	□1分	□0分
	Q9：打电话	□1分	□0分

总分9分，≤7分时建议完善功能受损他评量表评估。

附录 6-3 功能受损全面评估他评量表

条目			评分
躯体 功能	上肢力量	Q1：握力测试（最大值）：＿＿kg（千克）	优势手□右手　　　□左手 □第一次握力＿＿＿kg（千克） □第二次握力＿＿＿kg（千克） 男性≥28kg/ 女性≥18kg　　　1分 男性<28kg/ 女性<18kg　　　0分

续表

		条目	评分	
躯体功能	下肢力量	Q2：4m 步行测试：＿＿s（秒）	□不能完成或≥4.82s	0分
			□ <4.82s	1分
	平衡能力	Q3：睁眼并脚站立 10s	□保持不到 10s 或未尝试	0分
			□保持 10s	1分
		Q4：闭眼并脚站立 10s	□保持不到 10s 或未尝试	0分
			□保持 10s	1分
		Q5：睁眼前后脚站立 10s	□保持不到 10s 或未尝试	0分
			□保持 10s	1分

总分 5 分，≤3 分时建议老年病科进一步诊治。

附录 7 认知障碍评估量表

附录 7-1 认知障碍筛查量表

认知域	条目	评分
时间定向	Q1：今年是哪一年？现在是几月份？	/1
地点定向	Q2：现在您在哪个省 / 市？哪个区 / 县？	/1
即刻记忆	Q3：我现在告诉您 3 种东西的名称（红旗、汽车、手机），请您记住。我说完后，请您重复一遍，请记住这 3 种东西，因为等一下我要再问您的（本条目得分以受试者第一次的回答计分，但评估者最多可重复 5 次） □红旗　　□汽车　　□手机	/3
计算	Q4：请用 100 减 7，然后再减 7，一直减到我请您停为止（减 5 次后停） □　□　□　□　□	/5
延迟记忆	Q5：现在请您再说出我刚才让您记住的 3 种东西（红旗、汽车、手机） □红旗　　□汽车　　□手机	/3
命名	Q6：请命名①耳朵（或鼻子、大拇指）；②杯子（或牙刷、钥匙） □①　　　　　　□②	/2
复述	Q7：重复此表述：老张在阳台的时候，老伴总是让他给花浇水。	/1
语言流畅性	Q8：请您在 1 分钟内尽可能多地说出中国人的姓氏：＿＿个（≥11 个得 1 分）	/1
抽象	Q9：下面的事物属于什么类别？（例如：香蕉 - 橘子都是属于水果）：萝卜 - 白菜都是属于？	/1
注意力	Q10：读出下列数字，每当数字 0 出现时，受试者必须用手敲打一下桌面，错误数≥2 个不给分 **5 2 0 4 1 6 0 0 8 6 7 3 0 6 0 1 6 5 0 0 0 5 0 1 6 3 0 0 2**	/1
结构模仿	Q11：（出示图案：交叉的五边形）请您照着这个样子画下来	/1
总分		

注：总分 20 分。得分≤16 分时提示可能存在认知障碍，应进一步检测认知障碍全面评估量表。

附录 7-2 认知障碍全面评估自评量表

认知域	条目	评分	
记忆	Q1：您是否记得自己的住址和电话号码？	是□ 否□	1分 0分
	Q2：您是否经常会忘记与他人的约定？	是□ 否□	0分 1分
	Q3：您是否经常到处找自己的东西？	是□ 否□	0分 1分
	Q4：您是否记得现在是哪一年？几月份？	是□ 否□	1分 0分
学习新技能	Q5：您学习新东西（手机、家用电器等）使用方法时，是否会有困难？	是□ 否□	0分 1分
情绪行为	Q6：您的兴趣/爱好是否有减少？	是□ 否□	0分 1分
总分			

注：总分 6 分。得分≤3 分时提示可能存在认知障碍，建议结合临床诊断。

附录 7-3 认知障碍全面评估他评量表

认知域	条目	评分
时间定向	Q1：今年是哪一年？	/1
	Q2：现在是几月份？	/1
	Q3：今天是几号？	/1
	Q4：今天是星期几？	/1
地点定向	Q5：现在是在哪个省/市？	/1
	Q6：现在是在哪个区/县？	/1
即刻记忆	Q7：要求受检者复述并记住 3 个词（苹果、钥匙、篮球），请您记住。我说完后，请您重复一遍，请记住这 3 种东西，因为等一下我要再问您的。 □苹果　　□钥匙　　□篮球	/3
计算	Q8：请用 100 减 7，然后再减 7，一直减到我请您停为止（减 5 次后停） □　　□　　□　　□　　□	/5
延迟记忆	Q9：现在请您再说出我刚才让你记住的三个词。 □苹果　　□钥匙　　□篮球	/3
注意力	Q10：下面有 3 种形状：正方形、圆形、三角形，请朗读圆形中的数字。 ⑤1⑧9⑶②30⑨0④②⑧⑥1④7⑥⑤7	/1
复述	Q11：复述句子：我只记得老王是周末一起吃过饭的客人。	/1

认知域	条目	评分
命名	Q12：请说出以下动物的名字。 □　　　□　　　□　　　□	/4
语言理解	Q13：请您念这句话，并按意思去做： **请用左手摸自己的右耳**	/1
语言流畅性	Q14：请您在 1 分钟内尽可能多地说出蔬菜的名称：___ 个（≥11 个得 1 分）	/1
抽象	Q15：下面的事物属于什么类别？（例如：香蕉 - 橘子都是属于水果） □萝卜 - 白菜都是属于？　　　□铅笔 - 橡皮都是属于？	/2
视空间	Q16：画钟测试（8 点 20 分）：请按要求画出圆形钟面、标出 12 个整点数字、时针与分针指向 8 点 20 分的位置。	/3
总分		

注：总分 30 分。得分≤24 分时提示可能存在认知障碍，建议结合临床诊断。

附录 8 多重用药评估量表

附录 8-1 多重用药筛查量表

条目	评分	
Q1：当前使用药物的数量≥5 种（处方药包括口服药、吸入剂、外用药、滴鼻剂、滴眼液等，以及非处方药、中药、保健品等）	□是	1分
	□否	0分

总分 1 分，得 1 分时建议完善多重用药全面评估量表自评与他评部分。

附录 8-2 多重用药全面评估工具（自评部分）

条目		评分	
药物数量	Q1：您长期（超过 1 个月）使用几种药物（处方药包括口服药、吸入剂、外用药、滴鼻剂、滴眼液等，以及非处方药、中药、保健品等）？	□≥5 种	1分
		□0～4 种	0分
用药依从性	Q2：您坚持按医生要求用药吗？	□是	0分
		□否	1分
	Q3：您有时忘记服药吗（每周 3 天及以上）？	□是	1分
		□否	0分
药物效果及安全性	Q4：您觉得用药后病情或症状有改善吗？	□是	0分
		□否	1分
	Q5：您用药后有什么新出现的不舒服吗？	□是	1分
		□否	0分

总分 5 分，≥1 分时建议完善多重用药他评量表评估。

附录 8-3 多重用药全面评估工具（他评部分）

请罗列受试者目前使用药物的起止时间或用药时长（处方药包括口服药、吸入剂、外用药、滴鼻剂、滴眼液等，以及非处方药、中药、保健品等）

评估员记录或拍照医生开具的处方，由专业人员后台分析。

序号	药名	起止时间或用药时长
1		
2		
3		
4		
5		

续表

序号	药名	起止时间或用药时长
6		
7		
8		
9		
10		
11		
12		
13		
14		
15		

术语简介

#

6 分钟步行试验（6 minute walking test，6mWT）

最常见的亚极量运动之一，由 Bakle 在 20 世纪 60 年代开发用于机体适能的评估，通过测量在规定时间内行走的距离来评估机体功能状态及心肺储量。选择地面坚硬平直、距离为 20～40m 的路面，嘱试验者在区间内尽可能快地往返行走，但不能跑，行走过程中检测人员应用规范语言告知和鼓励患者，试验结束后，统计试验者总步行距离，并评价患者呼吸、心率、脉搏、血压和全身疲劳等情况，SMWT 评价运动过程中所有系统，包括肺、心血管系统、神经肌肉单元和肌肉代谢。

Barthel 指数（Barthel index）

由美国巴尔的摩市州立医院的物理治疗师巴希尔 Barthel 于 1965 年发表，是目前常用的基础日常活动能力量表，它通过对老年人进行 10 个项目的综合评估，用以了解老年人日常生活独立能力。

Berg 平衡量表（Berg balance scale）

由 Katherine Berg 于 1989 年首先报道，包括站起、坐下、独立站立、闭眼站立、上臂前伸、转身一周、双足交替踏台阶、单腿站立等 14 个项目，测试一般可在 20 分钟内完成。Berg 平衡量表为综合性功能检查量表，它通过观察多种功能活动来评价患者重心主动转移的能力，对患者坐、站位下的动、静态平衡进行全面检查。

Ishii 问卷（Ishii score chart）

该问卷包括 3 个变量：年龄、握力和 CC，使用上述 3 个变量推导出性别特异性的肌少症计算公式，得分越高，肌少症的患病率越高，在其研究人群中，推荐男性≥105 分、女性≥120 分作为肌少症的诊断截点。具体公式为：男性得分 =0.62×（年龄 −64）−3.09×（握力 −50）−4.64×（CC−42）；女性得分 =0.8×（年龄 −64）−5.09×（握力 −34）−3.28×（CC−42）。

Katz 指数（Katz index）

该指数是反映老年人功能的最基本指标，根据人体功能发育学的规律制定，有 6 项评定内容，依次为：洗澡、穿着、如厕、转移、大小便控制、进食，6 项评定内容按照由难到易的顺序进行排列，不宜随意改变次序。

MSRA 问卷（mini sarcopenia risk assessment）

该问卷有 MSRA-7 及 MSRA-5 两个版本，MSRA-7 包括与年龄、体力活动水平、住院、体重减轻、每日膳食数、乳制品消费和蛋白质消费方面相关的 7 个条目；总分

0～40 分，总分≤30 分提示受试者患有肌少症；MSRA-5 包括与年龄、体力活动水平、住院、体重减轻和蛋白质消费方面相关的 5 个条目；总分 0～60 分，总分≤45 分提示受试者患有肌少症。MRSA-5 比 MRSA-7 更适合老年肌少症的筛查工作。

n-3 多不饱和脂肪酸（n-3 polyunsaturated fatty acids，n-3 PUFAs）

它的第一个双键位于从甲基端开始的第 3，4 位碳之间的多不饱和脂肪酸，包括 α-亚麻酸（α-linolneic acid，ALA）、二十碳五烯酸（eicosapentaenoic acid，EPA）、二十二碳五烯酸（docosapenteonoic acid，DPA）和二十二碳六烯酸（docosahexaenoic acid，DHA）。

PULSES 评定

作为一种总体功能评定方法，包括 P：身体状况测试（physical test）；U：上肢功能测试（upper limb test）；L：下肢功能测试（lower limb test）；S：感觉功能测试（sensate test）；E：排泄功能测试（excretive test）；S：社会心理状况测试（social mental state test）。可信度较高。

SARC-CalF 问卷（strength，assistance walking，rise from a chair，climb stairs，falls and calf）

该问卷将 SARC-F 问卷和小腿围（calf circumference，CC）测量相关联，在 SARC-F 评分的基础上，对 CC 进行评分，女性 CC ≤33cm 得 10 分，CC>33cm 为 0 分；男性 CC ≤34cm 得 10 分，CC>34cm 为 0 分；总分 0～20 分，评分≥11 分为可疑肌少症患者，<11 分为正常。

SARC-F 问卷（strength，assistance walking，rise from a chair，climb stairs and falls）

该问卷是肌少症的筛查问卷，其评分包括：肌肉力量、辅助行走、座椅起立、攀爬楼梯以及跌倒次数，根据患者的完成情况进行赋值，总分 0～10 分，评分≥4 分为可疑肌少症患者，<4 分为正常。

Tinetti 平衡与步态量表（tinetti balance and gait analysis）

该量表包含平衡和步态测试 2 部分，满分 28 分。得分在 19～24 分之间提示跌倒风险，低于 19 分提示高跌倒风险。

Valsalva 试验

Valsalva 试验是由意大利解剖学家 Antonio Maria Valsalva 于 1704 年提出而命名。由于它在操作上具有简便、实用及无创性等优点，在临床上沿用已久。Valsalva 试验是令患者行强力闭呼动作，即深吸气后紧闭声门，再用力做呼气动作，呼气时对抗紧闭的会厌，通过增加胸膜腔内压来影响血液循环和自主神经功能状态，进而达到诊疗目的的一种临床生理试验。

B

必需氨基酸（essential amino-acid）

是人体（或其他脊椎动物）不能合成或合成速度远不能适应机体需要，必须由食物蛋白质供给的氨基酸。例如，赖氨酸、亮氨酸等。

补充性肠外营养（supplemental parenteral nutrition，SPN）

当肠内营养不能满足目标需要量的条件下，部分营养物质和能量由肠内营养供给，部分通过肠外营养方式补充的营养支持称之为补充性肠外营养。

C

肠内营养（enteral nutrition，EN）

是经胃肠道提供代谢需要的营养物质及其他各种营养素的营养支持方式。

肠内营养制剂（enteral nutrition preparation）

是用于临床肠内营养支持的各种产品的统称。分为三大类：氨基酸型、整蛋白型和组件型肠内营养制剂。进一步可分为平衡型、疾病特异型肠内营养制剂或其他类型。

肠外营养（parenteral nutrition，PN）

是通过静脉途径为人体代谢需要提供基本营养素的营养支持疗法。主要适用于肠内不能满足人体代谢需求或不宜给予肠内营养的各类患者，也可与肠内营养联合应用。

超敏反应（hypersensitivity）

超敏反应即异常的、过高的免疫应答。即机体与抗原性物质在一定条件下相互作用，产生致敏淋巴细胞或特异性抗体，如与再次进入的抗原结合，可导致机体生理功能紊乱和组织损害的免疫病理反应。又称变态反应。

痴呆（dementia）

痴呆是脑功能障碍导致的以认知、行为和人格变化为特征的一种综合征。它是一种获得性的持续性智能损害。主要临床表现是患者记忆力、注意力、语言、计算、判断、理解能力下降，严重时会无法分辨人物、时间、地点。痴呆的严重程度已经损害患者的社会职业或日常生活功能。

抽象思维能力（abstractthinkingability）

抽象思维能力是指将思维内容联结、组织在一起的方式或形式的能力。思维结构既是人的一种认知结构，又是人运用范畴、概念去把握客体的能力结构。

处方（Rx.）

处方是指由注册的执业医师和执业助理医师（以下简称医师）在诊疗活动中为患者开具的、由取得药学专业技术职务任职资格的药学专业技术人员（以下简称药师）审核、调配、核对，并作为患者用药凭证的医疗文书。处方包括医疗机构病区用药医嘱单。处方是医生对患者用药的书面文件，是药剂人员调配药品的依据，具有法律、技术、经济责任。

处方瀑布（prescribing cascade）

是指将一种药物不良事件误认为一种新的疾病，并开具另一种药物对其进行治疗。

处方药（prescription）与非处方药（over-the-counter drugs）

处方药必须凭执业医师或执业助理医师处方才可调配、购买和使用的药品；而非处方药则不需要凭医师处方即可自行判断、购买和使用的药品。

D

单次最大重复阻力负荷（1 repetition maximum，1RM）

运动者以正确的动作只能重复一次动作的阻力，1RM测试对所涉及的肌肉、软组织及关节等都有着极大的刺激，因此仅适用于训练技术良好，有抗阻训练的经验受试者，对于普通的没有抗阻训练经验的老年人来说，可以通过测量 6～8RM 或者更高重复次数来估算出 1RM 值。

蛋白质（protein）
以氨基酸为基本单位，通过肽键连接起来的一类含氮大分子有机化合物。

地点定向力（spaceorientation）
是对地点能准确辨认的识别能力，包括所处楼层、街道名称。

等长收缩（isometric contraction）
是指长度保持恒定而张力发生变化的肌肉收缩。在该收缩状态下，肌肉张力可增至最大。

定向力（orientation）
指一个人对时间、地点及人物，以及对自己本身状态的认识能力。

定向障碍（disorientation）
是指对环境或自身状况的认识能力丧失或认识错误。定向障碍多见于症状性精神病及脑器质性精神病有意识障碍或严重痴呆时。定向障碍是意识障碍的一个重要标志，但正常人与痴呆患者可有定向障碍而没有意识障碍。

毒性反应（toxic reaction）
是指用药剂量过大、用药时间过长，或药物在体内蓄积过多时，对用药者靶组织（器官）发生的危害性反应。

多模式训练（multimodal training）
包括阻力训练、步行训练、有氧训练、平衡训练和其他类型的训练。

多重用药（polypharmacy）
通常是指患者同时服用 5 种或 5 种以上药物治疗，其中包括处方药、非处方药及保健药品。

F

非选择性抑制（nonselective inhibition）
指药物对多个 CYP450 同工酶均有抑制作用，缺乏选择性。如西咪替丁可同时抑制 CYP3A4、CYP2D6、CYP1A2。

G

肝药酶（drug metabolizing enzyme of liver）
是"肝脏微粒体混合功能酶系统"的简称。滑面内质网上的一组混合功能氧化酶系，主要能催化许多结构不同药物氧化过程的氧化酶系。其中最重要的是细胞色素 P450 单氧化酶系，参与内源性物质和包括药物、环境化合物在内的外源性物质的代谢。许多药物或其他化合物可以改变肝药酶的活性，能提高酶活性的药物称为"药酶诱导剂"，反之称为"药酶抑制剂"。

工具性日常生活活动（instrumental activities of daily living，IADL）
是指维持人独立生活所进行的活动，这些活动常常需要借助一些工具，在家庭或社区环境中进行的日常活动，该工具多用于评价社区中老年人活动能力状况，通常可包括使用电话、购物、做饭、洗衣、服药、理财、使用交通工具、处理突发事件以及在社区内的休闲活动等 8 项。

功能独立性评定（functional independence measure，FIM）

是用于各种疾病或创伤者的日常生活活动能力的评定。评定内容包括自理活动、括约肌控制、转移、行进、交流和社会认知 6 个方面，其中 13 项为肢体运动相关的检查项目，5 项为认知相关的检查项目。评分采用 7 分制，每一项最低分为 1 分，最高分为 7 分。总积分最低分为 18 分，最高分 126 分。

功能受损（function impairment）

根据 WHO 于 2001 年提出的《国际功能、伤残和健康分类》(international classification of functioning，disability and health，ICF) 理论框架基础上指出，功能受损包括身体结构和功能损伤，还包括了活动受限、社会参与受限共 3 个方面。

功能下降（functional decline）

是身体和 / 或认知功能的下降，发生在一个人无法从事日常生活活动时，如住院时期。

功能性的能力（functional ability）

是一个人在实际上认识、理解和能够完成某种事情的知识、技能的统称。

共病（comorbidity）

是指一个个体存在两种或两种以上的慢性疾病。这些疾病不仅包括高血压、冠心病等常见慢性病，也包括老年综合征。

管饲（enteral tube feeding）

是通过鼻胃或鼻肠途径或经胃或空肠等有创造口方式留置导管，通过导管将患者所需要的流质食物、水等注入胃肠道进行肠内营养的方法。

H

后遗效应（sequelae effect）

是指停药后血药浓度已降至阈浓度以下时残存的药理效应。

J

肌力矩（force moment of muscle）

表示肌力对骨杠杆所产生转动作用的大小。

肌肉衰减综合征（sarcopenia）

是指与年龄相关的骨骼肌质量和肌肉力量或身体功能下降，常见于老年人群，又称肌少症、骨骼肌减少症、肌肉减少症、少肌症。

肌少症评估（sarcopenia assessment）

由受过培训的专业人员实施，采用肌少症评估工具，识别患者是否有肌少症，并评估患者肌少症的严重程度，进行相应的治疗。

肌少症筛查（sarcopenia screening）

由受过培训的专业人员实施，采用肌少症筛查工具，识别与肌少症相关的特点，发现个体是否存在肌少症和有肌少症的危险。

基本日常生活活动能力（basic or physical ADL，BADL or PADL）

是指每日生活中与穿衣、进食、保持个人卫生等自理活动和坐、站、行走等身体活动有关的基本活动。

即刻记忆（immediate memory）

时间不超过 2 秒，在这个阶段，外界信息进入感觉通道，并以感觉映像的形式短暂停留的记忆过程。

记忆力（memory）

为获得、保存、回溯知识经验的能力。

简易机体功能评估（short physical performance battery，SPPB）

包括串联站立测试、2.44m 行走测试、5 次坐立测试，其是由美国国立卫生研究院下属国家老龄问题研究所开发的躯体综合能力测量工具，主要用于老年人身体虚弱程度、日常生活能力、运动能力、预测跌倒风险等综合能力的评估。

简易体能状况量表（short physical performance battery，SPPB）

通过检测个体双脚并拢、半前后位和前后位站立的能力、常规步数测试（一般 4～6m）所需时间以及从椅子站起坐下反复 5 次需要时间来评估其平衡能力、步态、力量强度和耐力情况。

结构化训练（structured training）

对于轻中度衰弱的老年人，可以同时进行抗阻、平衡和有氧训练三种形式的运动，且这种结构化的锻炼模式较单一的、非结构化的训练对躯体功能障碍的干预效果更佳。

结构模仿能力（structural imitation ability）

是指人们能够观察物体的各个组成部分及其搭配和排列的关系，然后以相同的方式作出反应的能力。

结构质量（structural quality）

由医疗机构资源配置、规章制度和服务质量等三方面组成。在现有医学科学技术条件下为满足受检者的就诊需求，努力为受检者提供准确、适宜的评估服务。

竞争性抑制（competitive inhibition）

通常当两种药物均是同一个酶的底物时，底物之间产生竞争，抑制彼此的代谢。

K

抗阻训练（resistance exercise）

是指肌肉在克服外来阻力时进行的主动运动。阻力的大小根据四肢肌力而定，以经过用力后能克服阻力完成运动为度。阻力可由他人、自身的健肢或器械（如弹力带、哑铃、沙袋、弹簧、橡皮筋等）进行，能增加肌肉的力量和耐力。

抗阻训练（resistance training）

即等张训练、等长训练和等速训练，是一种保持恒定运动速度的肌力抗阻训练方法。

口服营养补充（oral nutritional supplements，ONS）

指经口摄入特殊医学用途的食品，包括含多种营养物质的液态、半固体或粉状的肠内营养剂，提供完整或部分营养素的需求，为患者补充机体所需的养分。

L

老年综合评估（comprehensive geriatric assessment，CGA）

是老年医学服务的核心技术之一，是一种多维度跨学科的诊断过程。CGA 从全面关注与老年人健康和功能状况相关的所有问题入手，从疾病、体能、认知、心理、社会和环境等多个层面对老年患者进行全面评估，在确定其医疗、康复和护理目标的基础上，为患者制订出综合的治疗、康复和护理计划或随访计划，以便为患者提供针对性的干预措施。

N

耐受性（tolerance）

是指人体对药物反应性降低的一种状态，按其性质有先天性和后天获得性之分。耐受性是一种生物学现象，是药物应用的自然结果。

P

平衡训练（balance exercise）

以恢复或改善身体平衡能力为目的训练。利用椅子、平衡板、平衡木或在窄道上步行、身体移位运动、平衡运动等方式进行练习。

平衡训练（balance training）

以恢复或改善身体平衡能力为目的的康复性训练。利用平衡板、平衡木或在窄道上步行、身体移位运动、平衡运动等方式进行练习。

Q

"起立 - 行走"计时测试（the timed "up & go"）

是一种快速定量评定功能性步行能力的方法，"起立 - 行走"计时测试评定方法很简单，只需要一张有扶手的椅子和一个秒表（没有秒表时用普通的带有秒针的手表也可以）。评定时患者着平常穿的鞋，坐在有扶手的靠背椅上（椅子座高约 45cm，扶手高约 20cm），身体靠在椅背上，双手放在扶手上。如果使用助行具（如手杖、助行架），则将助行具握在手中。在离座椅 3m 远的地面上贴一条彩条或画一条可见的粗线或放一个明显的标记物。当测试者发出"开始"的指令后，患者从靠背椅上站起。站稳后，按照平时走路的步态，向前走 3m，过粗线或标记物处后转身，然后走回到椅子前，再转身坐下，靠到椅背上。测试过程中不能给予任何躯体的帮助。测试者记录患者背部离开椅背到再次坐下（靠到椅背）所用的时间（以秒为单位）以及在完成测试过程中出现可能会摔倒的危险性。正式测试前，允许患者练习 1～2 次，以确保患者理解整个测试过程。

潜在不适当用药（potentially inappropriate medication，PIM）

是指在使用药物的过程中出现的药物相关不良事件及后果高于药物带来的临床获益。PIM 主要体现在不合理的药物适应证、不合理的联合用药以及不合理的用法用量。

轻度认知损害（mild cognitive impairment，MCI）

指有记忆和／或其他认知功能轻度损害，客观的神经心理评估已经超出正常老化的程度，但个体的社会职业或日常生活功能未受影响，亦不能由已知的医学或神经精神疾病解释，是介于正常老化与轻度痴呆之间的一种临床状态。

情绪行为（emotional behavior）

是人类行为类型之一，指对客观事物态度体验支配下的行为。

全胃肠外营养（total parenteral nutrition，TPN）

是指完全经静脉途径输入营养物质，以维持机体正常生理需要和促进疾病康复的治疗方法。

R

认知功能（cognitive function）

是人脑接受外界信息，经过加工处理，转换成内在的心理活动，从而获取知识或应用知识的过程。它包括记忆、语言、视空间、执行、计算和理解判断等方面。

认知功能（cognitive function）

是人脑接受外界信息，经过加工处理，转换成内在的心理活动，从而获取知识或应用知识的过程。它包括记忆、语言、视空间、执行、计算和理解判断等方面。

认知康复（cognitive rehabilitation）

是结合临床神经心理学、康复学及行为与认知训练，以重建或恢复患者现实认知功能的治疗方法。

认知域（cognitive domain）

是主观见之于客观的领域，表述人的各种认识活动的概念。认知功能由多个认知域组成，包括记忆、计算、时间和空间定向能力、结构功能、执行功能（计划、起始、顺序、运行、反馈、抽象、决策和判断等）、语言理解和表达及应用等方面。

认知障碍（cognitive impairments）

指大脑涉及记忆、注意、语言、执行、推理、计算和定向力等区域中的一项或多项功能受损，它可以不同程度影响患者的社会功能和生活质量。

日常步速（usual gait speed）

是受试者以日常行走速度，通过特定距离（一般为 4m）所需要的时间，并计算相应速度。步速是评估体能及活动能力的一项重要指标。

日常生活能力（activities of daily living，ADL）

反映了人们在家庭（或医疗机构内）和在社区中最基本的能力。日常生活能力量表由美国的 Lawton 和 Brody 于 1969 年制订，由躯体生活自理量表（physical self-maintenance scale，PSMS）和工具性日常生活活动能力量表（instrumental activities of daily living，IADL）两部分组成。

乳清蛋白质（lactalbumin）

是指溶解分散在乳清中的蛋白，占乳蛋白质的 18%～20%。以其纯度高、吸收率高、氨基酸组成最合理等诸多优势，是公认的人体优质蛋白质补充剂之一。

S

膳食强化（food fortification）

是根据特殊需要，按照科学配方，通过一定方法把自然食物或特殊营养制剂添加到食品中去，以提高食品或饮水的营养价值。

膳食指导（dietary guide）

指患者接受一对一营养指导，首次指导为入院时，由主管医师根据患者情况制订个体化营养膳食方案并进行指导。

身体质量指数（body mass index，BMI）

是国际上常用的衡量人体胖瘦程度以及是否健康的一个标准。计算公式为：BMI=体重÷身高^2（体重单位：千克；身高单位：米）。

生物电阻抗分析法（bioelectrical impedance analysis，BIA）

是一种利用生物组织与器官的电特性及其变化规律测定身体组成的方法。借助置于体表的电极向被测者输入单频率或多频率的微小电流，检测相应的电阻抗及其变化，获取相关的身体成分信息。具有无创、操作简单的特点，但不如双能X射线吸收法准确。

生物利用度（bioavailability，BA）

是指制剂中药物被吸收进入人体循环的速度与程度。生物利用度是反映所给药物进入人体循环的药量比例，它描述口服药物由胃肠道吸收，及经过肝脏而到达体循环血液中的药量占口服剂量的百分比。包括生物利用程度与生物利用速度。

失能（disability）

是指由于意外伤害或疾病导致身体或精神上的损伤，导致生活或社交能力的丧失。

时间定向力（temporal orientation）

是对时间能准确辨认的识别能力，包括对当时所处时间（白天或晚上、上午或下午）的认识以及年、季、月、日的认识。

视觉障碍（visual disturbance）

系指由于先天或后天原因，导致视觉器官（眼球视觉神经、大脑视觉中心）之构造或功能发生部分或全部之障碍，经治疗仍对外界事物无法（或甚难）作视觉之辨识。

视空间能力（visual spatial ability）

指对视觉获得的信息进行正确识别和分析，从而掌握物体在空间的定位、定向、立体感及相互间方位等特性的能力。

双能X射线吸收测定法（dual energy X-ray absorptiometry，DXA）

是根据不同能量的X射线通过人体组织时的衰减和吸收状况，测定人体骨骼无机盐、体脂和瘦体重含量的方法。

T

听力障碍（dysaudia）

是指听觉系统中的传音、感音以及对声音的综合分析的各级神经中枢发生器质性或功能性异常，而导致听力出现不同程度的减退。习惯称为耳聋（deafness）。只有听力严重减退才称之为聋，其表现为患者双耳均不能听到任何言语。而听力损失未达到此严重程度者，则称为听力减退（hearing loss）。

W

握力（grip strength）

是指使用握力器测量上肢肌肉群的发达程度，通常用其反映上肢力量的水平。常用的测握力器有液压式握力器和弹簧式握力器。使用前者测量时，取坐位，90° 屈肘测量握力；使用后者测量时，取站立位，伸肘测量握力，如果受试者不能独立站立，则选用坐位测量。

X

血流限制训练（blood flow restriction training，BFRT）

是指在运动期间通过特殊加压装置（一般为气动袖带或弹性绷带）对肢体（上肢或下肢）近端进行外部加压，使静脉血流闭塞的同时部分阻塞动脉血流以提高训练效果的训练方法。

Y

延迟记忆（delayed memory）

指大脑对客观事物的信息进行编码、储存和推迟提取的认知过程。

药品（drugs）

是指用于预防、治疗、诊断人的疾病，有目的地调节人的生理功能并规定有适应证或者功能主治、用法和用量的物质，包括中药、化学药和生物制品等。

药物不良反应（adverse drug reaction，ADR）

是指为预防、诊断或治疗疾病而使用正常用法用量的合格药物时所发生的任何不良或非期望的反应。

药物不良事件（adverse drug events，ADEs）

是指药物治疗过程中所发生的任何不幸的医疗卫生事件，而这种事件不一定与药物治疗有因果关系，ADEs 涵盖 ADRs。

药物代谢动力学（pharmacokinetics）

主要研究机体对药物的处置（disposition）的动态变化。包括药物在机体内的吸收、分布、生化转换（或称代谢）及排泄的过程，特别是血药浓度随时间变化的规律。药物的代谢与人的年龄、性别、个体差异和遗传因素等有关。

药物合理指数（medicateness index，MAI）

是指通过药物的适应证（indication）；药物的作用（effectiveness）；正确剂量（dosage）；用药指导（direction）；存在临床意义的药物-药物相互作用（drug-drug interactions）；存在临床意义的药物-疾病相互作用（drug-disease interactions）；用药方案的可行性（direction practicality）；重复用药（duplication）；恰当的疗程（duration）；医疗费用（medical expense）共 10 条评分项目，评价处方上每个药物使用的合理性，评价整个处方的质量。

药物效应动力学（pharmaco dynamics，PD）

是研究药物对机体的作用及其规律，阐明药物防治疾病的机制。药物在治疗疾病的同时，也会产生不利于机体的反应（untoward reaction or adverse reaction），包括副作用（side effect）、毒性反应（toxic reaction）、变态反应（allergy reaction）、继发性反应（secondary reaction）、后遗效应（residual effect）、致畸作用（teratogenesis）等。

药物 - 药物相互作用（drug-drug interaction）

是指两种或两种以上药物同时或先后序贯应用时，药物之间的相互影响和干扰可改变药物的体内过程及机体对药物的反应性，从而使药物的药理效应或毒性发生变化。药物的相互作用包括两个方面：一是不影响药物在体液中的浓度但改变药理作用，使原有的效应增强或减弱；二是通过药物的吸收、分布、代谢和排泄，改变药物在作用部位的浓度而影响药物作用。

药物依从性（compliance）

是指患者用药与医嘱的一致性，从药物治疗的角度，药物依从性是指患者对药物治疗方案的执行程度。

药物重整（medication reconciliation，Med-Rec）

是指获得每个患者当前完整准确的院外用药清单，比较目前正在应用的所有药物与入院前及转科前药物医嘱是否一致或合理的规范化过程，包括药品名称、剂量、频次及给药途径等；涵盖的药物不仅包括处方药，还包括非处方药（OTC）、草药、疫苗、诊断和对比剂、替代治疗药物（如天然药物）、放射药物、血液制品、保健品等。

药源性疾病（drug induced disease，DID）

指在药物使用过程中，如预防、诊断或治疗中，通过各种途径进入人体后诱发的生理生化过程紊乱、结构变化等异常反应或疾病，是药物不良反应的后果。药源性疾病可分为两大类，第一类是由于药物副作用、剂量过大导致的药理作用或由于药物相互作用引发的疾病。第二类为过敏反应或变态反应或特异反应。

医疗机构质量控制（quality control of medical institution）

通过医疗机构内部自查及外部监管，针对机构的日常运行与管理全过程开展的质量管理活动。

医学营养治疗（medical nutrition therapy，MNT）

是临床条件下对特定疾病采取的营养治疗措施。包括对患者进行个体化营养评估、诊断以及营养治疗方案的制订、实施及监测。

意识障碍（disturbanceofconsciousness）

是指中枢神经系统对内、外环境的刺激缺乏应答的一种病理状态，包括意识内容的障碍和觉醒状态的障碍。

营养不良（malnutrition）

是指摄入不足或利用障碍引起能量或营养素缺乏的状态，进而导致人体组成改变，生理和精神功能下降，有可能导致不良的临床结局。是一种常见的老年综合征。

营养不良风险（at risk of malnutrition）

指发生营养不良的风险，不涉及临床结局。

营养风险（nutritional risk）

是因营养有关因素对患者临床结局（如感染相关并发症、理想和实际住院日、质量调整生命年、生存期等）产生不利影响的风险。不是指发生营养不良的风险。应用营养风险筛查 2002（NRS 2002）工具评分≥3 分来判断。对有营养风险患者或已经有营养不良（营养不足）的患者，应结合临床制订营养支持方案。

营养干预（nutrition intervention）

是针对人们与营养有关的健康问题采取相应的对策进行改善。

营养教育（nutrition education）

是一种经常性营养干预工作。即通过信息交流，帮助群众获得食物和营养知识、了解相关政策、养成合理饮食习惯及健康生活方式的活动。

营养评定（nutrition assessment）

是营养专业人员对患者的营养、代谢状况及机体功能等进行全面检查和评估，考虑适应证和可能的不良反应，以制订营养支持计划。

营养筛查（nutrition screening）

是医务人员应用营养筛查工具判断患者营养相关风险的过程。是营养管理的第一步。包括应用营养风险筛查 2002（NRS 2002）工具进行的营养风险筛查、应用微型营养评定简表（MNA-SF）工具进行的营养不良风险筛查。

营养素可接受范围（acceptable macronutrient distribution ranges）

为预防产能营养素缺乏，同时又降低慢性病风险而提出的每日摄入量的下限和上限。

营养支持疗法（nutritional support therapy）

经肠内或肠外途径为不能正常进食的患者提供适宜营养素的方法。使人体获得营养素，保证新陈代谢正常进行，抵抗或修复疾病侵袭，进而改善患者的临床结局，如降低感染性并发症发生率、减少住院时间等，患者受益。包括营养补充、营养支持和营养治疗三部分内容。在提供的方式上，临床实际应用中包括肠外营养、肠内营养和口服营养补充等。

营养支持团队（nutritional support team，NST）

由医师、护士（师）、营养师、药师组成的多学科支持小组。一般均以临床医师为组长（或兼任）。对患者进行营养风险筛查、营养评定，结合临床具体情况制订营养支持计划，实施规范的营养支持疗法，以期改善患者结局。

用药差错（medication errors）

是指在药物治疗过程中，医疗专业人员、患者或消费者不适当地使用药物，造成患者损伤的可预防事件。此类事件的发生可能与专业医疗行为、健康医疗产品（药品、给药装置等）、工作流程等有关，包括处方的开具、医嘱的建立和沟通，产品的标识、包装与命名，药品的调剂、分送与给药，患者的安全教育与药疗监测等。

优势手（dominant hand）

是指在日常生活及工作中起主要作用的手。多数人的优势手是右手。

有氧训练（aerobic training）

属于长距离耐久力的训练，又称"心肺功能训练"。它是通过连续不断和反复多次的活动，并在一定时间内，以一定的速度和一定的训练强度，要求完成一定的运动量，使心跳率逐步提高到规定的最高和最低的安全心跳范围内。

有氧运动（aerobic activity）

主要以有氧代谢提供运动中所需能量的运动方式，常见有氧运动方式有游泳、慢跑、骑自行车等。

语言复述（languagerehearsal）

是以言语重复刚识记的材料，以巩固记忆的心理操作过程。

语言理解力（linguistic comprehension）

指对言语进行理性思维的综合、分析、思辨的能力。

语言流畅性（language fluency）

指言语流利通畅，在说话的过程中不存在拖长音、重复、语塞或伴有面部及其他行为变化。

语言命名（language naming ability）

是指对物件的名称和人的称呼。

语言障碍（aphasis）

是指语音、语义、语法、语用、语言表达、语言认知上发生异常或在语言发展上有迟缓或异常。

Z

再喂养综合征（refeeding syndrome，RFS）

系指机体经过长期饥饿或营养不良后，提供营养（包括经口摄食、EN 或 PN）后，发生以低磷血症为特征的严重电解质代谢紊乱、葡萄糖耐受性下降和维生素缺乏，以及由此产生的一系列症状。

谵妄（delirium）

是指一组综合征，又称为急性脑综合征。表现为意识障碍、行为无章、没有目的、注意力无法集中。通常起病急，病情波动明显。该综合征常见于老年患者。患者的认知功能下降，觉醒度改变，感知觉异常，日夜颠倒。谵妄并不是一种疾病，而是由多种原因导致的临床综合征。

知情同意（informed consent）

指患者对自己的病情和医生据此作出的诊断与治疗方案明了和认可。它要求医生必须向患者提供作出诊断和治疗方案的根据，即病情资料，并说明这种治疗方案的益处、不良反应、危险性及可能发生的其他意外情况，使患者能自主地作出决定，接受或不接受这种诊疗，也称知情许诺或承诺。

执行功能（executive function）

是一个较高层次的认知过程，包括意志、计划、有目的的行动和有效的表现。

质量控制（quality control）

是通过医疗机构内部自查及外部监管，针对机构的日常运行与管理全过程开展的质量管理活动。

质量控制标准（quality control standard）

经协商一致制定并由公认机构批准，共同使用和重复使用的规范性文件，旨在使机构的日常运行与管理全过程中的质量管理活动获得最佳秩序。

治疗药物监测（therapeutic drug monitoring，TDM）

是指在临床进行药物治疗过程中，观察药物疗效的同时，定时采集患者的血液（尿液、唾液等液体），测定其中的药物浓度，探讨药物的体内过程，以便根据患者的具体情况，以药动学和药效学基础理论为指导，借助先进的分析技术与电子计算机手段，并利用药代动力学原理和公式，使给药方案个体化。

重度视力障碍（severe visual impairment）

是一种视力严重减退的病理现象。用国际标准视力表和标准近视力表检查远视力和近视力，视力低于 1.0 者，为视力减退；0.05 以下者为盲。

重度听力障碍（severe hearing impairment）

指听觉系统中的传音、感音以及对声音的综合分析的各级神经中枢发生器质性或功能性异常，而导致听力出现很大程度的减退。

重度语言障碍（severe dyslexia）

指由各种原因导致难与他人进行正常语言交往活动的严重语言或言语障碍。常见的语言障碍有语言发展迟滞、口吃、失语症、缄默症等。

主观认知下降（subjective cognitive decline，SCD）

是认知正常到 MCI 的中间阶段，与之前正常的认知状态相比，个体主观感觉到自身记忆或认知能力持续下降，但客观的神经心理评估仍在正常范围，社会职业或日常生活功能也未受影响。